Práticas de
Microbiologia

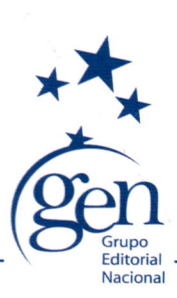

O GEN | Grupo Editorial Nacional – maior plataforma editorial brasileira no segmento científico, técnico e profissional – publica conteúdos nas áreas de ciências da saúde, exatas, humanas, jurídicas e sociais aplicadas, além de prover serviços direcionados à educação continuada e à preparação para concursos.

As editoras que integram o GEN, das mais respeitadas no mercado editorial, construíram catálogos inigualáveis, com obras decisivas para a formação acadêmica e o aperfeiçoamento de várias gerações de profissionais e estudantes, tendo se tornado sinônimo de qualidade e seriedade.

A missão do GEN e dos núcleos de conteúdo que o compõem é prover a melhor informação científica e distribuí-la de maneira flexível e conveniente, a preços justos, gerando benefícios e servindo a autores, docentes, livreiros, funcionários, colaboradores e acionistas.

Nosso comportamento ético incondicional e nossa responsabilidade social e ambiental são reforçados pela natureza educacional de nossa atividade e dão sustentabilidade ao crescimento contínuo e à rentabilidade do grupo.

Práticas de Microbiologia

Alane Beatriz Vermelho

Professora Titular do Instituto de Microbiologia Paulo de Góes (IMPG) da Universidade Federal do Rio de Janeiro (UFRJ). Mestre e Doutora em Ciências (Microbiologia). Pós-Doutora em Fermentações Microbianas pela Empresa Brasileira de Pesquisa Agropecuária (EMBRAPA). Coordenadora do laboratório BIONOVAR da UFRJ, unidade de Biocatálise, Bioprodutos e Bioenergia. Pesquisadora do CNPq. Cientista do Nosso Estado – Fundação de Amparo à Pesquisa do Estado do Rio de Janeiro (Faperj).

Antônio Ferreira Pereira

Professor Titular do Instituto de Microbiologia Paulo de Góes (IMPG) da Universidade Federal do Rio de Janeiro (UFRJ). Farmacêutico-Bioquímico pela Universidade Federal de Juiz de Fora (UFJF). Residente em Análises Clínicas pelo Hospital Universitário da UFJF. Mestre e Doutor em Ciências (Química Biológica) pela UFRJ. Pós-Doutor em Bioquímica pelo Instituto Curie (Paris, França). Coordenador da disciplina de graduação Bioquímica II e da disciplina de pós-graduação Resistência Múltipla a Drogas. Pesquisador do CNPq.

Rosalie Reed Rodrigues Coelho

Professora Adjunta da Universidade Federal do Rio de Janeiro (UFRJ). Mestre e Doutora em Ciências (Microbiologia). Coordenadora da disciplina de graduação Ecologia Microbiana e da disciplina de pós-graduação Microbiologia Ambiental e Produção de Enzimas Industriais. Pesquisadora do CNPq. Chefe do Laboratório de Biotecnologia de Actinomicetos.

Thaïs Cristina Baeta Soares Souto-Padrón (*in memoriam*)

Professora Titular da Universidade Federal do Rio de Janeiro (UFRJ). Doutora em Ciências (Biofísica). Coordenadora do Programa de Pós-Graduação em Ciências (Microbiologia). Coordenadora da disciplina de graduação Fundamentos de Microscopia Aplicados à Microbiologia e da disciplina de pós-graduação Microscopia Eletrônica. Chefe do Laboratório de Biologia Celular e Ultraestrutura. Pesquisadora do CNPq.

Segunda edição

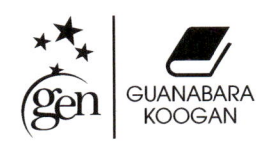

GEN | GUANABARA KOOGAN

- Direitos exclusivos para a língua portuguesa
Copyright © 2019 by
EDITORA GUANABARA KOOGAN LTDA.
Uma editora integrante do GEN | Grupo Editorial Nacional
Travessa do Ouvidor, 11
Rio de Janeiro – RJ – CEP 20040-040
Tels.: (21) 3543-0770/(11) 5080-0770 | Fax: (21) 3543-0896
www.grupogen.com.br | faleconosco@grupogen.com.br

- Os equipamentos mencionados API®; FILMARRAY®, VITEK® são pertencentes à bioMérieux e de propriedade do respectivo proprietário.

- Capa: Bruno Sales

- Imagem de capa: iStock

- Editoração eletrônica: Edel

- Ficha catalográfica

P925
2. ed.

    Práticas de microbiologia / Alane Beatriz Vermelho ... [et al]. - 2. ed. - Rio de Janeiro : Guanabara Koogan, 2019.
        256p. ; 28cm.

    Inclui índice
    ISBN 978-85-277-3510-0

    1. Microbiologia. I. Vermelho, Alane Beatriz.

19-54663   CDD: 579
                                             CDU: 579

Meri Gleice Rodrigues de Souza - Bibliotecária CRB-7/6439

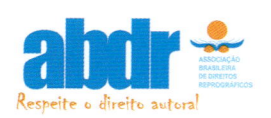

Agradecimentos

Agradecemos a todos aqueles que, de diversas formas, contribuíram para que este livro se concretizasse. Ao Professor Sérgio Eduardo Longo Fracalanzza e à Professora Kátia Santos Neto, que fizeram a revisão do Capítulo 3, e à Professora Marta Helena Branquinha de Sá e ao Professor Renato Geraldo da Silva Filho, pela revisão dos Capítulos 2 e 5. À Professora Fernanda de Ávila Abreu, que revisou o capítulo de autoria da Professora Thaïs Souto-Padrón, e à Professora Bianca Ortiz da Silva, pela revisão do Capítulo 8 sobre biossegurança. Obrigado pelas valiosas sugestões.

Aos nossos colegas do Instituto de Microbiologia Paulo de Góes (IMPG) e, em especial, aos companheiros do Departamento de Microbiologia Geral.

Aos alunos e funcionários do Laboratório de Biotecnologia de Actinomicetos, Laboratório BIONOVAR e do Laboratório de Bioquímica Microbiana do IMPG/UFRJ (em especial ao doutorando Leandro Figueira Reis de Sá e à técnica Geralda Rodrigues de Almeida), pelo convívio agradável, pelo estímulo e pelo suporte durante a preparação deste livro, incluindo as fotos.

Ao técnico de laboratório Sr. Sérgio Joaquim Ferreira Ribeiro, pela confecção dos meios de cultura das provas bioquímicas, e agradecimento extensivo a todos os funcionários do Serviço de Administração Educacional (SAE) do IMPG.

À Professora Anna Léa Barreto e à Professora Maristela Portela, bem como às doutorandas Gabriellen M. de Castro e Yasmin Fontes, que opinaram e colocaram situações cotidianas que contribuíram para a confecção do novo capítulo *Boas Práticas em Microbiologia*.

Aos doutorandos Brayan Bayona Pacheco, Daniel Clemente de Moraes e Levy Tenório Sousa Domingos (profissional que aparece realizando as etapas de confecção do antibiograma) e à pós-doutoranda Ana Caroline Botelho, pela ajuda na montagem das novas fotos dos Capítulos 6 e 7 desta edição. Ao Marcus Vinicius Santos e à Ariane Silva, da bioMérieux Brasil, pelas fotos do banco de dados da empresa.

À Professora Leila Fonseca e às enfermeiras Maria Raquel de Assis Leadebal e Lucy Viegas, do Hospital Universitário Clementino Fraga Filho, e ao Instituto de Puericultura e Pediatria Martagão Gesteira pelas fotos.

Às empresas Baktron Microbiologia e 3M do Brasil; ao Dr. Mauricio Paiva; aos alunos Rubem Clayton da Silva Dias, Ivi Cristina M. de Oliveira e Vera Carolina Bordallo Bittencourt; e à Professora Sandra Oliveira e ao Professor André Santos, pelas fotos.

Às agências que fomentam nossas pesquisas e formação de recursos humanos, em especial o MCT-CNPq, a CAPES e a FAPERJ, às empresas Shell e Petrobras e à Universidade Federal do Rio de Janeiro.

Os autores

Prefácio

Este livro é o resultado de nossas atividades de ensino na Universidade Federal do Rio de Janeiro. Reúne as aulas práticas de Microbiologia que formam um curso básico oferecido a todos os alunos da área de Ciências da Saúde, compreendendo as graduações em Biologia, Enfermagem, Farmácia, Medicina, Microbiologia, Nutrição e Odontologia. Essas práticas são fundamentais para a compreensão da Microbiologia e englobam a apresentação dos materiais e das técnicas básicas usadas nessa área, assim como o treinamento de manobras assépticas e métodos físicos e químicos do controle do crescimento microbiano. São abordados também temas como: microscopia de microrganismos com exames a fresco e com colorações diferenciais, técnicas de isolamento e contagem de microrganismos, obtenção de cultura pura, provas bioquímicas usadas na identificação de microrganismos e antibiogramas. Os assuntos estão divididos em nove capítulos, que trazem a explicação teórica e descrevem a prática, com seus objetivos, metodologia, princípios teóricos e resultados esperados.

Nesta edição, adicionamos mais dois capítulos que acreditamos serem importantes para o treinamento de excelência nas práticas da Microbiologia: *Biossegurança | Conceitos Básicos para as Ciências da Saúde* e *Boas Práticas em Microbiologia*. Consideramos este livro uma etapa que se completou, uma meta alcançada. Nesta segunda edição, 13 anos depois, continuamos a estudar Microbiologia e cada vez mais a vemos como uma ciência multiforme, com muitas aplicações em diversas áreas. Esperamos que vocês, leitores, gostem deste livro e que ele lhes seja bastante útil.

Os autores

Dedicatória

Gostaria de dedicar este livro, primeiramente, a Deus, sempre presente em minha vida. Dedico também ao meu filho Henrique Vermelho de Toledo e à minha sobrinha Luciana Bello Vermelho, sempre presentes com seu amor em minha vida.

Não poderia deixar de dividir este momento com um grupo de amigos, por sua dedicação, seu amor e seus conselhos: Dayse Pinto Pereira, Eliane Monteiro Kussumi, Ionily Monteiro e Márcia Helena Lemos.

"Entrega teu caminho ao Senhor; confia nele, e o mais ele fará." (Salmos *37*: 5)

Alane Beatriz Vermelho

Dedico aos meus pais, Maury Teixeira Pereira (*in memoriam*) e Cely Ferreira Pereira, e ao meu irmão e à minha cunhada, Gilberto Ferreira Pereira e Eliane Pereira Nascimento, por me fornecerem as condições para a realização dos meus estudos. Agradeço também à minha afilhada, a cientista social Raquel Pereira Álvares, por ter me ajudado com várias dicas de computação, especialmente em formatação de textos e tabelas. Aos professores e preceptores da residência em Análises Clínicas do Hospital Universitário da Universidade Federal de Juiz de Fora/MG, pelos ensinamentos e aprendizados que serviram como base para a escrita deste livro. Ainda neste grupo, destaco as residentes e amigas Dra. Eveline Gomes Vasconcelos e Dra. Jane Marins, pela amizade e pelo aprendizado coletivo, que muito me estimularam a continuar no estudo do diagnóstico clínico-laboratorial. Dedico, em especial, à minha amada esposa, Dra. Ana Claudia Tessis, por compartilhar todos os momentos de minha vida pessoal e profissional: te amo! Meus agradecimentos especiais à Professora Angela Hampshire Lopes e à Professora Eliana Barreto Bergter, à época diretora e chefe do departamento, respectivamente, por me receberem no Instituto de Microbiologia.

Antônio Ferreira Pereira

"O papel do infinitamente pequeno é infinitamente grande." (*Louis Pasteur*)

Dedico este livro à minha família, em especial à minha mãe, Maria Luiza, ao meu pai, George (*in memoriam* – Como ele deve estar feliz!), ao meu marido, Fernando, e às minhas filhas, Patricia e Márcia, por todo seu carinho e amor, e por sempre me ajudarem e apoiarem nas horas difíceis.

Rosalie Reed Rodrigues Coelho

Para Cris, Clara e Augusto.

Thaïs Souto-Padrón

Sumário

Práticas de
Microbiologia

1 Mundo dos Microrganismos

Alane Beatriz Vermelho · Rosalie Reed Rodrigues Coelho · Thaïs Souto-Padrón

SEÇÃO 1 | TEORIA

Introdução

Os microrganismos são definidos, em princípio, como seres microscópicos, individualmente invisíveis a olho nu. Apesar de se tratar de uma visão bastante simplificada, pode-se dizer, de maneira geral, que essa é uma definição correta. Eles são os seres vivos dotados de maior diversidade biológica conhecida, tanto morfológica quanto fisiológica e ecológica. Podem apresentar as mais variadas formas celulares e ser encontrados em praticamente todos os ambientes, dos mais simples aos mais extremos, além de serem metabolicamente capazes de realizar todos os tipos de reações bioquímicas conhecidas. Quanto à obtenção de energia, ela pode se dar por processos tanto quimiotróficos como fototróficos, e tanto organotróficos como litotróficos.

Células procariótica e eucariótica

Os microrganismos são estruturas bastante organizadas, capazes de crescer e se reproduzir, e têm DNA (ácido desoxirribonucleico), molécula responsável pela hereditariedade. Os principais grupos microbianos conhecidos são: vírus, bactérias, arqueas, algas, protozoários e fungos. De acordo com sua organização celular e estrutural, podem ser classificados em procariotos (células sem núcleo com membrana) e em eucariotos (células com núcleo com membrana), sendo que os vírus, por sua vez, não apresentam estrutura celular (Quadro 1.1).

Quadro 1.1 Principais grupos de microrganismos e sua estrutura celular.

Grupo	Organização celular
Vírus	Não apresentam estrutura celular
Arqueas	Célula procariótica
Bactérias	Célula procariótica
Algas	Célula eucariótica
Protozoários	Célula eucariótica
Fungos	Célula eucariótica

Estudos filogenéticos usando análise do RNA ribossômico (rRNA) levaram ao sistema de classificação dos seres vivos proposto por Carl Woese (Figura 1.1). Com base nesses estudos, descobriu-se que havia três linhas de evolução dentro da árvore filogenética universal, o que levou a três domínios conhecidos: *Bacteria*, *Archaea* e *Eukarya*. Os microrganismos podem ser encontrados em todos eles.

Estrutura da célula microbiana

Existem diferenças básicas na estrutura e na organização celular dos procariotos e dos eucariotos. A maioria dos DNAs nas bactérias e nas arqueas é circular e não está no núcleo (como nos eucariotos, que possuem DNA linear). Esses dois grupos de microrganismos possuem uma membrana citoplasmática, uma barreira semipermeável que compartimentaliza a célula. Possuem também os ribossomos, nos quais ocorre a síntese de proteínas. A célula procariótica possui uma organização mais simples, sem organelas, que são compartimentos internos envoltos por membranas e que caracterizam a célula eucariótica. As organelas encontradas nos eucariotos são o retículo endoplasmático (síntese de proteínas e lipídios), o complexo de Golgi (processamento e transporte de proteínas e outras substâncias), as mitocôndrias (respiração/geração de ATP) ou cloroplastos (fotossíntese/geração de ATP) e os lisossomos, que possuem as enzimas digestivas.

Outra estrutura que pode ser encontrada nos microrganismos é a parede celular, que em bactérias é composta por uma peptideoglicana e em arqueas pode ser proteica/glicoproteica ou mesmo uma pseudopeptideoglicana. Fungos e algas também apresentam outro tipo de parede celular, mas a função básica é a mesma: proteger as células do choque osmótico. Os flagelos, sem microtúbulos, são as estruturas responsáveis pelo movimento celular dos procariotos, e aqueles com microtúbulos possuem a mesma função em eucariotos.

Somente as bactérias possuem endósporos, que são formas de resistência, e o citoesqueleto, uma estrutura de suporte de organelas dentro das células, só é encontrado em eucariotos. As principais diferenças entre os microrganismos procariotos e eucariotos se encontram esquematizadas na Figura 1.2.

Os microrganismos estão presentes em todos os ambientes naturais conhecidos, interagindo com estes e com outros seres vivos. Possuem múltiplos papéis, podendo ser causadores de doenças humanas em animais, plantas e outros organismos vivos, além de serem agentes de contaminações de águas, alimentos ou medicamentos, acarretando grandes prejuízos à saúde do homem ou ao ambiente.

No entanto, é bom lembrar que os micróbios também são grandes amigos do ser humano, já que são responsáveis por uma ampla gama de processos que vão desde a produção de alimentos, incluindo vinhos, pães, queijos e iogurtes, até a manutenção da ciclagem dos elementos químicos, como o nitrogênio na superfície do globo terrestre. Podem também ser produtores dos mais diversos compostos de interesses médico, comercial e ambiental. Por exemplo, podemos citar a produção de antibióticos, como a primeira penicilina produzida pelo fungo *Penicillium notatum* e as estreptomicinas pelos estreptomicetos, além de várias enzimas como as peptidases e as celulases, as quais possuem grande aplicação industrial, nas indústrias de detergentes e de papel, respectivamente.

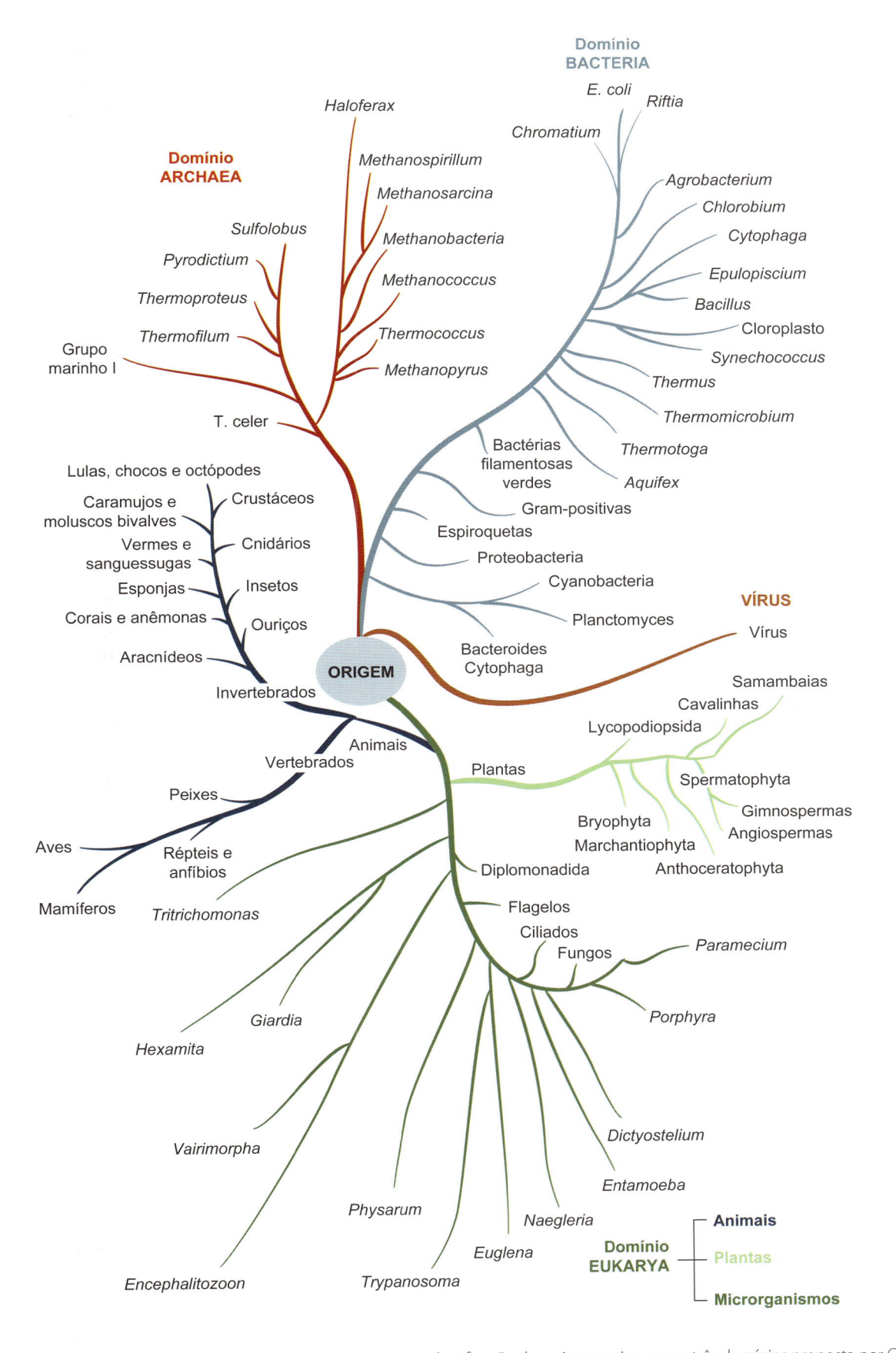

Figura 1.1 Classificação filogenética universal dos seres vivos com a classificação dos microrganismos em três domínios proposta por Carl Woese.

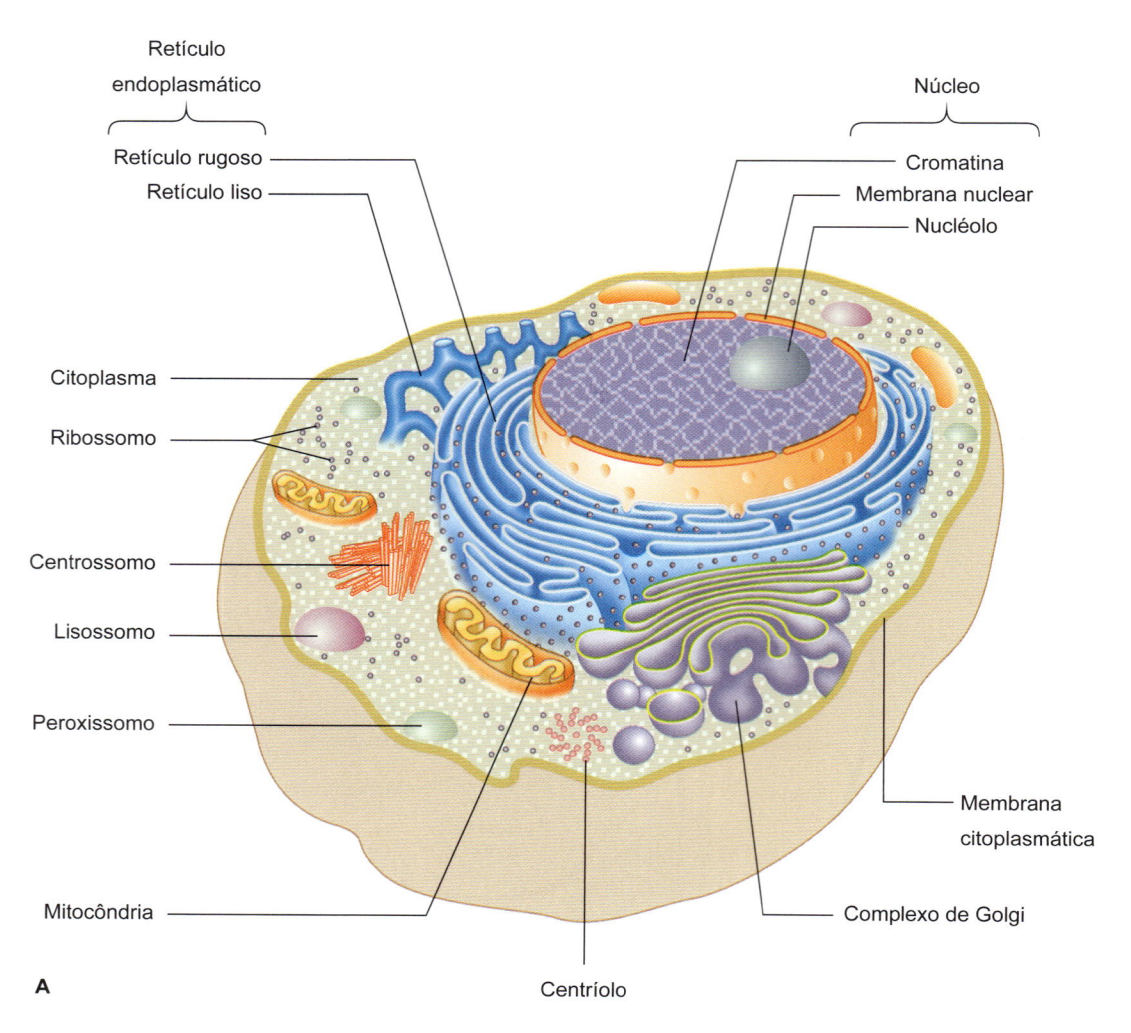

Retículo
endoplasmático

Retículo rugoso
Retículo liso

Citoplasma

Ribossomo

Centrossomo

Lisossomo

Peroxissomo

Mitocôndria

Núcleo

Cromatina
Membrana nuclear
Nucléolo

Membrana
citoplasmática

Complexo de Golgi

Centríolo

A

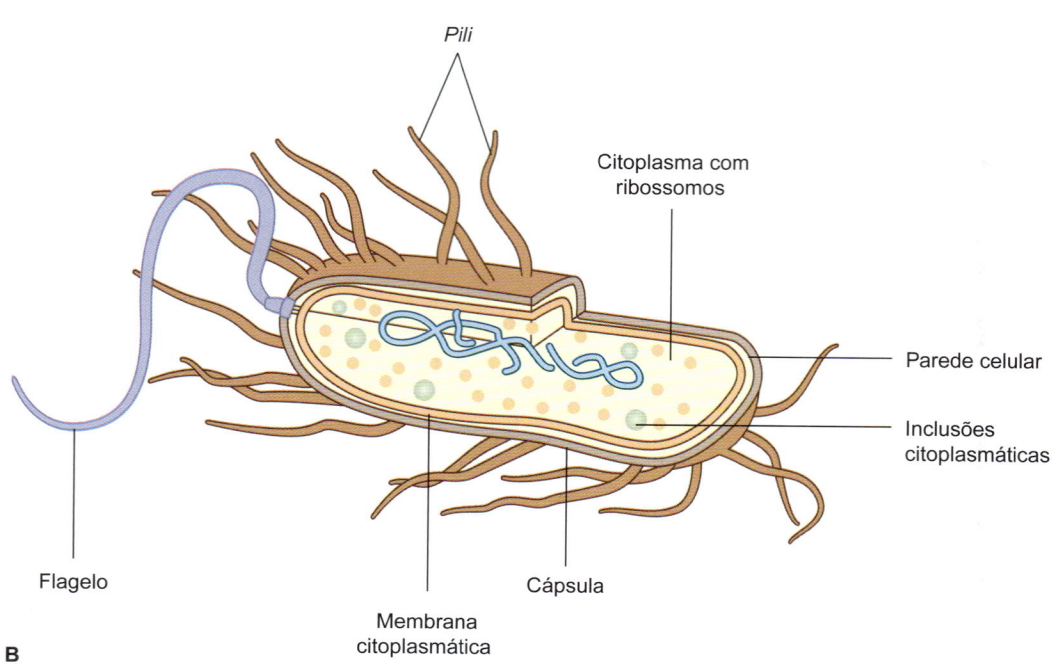

Pili

Citoplasma com
ribossomos

Parede celular

Inclusões
citoplasmáticas

Flagelo

Cápsula

Membrana
citoplasmática

B

Figura 1.2 Principais diferenças entre as células eucariótica (**A**) e procariótica (**B**).

Principais tipos de microrganismos
Microrganismos procarióticos
▶ Bactérias

São seres unicelulares, com dimensões que em geral variam de 0,1 a 2 μm de diâmetro e de 2 a 8 μm de comprimento.

As espécies pertencentes a esse grupo podem apresentar diversas formas, que variam da esférica, denominada cocos, a diversos tipos de bastonetes, dentre eles os curtos, os longos, os finos, os espiralados e aqueles em curva (vibrião). Em alguns casos raros podem ser encontradas na forma de estrela ou quadradas. Podem apresentar também diferentes arranjos, em pares, em tétrades (grupo de quatro), em grupo de oito, ou em cachos, bem como em cadeias. A Figura 1.3 mostra algumas formas esquemáticas de bactérias, e a Figura 1.4, uma microscopia eletrônica de formas de bastonetes e cocos. A Figura 1.5 ilustra uma cianobactéria apresentando células em cadeia.

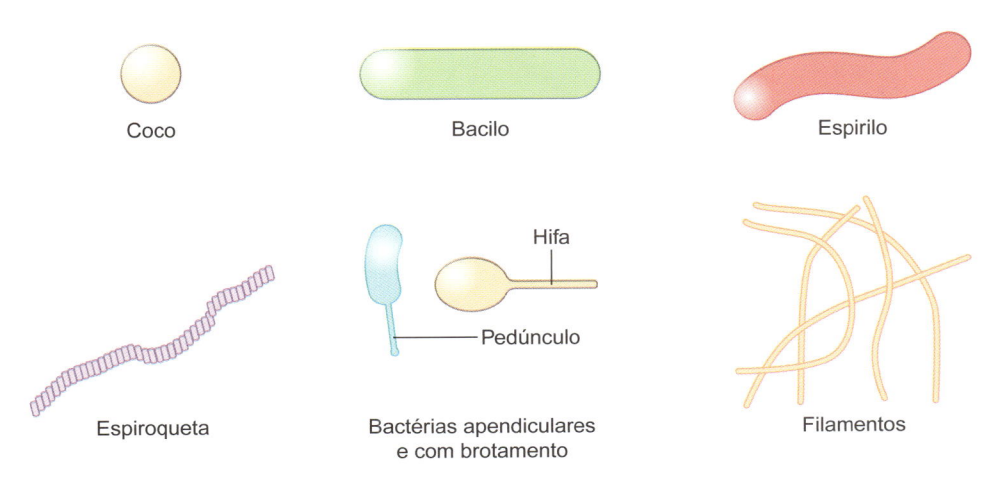

Figura 1.3 Diferentes formas encontradas em bactérias.

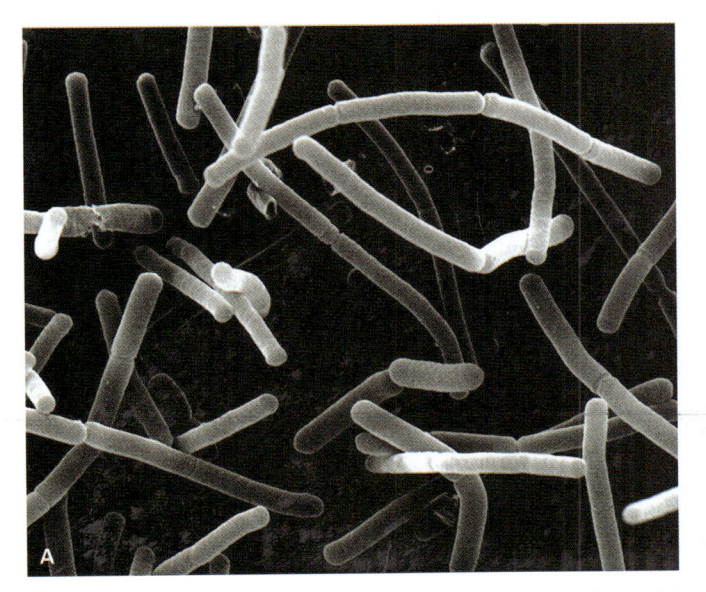
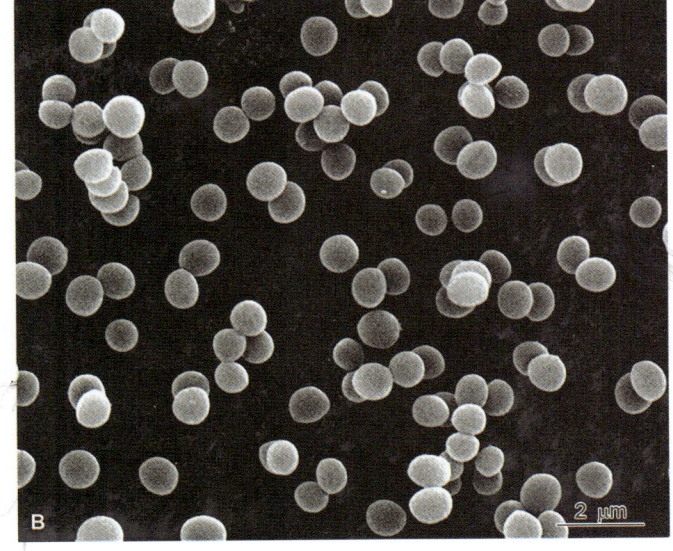

Figura 1.4 Imagens de microscopia eletrônica de varredura de bactérias na forma de bastonetes (*Bacillus subtilis*) (**A**) e na forma de cocos (*Staphylococcus epidermidis*) (**B**). A barra de escala tem o mesmo valor para ambas as imagens. (Fotos: Dra. Fernanda de Ávila).

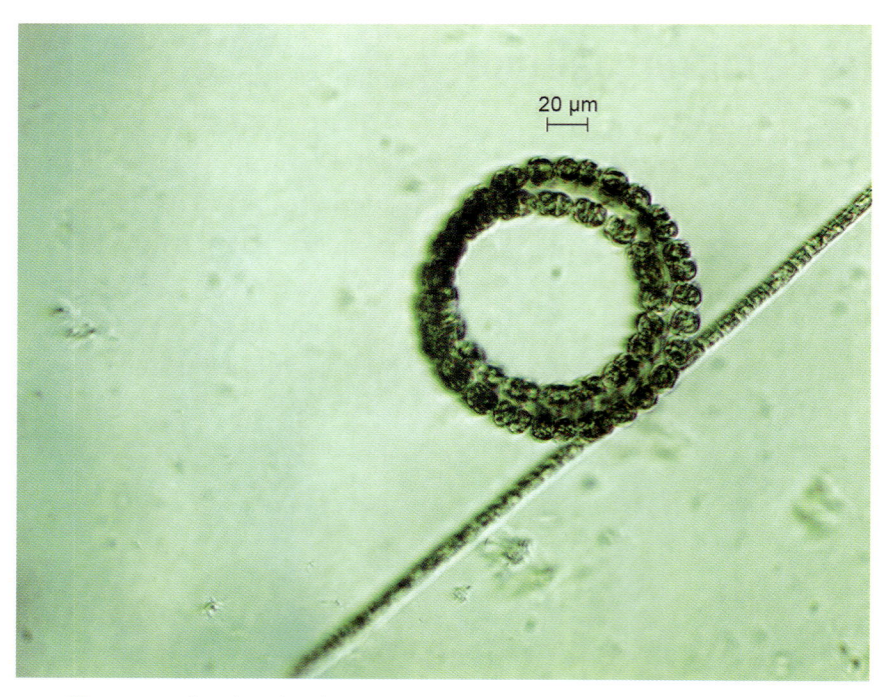

Figura 1.5 Cianobactéria do gênero *Anabaena*. (Foto: Dra. Sandra Azevedo.)

As bactérias apresentam uma organização celular bastante simples, compreendendo uma parede celular rígida, formada de peptideoglicana, e uma membrana citoplasmática, composta basicamente de fosfolipídios e proteínas, mas gliceroglicolipídios, hopanoides e outros tipos de lipídios também podem ser encontrados. O DNA se encontra no citoplasma, formando a região conhecida como nucleoide. Os ribossomos estão dispersos no citoplasma. Externamente podem apresentar o glicocálice, formado por glicoproteínas e glicolipídios, que é importante na virulência e também na fixação a diversas superfícies. Algumas espécies apresentam flagelo de locomoção, e outras, ainda, podem possuir fímbrias de adesão e *pili*, estas últimas responsáveis pela transferência de material genético no mecanismo de conjugação. A presença de endósporos em algumas espécies lhes fornece um mecanismo de resistência, principalmente ao calor, mas também à radiação, à falta de nutrientes e à falta de umidade.

O processo mais comum de reprodução das bactérias é o de fissão binária, no qual uma célula se divide em duas. Quanto à sua nutrição, são capazes de utilizar compostos orgânicos ou inorgânicos como fonte de carbono e energia, assim como a energia luminosa em vez da energia química.

As bactérias podem ser encontradas sobretudo no solo, na água doce e nos mares, mas também estão no corpo humano, nos animais, nas plantas e nos alimentos, entre outros. Dentre os principais grupos de bactérias existentes, podemos citar alguns mais comuns: bactérias gram-positivas, bactérias gram-negativas, espiroquetas, riquétsias, clamídias, micoplasmas, micobactérias, nocárdias, estreptomicetos, bactérias verdes, bactérias púrpura e cianobactérias, estas últimas fotossintéticas, erroneamente chamadas no passado de algas verde-azuladas.

▶ Arqueas

Por se acreditar que eram um tipo de bactéria, as arqueas foram inicialmente denominadas arqueobactérias. No entanto, mais tarde, descobriu-se que na verdade se tratava de um grupo distinto de microrganismos, com características próprias e incomuns, podendo ser encontrados em ambientes extremos, como solos bastante secos e quentes, e nas profundezas dos mares próximos às fontes hidrotermais e em regiões vulcânicas. Também são comuns em águas com altas concentrações de sal e em nascentes de águas ácidas, ricas em enxofre. Esses organismos procarióticos, em geral anaeróbios, diferenciam-se das bactérias por não possuírem uma parede celular composta de peptideoglicana, e sim de outras macromoléculas variadas, embora uma pseudopeptideoglicana possa ser encontrada em algumas espécies. Em termos moleculares, a comparação da sequência de nucleotídios do rRNA 16S das bactérias e das arqueas confirma a grande diferença entre elas. Além disso, as arqueas apresentam características metabólicas especiais, como a capacidade de se desenvolverem em altas temperaturas (termofílicas), em valores extremos de pH (alcalofílicas ou acidofílicas) e em alta salinidade (halofílicas). Além disso, algumas delas possuem metabolismo especial, a chamada metanogênese (metanogênicas).

Microrganismos eucarióticos

► Fungos

São seres encontrados principalmente no solo, mas também estão em plantas e animais, e inclusive no próprio ser humano, podendo causar micoses. Apresentam uma organização celular bem mais complexa que a das bactérias. Primeiramente, possuem núcleo definido, com o DNA envolto por uma membrana nuclear. A parede celular é composta, sobretudo, de quitina, ou às vezes celulose, mas nunca de peptideoglicana. Possuem membrana plasmática típica, e seu citoplasma contém um citoesqueleto, responsável pelo suporte da célula, além de diversas organelas como retículo endoplasmático, responsável pelo transporte de várias substâncias, mitocôndrias, as quais são autoduplicáveis e contêm enzimas envolvidas no metabolismo respiratório, e ribossomos, os quais realizam a síntese de proteínas. Além disso, podemos encontrar ainda o complexo de Golgi, também envolvido em processos de transporte; os lisossomos, que contêm enzimas digestivas; e os vacúolos, de função variada.

Podem ser divididos em dois grandes grupos: os fungos filamentosos, também chamados de bolores, e as leveduras, unicelulares. Alguns fungos filamentosos podem ser macroscópicos, como é o caso dos cogumelos comestíveis. Compreendidos no grupo dos basidiomicetos, são seres exclusivamente heterotróficos, incapazes de realizar a fotossíntese ou qualquer outro metabolismo autotrófico. Reproduzem-se sexuada ou assexuadamente. Neste último caso, a reprodução pode ocorrer por fragmentação da hifa ou por germinação de esporos.

Os fungos filamentosos contêm hifas, septadas ou não, que crescem pelas extremidades, e cujo conjunto é chamado de micélio. Quando crescidos em meio de cultura sólido, produzem hifas vegetativas, ou nutritivas, que crescem para o interior do meio de cultura. Podem também produzir hifas aéreas, ou de reprodução, e, nesse caso, seu crescimento é perpendicular ao meio. Essas hifas aéreas podem sustentar estruturas que contêm esporos de reprodução, dentre eles os conidióforos, que contêm externamente, em cadeia, esporos chamados de conidiósporos, ou os esporangióforos, que contêm internamente os esporos chamados de esporangiósporos. Outros tipos de esporos fúngicos conhecidos são os artrósporos, decorrentes da fragmentação de uma hifa; os blastósporos, formados a partir de um brotamento de uma célula de levedura; os clamidósporos, que possuem parede celular bem mais espessa que a das células vegetativas da espécie em questão; os zigósporos, característicos de zigomicetos; e os ascósporos, característicos de ascomicetos. A Figura 1.6 mostra o fungo filamentoso *Aspergillus fumigatus*.

► Algas

São seres fotossintéticos, que possuem representantes microscópicos (algas unicelulares) ou macroscópicos (algas multicelulares). Habitam principalmente ambientes marinhos e águas doces,

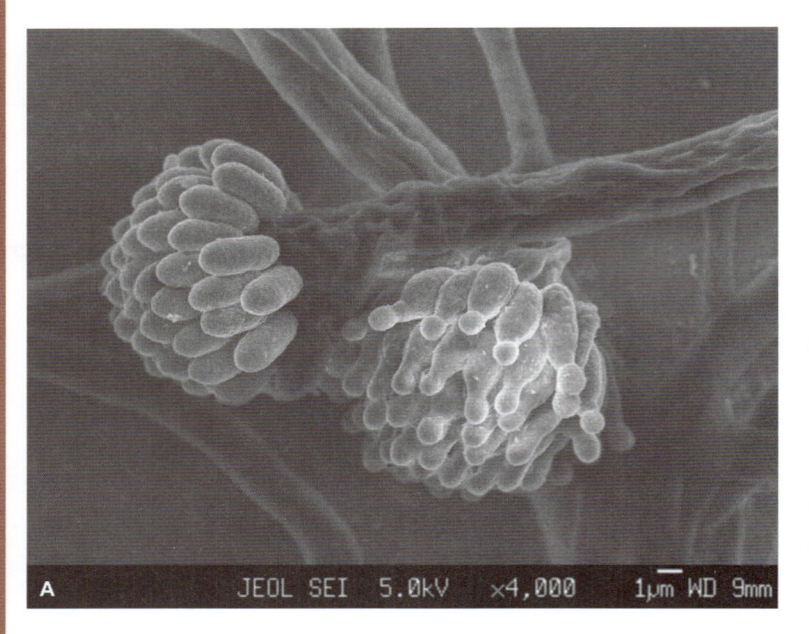
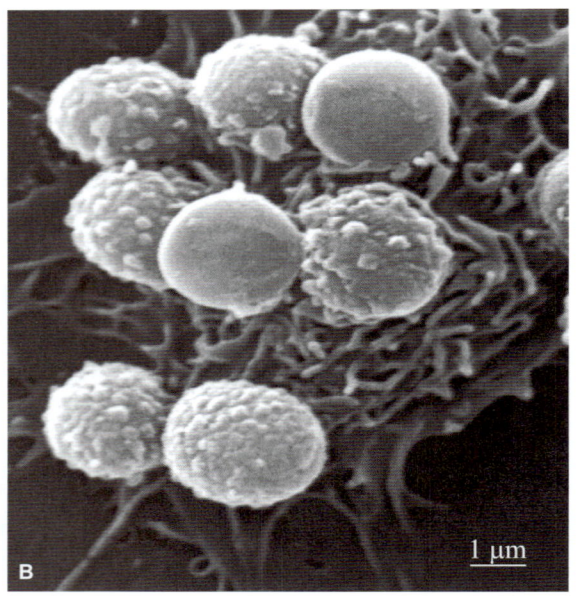

Figura 1.6 A. Fungo *Aspergillus fumigatus*. **B.** Conídio de *Aspergillus fumigatus* crescido em meio Czapek. Microscopia eletrônica de varredura. (Fotos: Dra. Vera Carolina Bordallo Bittencourt e Dra. Thaïs Souto-Padrón.)

mas também podem ser encontrados eventualmente no solo. Podem reproduzir-se tanto sexuada como assexuadamente e abrigam em suas células os cloroplastos, organelas autoduplicáveis, típicas da fotossíntese. Sua parede celular geralmente é composta de celulose, e podem possuir flagelos de locomoção. Os liquens correspondem à associação de uma alga (ou cianobactéria) com um fungo, na qual, em uma relação de mutualismo, cada um dos parceiros é beneficiado. São bastante comuns em árvores, telhados e estruturas de cimento. A capacidade fotossintética desses seres os torna primordiais na cadeia alimentar, já que fixam CO_2 na forma de carboidratos que serão consumidos pelos heterotróficos. É importante acrescentar que muitas bactérias fotossintéticas que não são eucariotas, por exemplo, as cianobactérias, são incluídas, pela terminologia industrial, neste grupo de microalgas.

▶ Protozoários

São seres unicelulares e heterotróficos, que geralmente não possuem parede celular. Habitam principalmente as águas e o solo e reproduzem-se assexuadamente. Movimentam-se por flagelos, cílios ou pseudópodos, dependendo do grupo ao qual pertencem. Sob condições adversas, alguns protozoários são capazes de formar cistos, estruturas que contêm uma cápsula protetora a qual permite a sobrevivência nessas condições.

Esses microrganismos quase sempre se alimentam mediante ingestão de macromoléculas ou material particulado, incluindo células bacterianas, utilizando processos de pinocitose ou fagocitose, respectivamente. Muitos dos protozoários são parasitos obrigatórios; outros são parasitos facultativos, os quais podem habitar o ser humano ou animais, causando diversas doenças como malária, toxoplasmose, doença de Chagas (Figura 1.7) e vários tipos de diarreia, entre outras.

Microrganismos sem estrutura celular

▶ Vírus

São considerados microrganismos, embora não possuam estrutura celular. São extremamente pequenos, variando de 0,02 a 0,3 μm. Basicamente

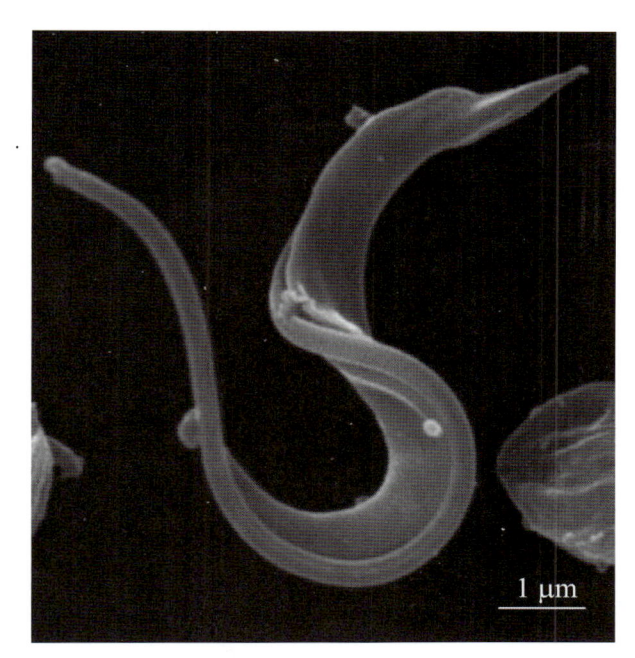

Figura 1.7 *Trypanosoma cruzi*, agente etiológico da doença de Chagas. (Foto: Dra. Thaïs Souto-Padrón.)

são considerados elementos genéticos que contêm DNA ou RNA e uma capa proteica. Podem alternar entre dois estados distintos, o intracelular e o extracelular. No estado extracelular, um vírus nada mais é que uma partícula submicroscópica que contém basicamente ácido nucleico envolto por material proteico. Neste caso é chamado de partícula viral ou vírion, e é metabolicamente inerte, servindo apenas de transporte de material genético de uma célula hospedeira para outra. No estado intracelular, o vírus infecta a célula hospedeira e se reproduz, sintetizando outro genoma, bem como os componentes que compõem a sua capa, sempre à custa das enzimas e funções metabólicas da célula hospedeira.

As partículas virais podem ser consideradas de duas formas distintas: agentes de doenças, quando a infecção na célula hospedeira leva a sua ruptura e morte, ou agentes de hereditariedade, quando a partícula viral entra na célula, causando apenas modificações genéticas, sem lhe danificar.

Os vírus podem infectar não apenas células humanas mas também células animais ou vegetais, ou, ainda, células bacterianas. Nesse caso são chamados de bacteriófagos e utilizados como ferramentas importantes nos estudos de biologia molecular.

SEÇÃO 2 | PRÁTICA

Objetivo

Verificar a presença de microrganismos no ambiente.

Material

- Banho-maria
- Bico de Bunsen
- Placas de Petri esterilizadas
- Frascos com meio de ágar simples fundido e esterilizado em autoclave e mantido a 45°C em banho-maria
- *Swabs*
- Etiquetas de identificação
- Microscópios.

Procedimentos

1. Verter o meio de ágar simples fundido em placa e esperar solidificar. (Essa etapa deverá ser realizada logo no início da aula, de modo a garantir uma boa solidificação.)
2. Expor uma das placas durante 15 minutos ao ar.
3. Com outras placas, realizar algumas das seguintes opções:

   - Friccionar um *swab* na bancada e, em seguida, espalhá-lo na superfície do ágar
   - Fazer o mesmo com a sola de seu sapato
   - Retirar material de partes do corpo humano com o auxílio de um *swab*: garganta, ouvido, pele, região embaixo da unha, dente etc.
   - Depositar alguns fios de cabelo sobre o ágar

- Tocar suavemente a extremidade dos dedos na superfície do ágar
- Soprar, tossir ou espirrar sobre a superfície do ágar
- Expor a placa aberta ao fluxo de saída de ar de um ar-condicionado por alguns segundos.
  Observação: Usar a imaginação e programar outras possibilidades.

4. Incubar à temperatura ambiente durante 48 horas.

Interpretação dos resultados

Observar a presença de diferentes colônias na superfície do meio de ágar, com diferentes tamanhos, aspectos, cores etc. Observar os diferentes tipos de bactérias e fungos e, eventualmente, actinomicetos. Preparar lâminas e observá-las ao microscópio. Distinguir os diferentes tipos microbianos. Na Figura 1.8 são apresentadas placas

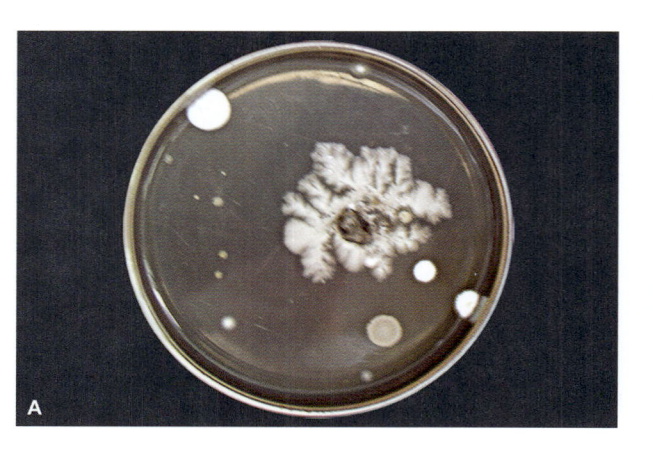

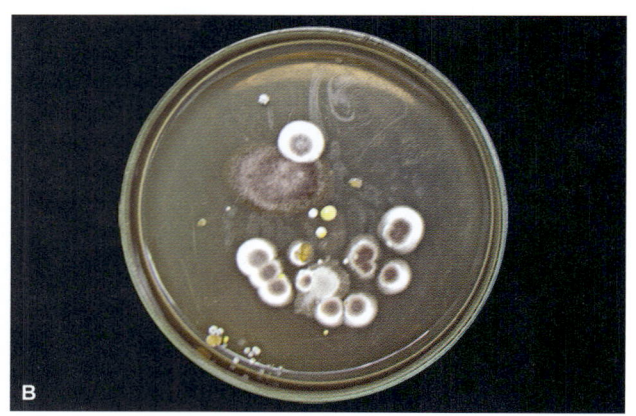

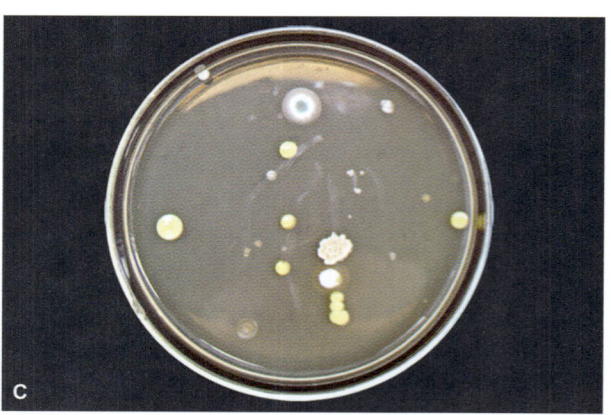

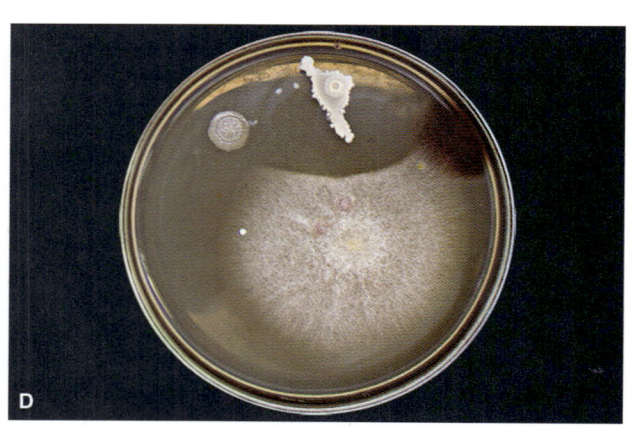

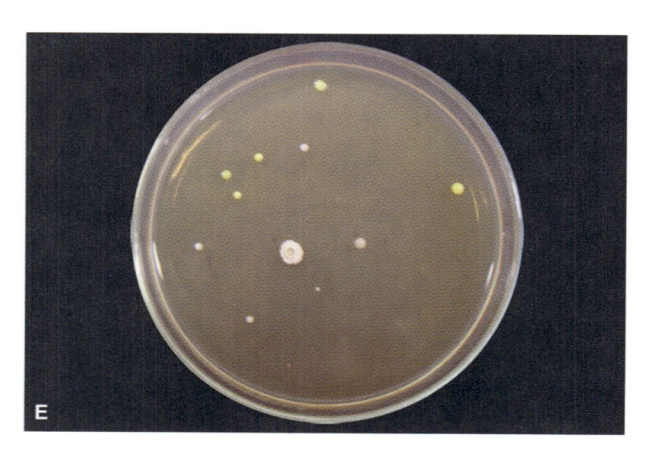

Figura 1.8 Placas com meio de ágar simples submetidas a alguns dos procedimentos sugeridos. **A.** Ar-condicionado. **B.** *Swab* de bancada. **C.** *Swab* de pele. **D.** *Swab* de sola de sapato. **E.** Placa exposta ao ambiente de sala de aula.

submetidas a diversos procedimentos aqui sugeridos. Observar, na Figura 1.8D, o fenômeno de antibiose, no qual a grande colônia fúngica, branca, se apresenta irregular na região em que se observa o crescimento de um estreptomiceto, sugerindo uma inibição causada provavelmente pela liberação de uma substância produzida pelo estreptomiceto, ativa contra o fungo em questão.

Bibliografia

ATLAS, R. M. *Principles of Microbiology*. 2. ed. Dubuque, IA: WCB Publishers, 1997.

MADIGAN, M. T.; MARTINKO, K.; BENDER, K. S.; BUCKLEY, D. H.; STAHL, D. A. *Microbiologia de Brock*. 14. ed. Porto Alegre: Artmed, 2010.

TORTORA, G. J.; FUNKE, B. R.; CASE, C. L. Microbiologia. 10. ed. Porto Alegre: Artmed, 2012. Tradução de A. M. Silva *et al*. Revisão técnica de F. G. Fonseca.

VERMELHO, A. B.; BASTOS, M. C. F.; SÁ, M. H. B. *Bacteriologia geral*. 1. ed. Rio de Janeiro: Guanabara Koogan, 2008.

2 Materiais e Técnicas Básicas Utilizados em Microbiologia

Rosalie Reed Rodrigues Coelho

SEÇÃO 1 | TEORIA

Introdução

Os microrganismos são encontrados em praticamente todos os ambientes naturais, tais como solo, ar, água, alimentos, esgoto, corpo humano, plantas e animais. Nessas condições eles se apresentam como populações mistas, e, para que possamos estudá-los no laboratório, necessitamos separá-los em espécies individuais, formando culturas puras.

Uma cultura pura consiste no crescimento, em meio nutritivo adequado, de um conjunto de células idênticas que pertençam a uma única espécie de microrganismo. Por outro lado, para que possamos estudar um microrganismo em cultura pura, precisamos usar materiais e equipamentos especiais no laboratório e também utilizar técnicas específicas, que envolvem, sobretudo, esterilização e assepsia. A esterilização consiste na eliminação ou na remoção de toda e qualquer forma de vida existente em determinado material ou ambiente, enquanto a assepsia é um conjunto de medidas que impede a entrada de microrganismos onde estes não são desejados. Tais microrganismos indesejáveis são os chamados contaminantes.

Materiais e equipamentos especiais de um laboratório de microbiologia

Dentre esses, incluem-se materiais e equipamentos necessários não só ao cultivo dos microrganismos como também aos processos de esterilização, transferência e preservação deles (Quadro 2.1).

Quadro 2.1 Principais materiais e equipamentos utilizados em um laboratório de microbiologia.

Para cultivo dos microrganismos

- Meios de cultura
  - Sólidos: ágar inclinado, ágar em placa
  - Semissólidos: ágar em coluna
  - Líquidos: em tubos, em Erlenmeyers, em balões etc.
- Vidrarias
  - Tubos: tampas de rosca, tampas de algodão, tampas de alumínio
  - Pipetas comuns
  - Pipetas Pasteur
  - Bécheres
  - Placas de Petri
  - Erlenmeyers
  - Balões etc.
- Câmaras de cultivo
  - Banhos
  - Incubadoras
  - Agitadores rotatórios
- Câmaras de inoculação
  - Câmara asséptica
  - Câmaras de fluxo laminar

Para esterilização

- Autoclave
- Forno Pasteur
- Filtros esterilizantes

Para transferência de microrganismos

- Alças e agulhas de inoculação
- Alças de Drigalsky
- Pipetas comuns
- Pipetas Pasteur
- Micropipetas automáticas
- *Swabs*

Para preservação de microrganismos

- Refrigeradores
- *Freezers*
- Liofilizadores
- Câmaras com nitrogênio líquido

Outros materiais

- Bico de Bunsen
- Lâminas e lamínulas
- Balança de pesagem
- Algodão cardado
- Papel de embrulho
- Cânulas de pipetas e de placas
- Pinças
- Espátulas

Para o cultivo dos microrganismos, precisamos preparar meios de cultura. Por enquanto, podemos dizer que os meios de cultura são o "alimento" dos microrganismos e que podem ser preparados em uma base sólida, líquida ou semissólida, dependendo da presença de um agente gelificante chamado ágar. Esses meios podem ser distribuídos nas chamadas placas de Petri (meios sólidos), em Erlenmeyers ou balões (meios líquidos) ou, ainda, em tubos (meios sólidos inclinados, meios semissólidos ou meios líquidos), cujas tampas geralmente são de alumínio, de algodão ou de rosca (Figura 2.1).

Outras vidrarias encontradas em um laboratório de microbiologia incluem bécheres, pipetas, provetas, bastões, entre outras, comuns ao laboratório de química. Na Figura 2.2 são apresentados diversos tipos de vidraria.

Para a esterilização dos meios de cultura ou de qualquer outro material, pode-se utilizar vários tipos de equipamento, dependendo do caso, sendo os mais comuns as autoclaves, os fornos Pasteur e os filtros esterilizantes. É importante lembrar que o material a ser autoclavado deve estar sempre protegido, seja embrulhado em papel, seja acondicionado em cânulas metálicas (no caso de placas de Petri ou de pipetas) ou em sacos de plásticos especiais, o que vai garantir a esterilidade do material até o momento de seu uso. No Capítulo 3, *Métodos Físicos e Químicos de Controle do Crescimento Microbiano*, os diferentes métodos de esterilização serão abordados detalhadamente.

A transferência de um microrganismo para um meio de cultura é chamada de repique, semeadura ou inoculação. Dependendo do caso, pode-se utilizar alças ou agulhas de inoculação (Figura 2.3A), alça de Drigalsky (Figura 2.3B), pipetas comuns (Figura 2.3C), *swabs* (Figura 2.3D), compostos de uma haste de plástico ou madeira, com um algodão hidrófilo na ponta, como se fosse um cotonete, ou micropipetas automáticas (Figura 2.3E). As pipetas Pasteur (ver Figura 2.2B) também podem ser empregadas para essa mesma finalidade.

Para que a transferência dos microrganismos seja feita em condições de assepsia, ou seja, sem que haja contaminação por outros microrganismos

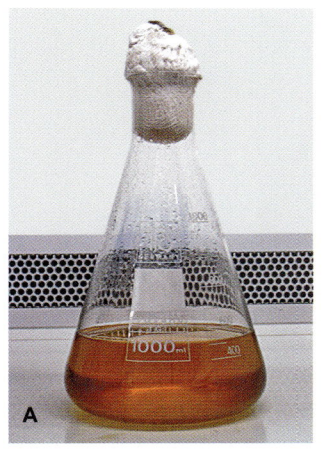

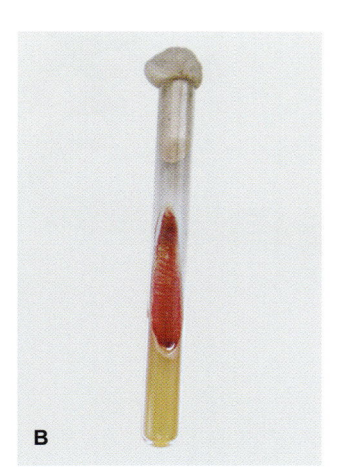

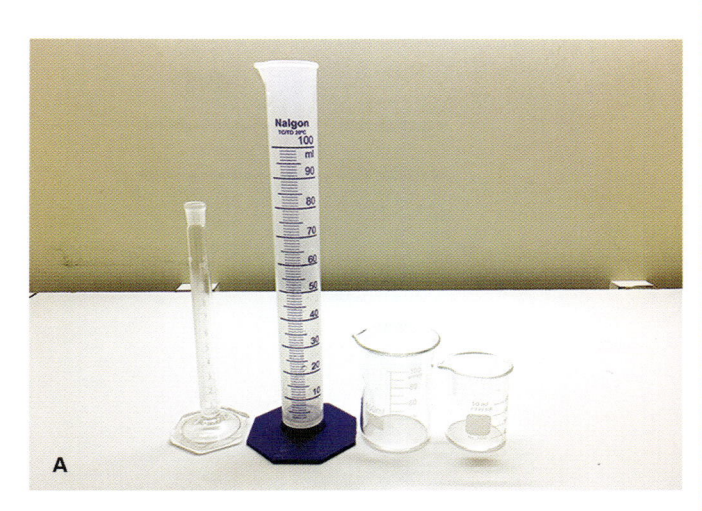

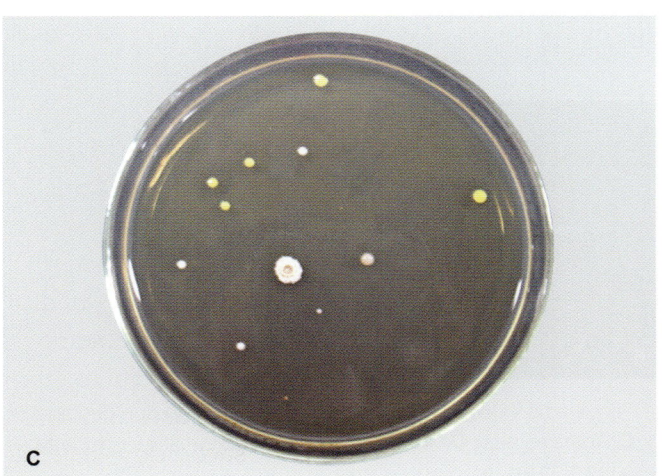

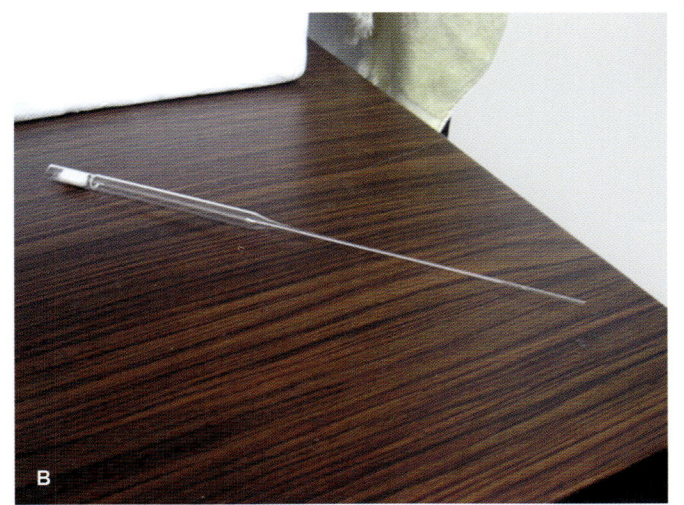

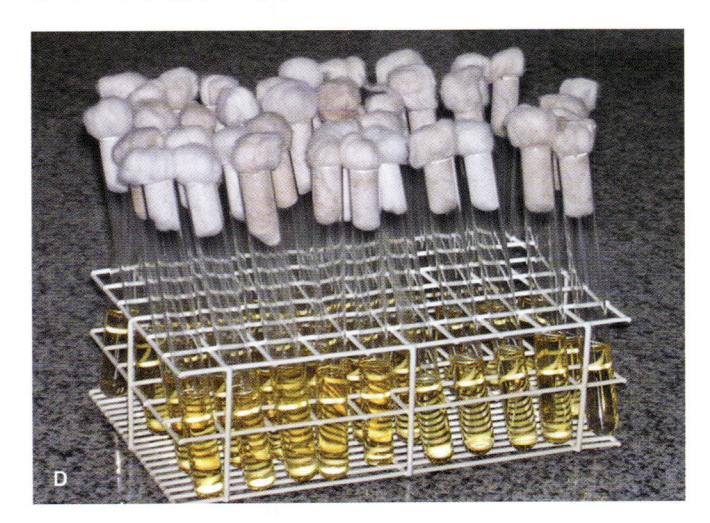

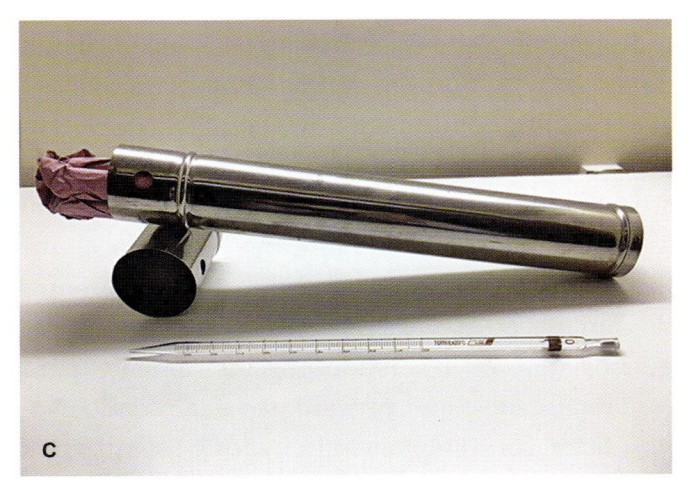

Figura 2.1 Meios de cultura contidos em diversas vidrarias. **A.** Erlenmeyer contendo meio de cultura estéril. **B.** Tubo de ágar inclinado contendo cultura de *Serratia marcescens*. **C.** Placa de Petri contendo meio sólido com colônias de microrganismos do ar. **D.** Tubos contendo meio líquido estéril.

Figura 2.2 Vidrarias comumente utilizadas em um laboratório de microbiologia. **A.** Provetas e bécheres. **B.** Pipeta Pasteur. **C.** Pipetas contidas em cânulas, apropriadas para esterilização.

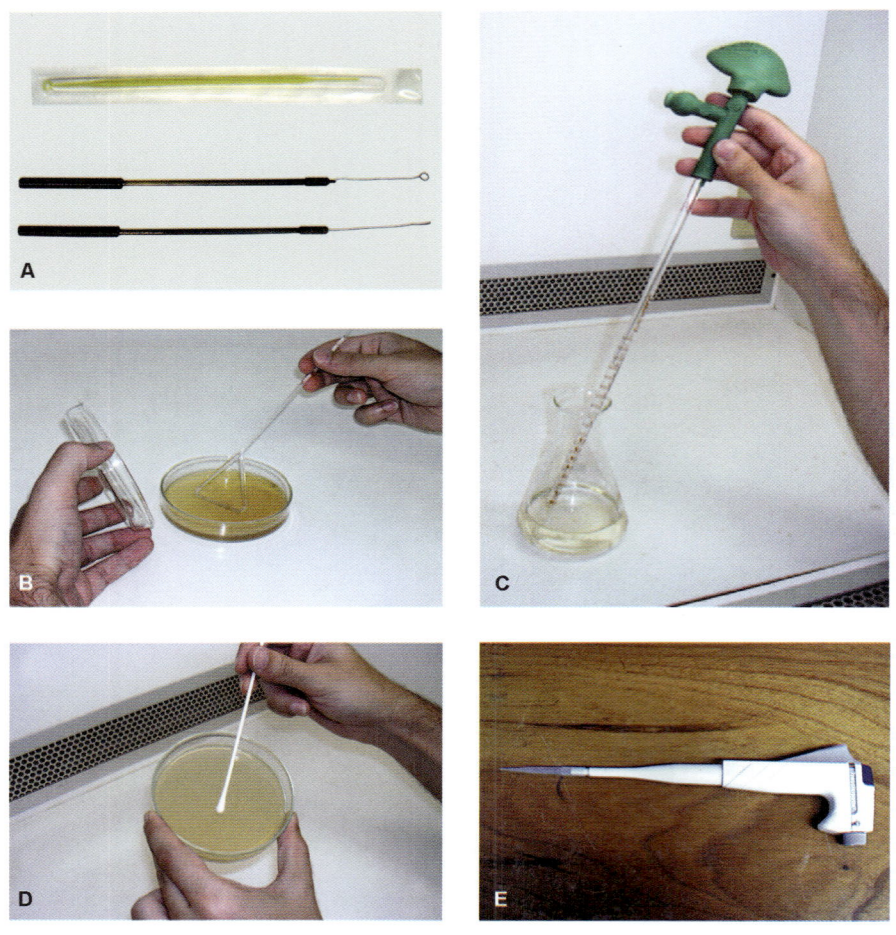

Figura 2.3 Alguns instrumentos de inoculação de microrganismos. **A.** Alça e agulha de inoculação (acima, alça de plástico do tipo descartável, e abaixo, alça e agulha de fio metálico, de níquel-cromo). **B.** Alça de Drigalsky. **C.** Pipeta comum. **D.** *Swab*. **E.** Micropipeta automática, composta de uma parte fixa, onde é regulado o volume a ser transferido, e uma parte móvel, a ponteira, de material plástico.

indesejáveis, pode-se trabalhar próximo à chama de um bico de Bunsen, equipamento para flambagem bastante comum em um laboratório de microbiologia, conforme será visto adiante. Uma medida adicional utilizada para manter a assepsia durante a transferência de microrganismos, quando se utiliza o bico de Bunsen, é realizar o trabalho dentro de câmaras assépticas, que nada mais são que pequenos quartos reservados exclusivamente para essa finalidade e que, quando não estão sendo usados, ficam constantemente fechados e esterilizados pela radiação UV (ver Capítulo 3, *Métodos Físicos e Químicos de Controle do Crescimento Microbiano*). Atualmente, no lugar das câmaras assépticas, tem-se optado pelas câmaras de fluxo laminar, também chamadas de cabines de proteção biológica. Este é um equipamento bem menor que a câmara asségtica, mas cumpre a mesma função. Além da esterilização por UV, possui um filtro de ar chamado de filtro de partículas de ar de alta eficiência (HEPA, do inglês *high-efficiency particulate air*), acionado minutos antes do uso e que garante a ausência de partículas no ar do seu interior, assegurando assim um ambiente estéril (Figura 2.4).

Após a inoculação de um microrganismo em um determinado meio de cultura, para que ele cresça adequadamente é preciso incubá-lo em uma temperatura apropriada a seu desenvolvimento. Isso pode ser feito em diversos tipos de equipamentos, todos com temperatura controlada. Existem os banhos de água (chamados de banho-maria), utilizados principalmente para crescimento em

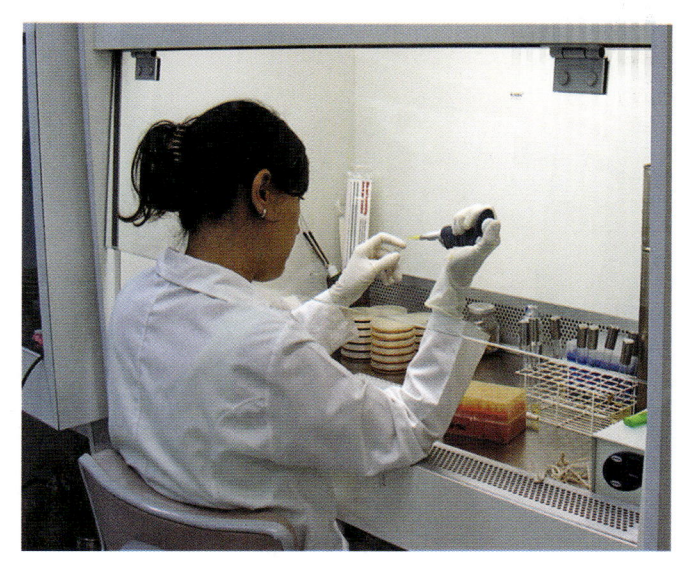

Figura 2.4 Câmara de fluxo laminar. O operador trabalha por trás de um vidro protetor, e dentro da câmara o ambiente é mantido estéril pela filtração contínua do ar.

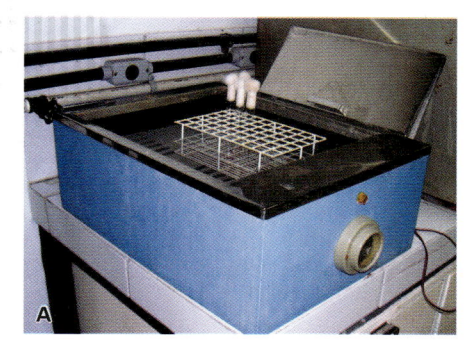

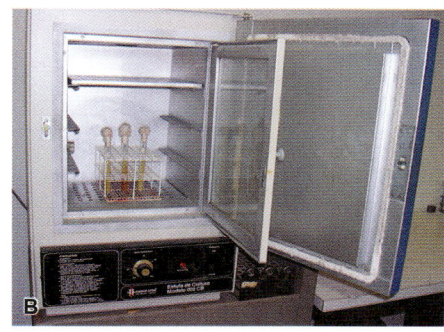

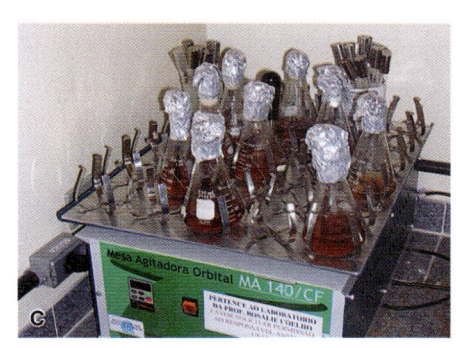

Figura 2.5 Equipamentos para cultivar microrganismos. **A.** Banho-maria. **B.** Incubadora ou estufa bacteriológica. **C.** Agitador rotatório.

tubo (Figura 2.5A), as incubadoras, também chamadas de estufas bacteriológicas (Figura 2.5B), e os quartos-estufa. Em alguns casos o microrganismo precisa crescer sob agitação, e aí se pode utilizar os agitadores rotatórios, com velocidade de agitação controlada, onde são colocados os Erlenmeyers inoculados (Figura 2.5C).

Além disso, alguns microrganismos, os chamados anaeróbios estritos, exigem ausência de oxigênio; nesse caso precisam ser incubados nas chamadas jarras de anaerobiose (Figura 2.6A). Também necessitam que seu crescimento ocorra em meios especiais, os chamados meios redutores ou meios pré-reduzidos, que contêm certos ingredientes que reduzem o potencial redox, como é o caso do tioglicolato de sódio. Este, ao se combinar ao oxigênio dissolvido, garante a anaerobiose do meio. Já a ausência de oxigênio na jarra é garantida pela adição de certas misturas de produtos químicos que, em síntese, vão combinar-se ao O_2, formando água. Mais recentemente, foram desenvolvidas placas de Petri que por si sós já se constituem uma câmara de anaerobiose (OxyPlate®). O meio de cultura incluído nessas placas já contém os ingredientes que vão garantir a remoção do oxigênio. Eventualmente, o trabalho com esse tipo de

microrganismo exige a utilização de câmaras de anaerobiose (Figura 2.6B), ou seja, um ambiente hermético cuja atmosfera é isenta de oxigênio, o que permite que toda a manipulação do microrganismo seja feita em anaerobiose.

A preservação dos microrganismos por períodos curtos é normalmente feita em refrigeradores a cerca de 4°C. Para períodos mais longos utilizam-se *freezers* a –20°C, ou mesmo a –70°C. Câmaras com nitrogênio líquido também são utilizadas, alcançando-se temperaturas bem mais baixas. Nos casos de temperaturas inferiores a 0°C, é necessário colocar a massa microbiana em contato com um agente crioprotetor, que pode ser, por exemplo, o glicerol. Outro método bastante eficiente de preservação

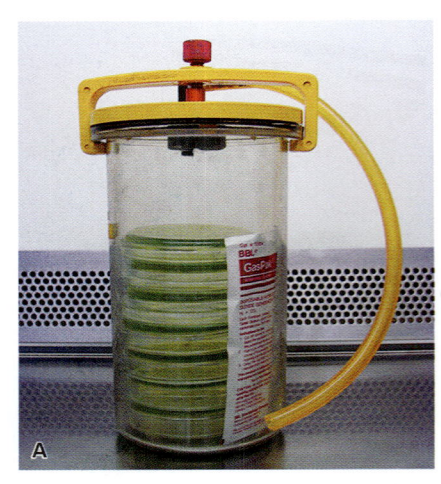
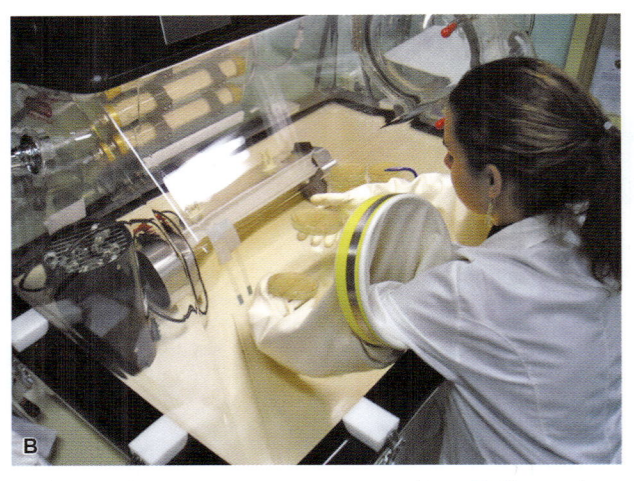

Figura 2.6 Equipamentos para microrganismos anaeróbios. **A.** Jarra de anaerobiose para o crescimento microbiano. **B.** Câmara de anaerobiose, onde toda a manipulação é realizada por meio de luvas fixadas no vidro da câmara. Existe ainda uma saída lateral (à direita), na forma de uma antecâmara, e o ambiente é preenchido por um gás inerte, sem a presença de oxigênio. (Fotos: Dr. Maurício Paiva.)

de microrganismos é a liofilização. Esta envolve o uso de um equipamento caro, o liofilizador (Figura 2.7), e consiste no congelamento prévio da suspensão microbiana e, por meio de vácuo, na posterior sublimação da água, ou seja, ela passa do estado sólido para o estado gasoso, na forma de vapor, que é eliminado. Ao final do procedimento, o material obtido se apresenta completamente isento de água. Quando se deseja reutilizar o microrganismo, basta hidratá-lo novamente, colocando-o em um meio de cultivo líquido adequado. Trata-se de um método excelente de preservação de microrganismos

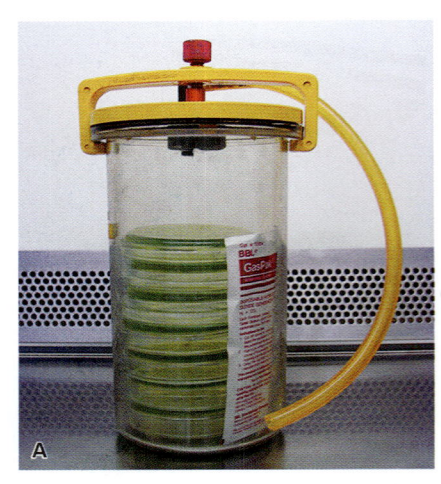

Figura 2.7 Liofilizador – aparelho utilizado para preservar microrganismos. A água presente no microrganismo congelado (mantido dentro das ampolas de vidro) passa ao estado gasoso sob alto vácuo, e nessas condições não há ruptura das estruturas celulares, que permanecem na forma de um pó seco.

por períodos longos, tanto que se tem notícia de células microbianas liofilizadas viáveis após períodos de até mais de 50 anos.

Lâminas e lamínulas para microscopia, balanças para pesagem, algodão, papel, pinças e espátulas, entre outros, também são comumente encontrados em um laboratório de microbiologia (Figura 2.8). O algodão utilizado para a confecção de tampas para tubos, Erlenmeyers e balões geralmente é do tipo cardado, um algodão cru, não purificado, de cor bege. Este é hidrofóbico, ao contrário do algodão purificado, hidrofílico. A hidrofobicidade desse algodão é essencial durante o processo de autoclavação, pois não irá absorver água, o que poderia levar a uma futura contaminação.

Manobras assépticas

As manobras assépticas são técnicas que impedem a entrada de microrganismos onde estes não são desejados, ou seja, garantem boa assepsia. Desse modo, essas manobras impossibilitam que os microrganismos presentes no ar, ou depositados sobre as várias superfícies junto com a poeira, contaminem materiais estéreis do laboratório, como meios de cultura, soluções e equipamentos ou, ainda, culturas puras de microrganismos. Ademais,

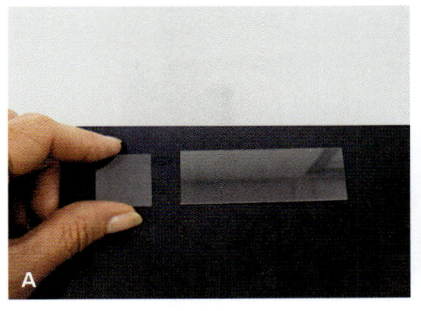 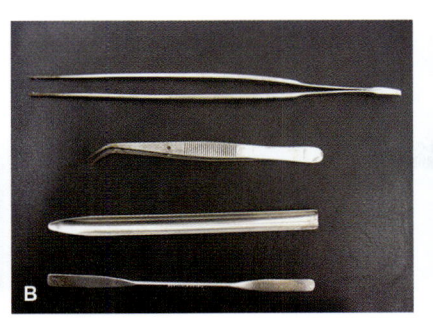 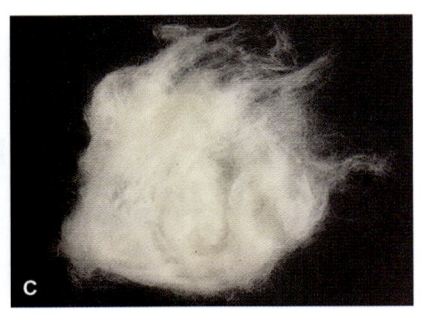

Figura 2.8 Outros materiais comuns em um laboratório de microbiologia. **A.** Lâminas e lamínulas para observações microscópicas. **B.** Pinças e espátulas. **C.** Algodão cardado.

impedem também que os microrganismos com os quais se trabalham contaminem as pessoas ou o ambiente.

As manobras assépticas referentes à manipulação de culturas (Quadro 2.2) envolvem basicamente o uso de um bico de Bunsen e a realização de toda a manipulação dentro da chamada "zona de segurança", que nada mais é que a região ao redor da chama, a mais próxima possível sem que haja perigo de superaquecimento ou queimaduras. Envolve também o uso de alças ou agulhas esterilizadas na chama do próprio bico (aquecimento ao rubro, ver Capítulo 3, *Métodos Físicos e Químicos de Controle do Crescimento Microbiano*), ou, se for o caso, o uso de pipetas estéreis que serão abertas apenas no momento do uso. Todos os recipientes estéreis, ao serem abertos, deverão ter suas bocas flambadas rapidamente, para garantir a manutenção da esterilidade. Essa flambagem consiste em passar a boca de tubos e frascos, ou mesmo a superfície das pipetas, rapidamente na chama do bico de Bunsen, o que, além de eliminar os microrganismos eventualmente presentes na superfície do material, cria, no caso dos tubos e frascos, uma corrente de ar do interior para o ambiente, dificultando a entrada de contaminantes do ar no recipiente. É importante ressaltar que a flambagem rápida, aqui referida, difere da flambagem ao rubro, utilizada na esterilização de alças e agulhas metálicas de inoculação, conforme será visto no Capítulo 3.

O sucesso na manutenção da pureza de microrganismos cultivados só ocorrerá se técnicas assépticas forem seguidas. Isso inclui o preparo de meio de cultura estéril, a esterilização de todo o material que entrará em contato com o meio de cultura e a manipulação de culturas utilizando-se as manobras assépticas. Na Figura 2.9 é possível observar uma sequência de manobras assépticas realizadas na transferência de uma cultura microbiana contida em tubo de ágar inclinado para outro tubo.

As manobras assépticas não se restringem ao trabalho microbiológico em laboratório. Elas têm um sentido muito mais amplo, sendo aplicadas também em hospitais. Neste caso, um exemplo típico se refere às manipulações realizadas não só no preparo como também na própria execução de uma cirurgia. Nesta, todos os instrumentos e materiais cirúrgicos utilizados são esterilizados, e o cirurgião, os médicos assistentes, os instrumentadores, os enfermeiros e o próprio paciente necessitam utilizar

Quadro 2.2 Algumas das principais técnicas de manobras assépticas.

- Trabalhar em áreas submetidas previamente a limpeza e desinfecção, para reduzir o número de potenciais microrganismos contaminantes.
- Trabalhar dentro da "zona de segurança" do bico de Bunsen, ou seja, os recipientes (tubos de ensaio, placas de Petri etc.) com meio de cultura devem ser abertos próximos à chama do bico.
- Flambar ao rubro alça ou agulha, antes e após cada inoculação.
- Deixar esfriar o instrumento antes de obter o inóculo, dentro da "zona de segurança", preferencialmente na parte interna do recipiente com meio de cultura.
- Flambar rapidamente a boca dos tubos contendo microrganismos ou meio estéril, imediatamente após abri-los ou antes de fechá-los. A tampa *nunca* deve ser colocada sobre a bancada, sendo retirada e mantida segura pelo dedo mínimo da mão durante a inoculação.
- Desembrulhar a pipeta estéril dentro da "zona de segurança", flambá-la rapidamente e mantê-la nessa zona durante o trabalho.

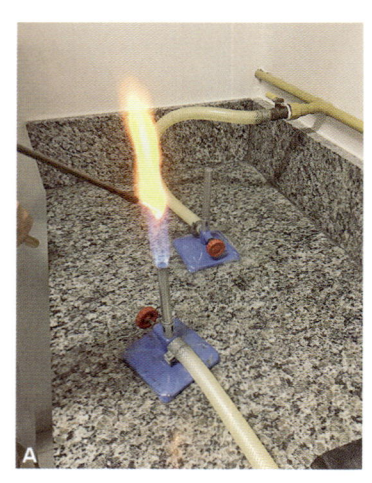
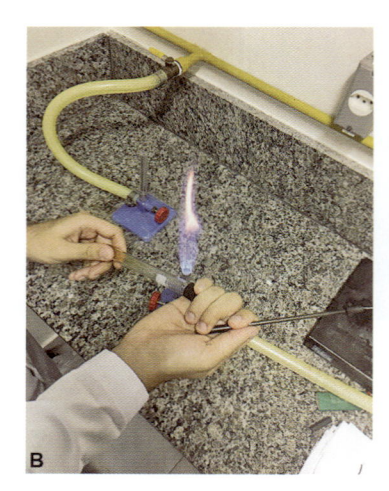
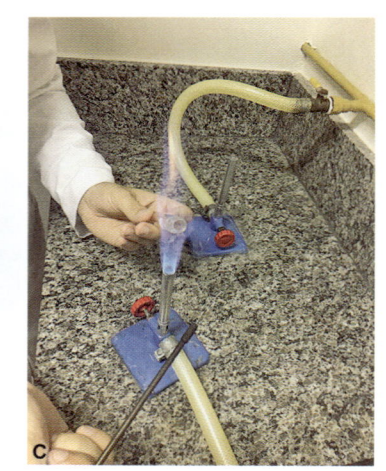

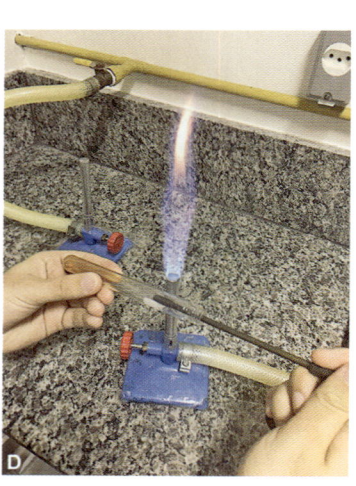
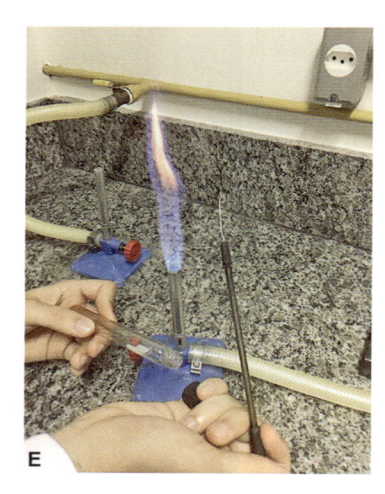

Figura 2.9 Manobras assépticas. **A.** Aqueça a alça ou agulha ao rubro e deixe-a esfriar dentro da "zona de segurança" do bico de Bunsen. **B.** Abra o tubo perto da chama. **C.** Flambe rapidamente a boca do tubo e o mantenha aberto dentro da "zona de segurança". **D.** Retire a amostra. **E.** Flambe novamente a boca do tubo e feche-o. Transfira um inóculo para um tubo estéril, cuja boca também foi flambada e mantida dentro da "zona de segurança". Aqueça a alça ou agulha novamente ao rubro, antes de recolocá-la na bancada.

indumentárias estéreis, além de toucas, sapatilhas e máscaras. Apesar de as equipes cirúrgicas terem as mãos protegidas com luvas, elas realizam previamente um criterioso processo de lavagem, escovação (degermação) e antissepsia da pele das mãos. A sala de cirurgia também deve passar por um processo de limpeza e desinfecção, bem como o próprio ambiente, que pode ser previamente submetido à esterilização sob a ação de lâmpada germicida ultravioleta. Por fim, a pele do paciente, correspondente à área do campo cirúrgico, deve ser cuidadosamente preparada e submetida à antissepsia, que, dependendo do grau de risco da cirurgia, pode ser complementada com o uso de modernos e inovadores campos plásticos adesivos, alguns deles impregnados com antissépticos (iodóforos) que recobrem a área da pele do paciente na qual será feita a incisão cirúrgica. Com isso, em cirurgias demoradas, as luvas dos cirurgiões, apesar da antissepsia

prévia, ficam protegidas de microrganismos que existam eventualmente na pele do paciente.

SEÇÃO 2 | PRÁTICA

Objetivos

- Identificar e manipular corretamente a vidraria principal e outros objetos de uso mais frequente em microbiologia
- Definir cultura pura, esterilização e assepsia
- Descrever as principais técnicas de manobras assépticas
- Desenvolver habilidade de manipular tubos com meios estéreis, bem como transferir microrganismos de meio sólido para outro meio sólido e também para meio líquido.

Material

- Tubos vazios esterilizados (16 × 150 mm)
- Tubos de caldo simples
- Pipetas esterilizadas (2 mℓ)
- Tubos de ágar simples inclinado
- Tubos de *Serratia marcescens* crescida em ágar simples inclinado
- Alças e agulhas de inoculação
- Algodão cardado
- Papel de embrulho
- Gaze
- Placas de Petri
- Pipetas Pasteur
- Lâminas e lamínulas
- Erlenmeyers, provetas, bécheres, pinças, *swabs* e outros materiais comuns de laboratório.

Procedimentos

▶ **1ª etapa.** Apresentar material de laboratório: mostrar a vidraria principal (pipetas, placas, tubos etc.) e outros objetos de frequente manipulação (alça e agulha de inoculação, bico de Bunsen etc.).

▶ **2ª etapa.** Treinar manobras assépticas:

1. Distribuir meio de caldo simples estéril, contido em um tubo, para outro tubo vazio e estéril, usando pipeta (2 mℓ). Repetir quando a técnica não se mostrar adequada. Incubar os tubos inoculados à temperatura ambiente, por, no mínimo, 48 horas.

2. Transferir uma porção de *Serratia marcescens* crescida em tubo de ágar inclinado, contendo meio de ágar simples, para outro meio idêntico, com auxílio de alça de inoculação.

3. Transferir uma porção de *Serratia marcescens* crescida em tubo de ágar inclinado para meio líquido de caldo simples.

4. Incubar os tubos dos itens 2 e 3 à temperatura ambiente, por, no mínimo, 48 horas.

Observação: algumas estirpes de *Serratia marcescens* produzem em suas células um pigmento vermelho-alaranjado apenas quando incubadas no escuro; outras produzem o mesmo pigmento sem essa exigência, bastando a incubação à temperatura ambiente. O pigmento vermelho-alaranjado facilita a visualização do crescimento bacteriano.

Interpretação dos resultados
Manobras assépticas

1. Leitura dos tubos de caldo simples, estéreis, submetidos à transferência em condições assépticas: a observação de turvação, formação de película ou depósito no meio de cultura indica a presença de crescimento bacteriano e, portanto, manobra asséptica inadequada.

2. Leitura dos tubos de ágar simples inclinados, inoculados com *Serratia marcescens*: a presença de crescimento vermelho-alaranjado indica *Serratia marcescens*; a presença de outro tipo de crescimento sem a referida cor indica contaminação e, portanto, manobra asséptica inadequada.

3. Leitura dos tubos de caldo simples inoculados com *Serratia marcescens*: a observação de turvação no meio de cultura indica crescimento da *Serratia marcescens*, mas não permite verificar se houve ou não contaminação.

Bibliografia

ATLAS, R. M. *Principles of Microbiology*. 2. ed. Dubuque, IA: WCB Publishers, 1997.

MADIGAN, M. T.; MARTINKO, K.; BENDER, K. S.; BUCKLEY, D. H.; STAHL, D. A. *Microbiologia de Brock*. 14. ed. Porto Alegre: Artmed, 2010.

TORTORA, G. J.; FUNKE, B. R.; CASE, C. L. *Microbiologia*. 10. ed. Porto Alegre: Artmed, 2012. Tradução de A. M. Silva *et al*. Revisão técnica de F. G. Fonseca.

VERMELHO, A. B.; BASTOS, M. C. F.; SÁ, M. H. B. *Bacteriologia geral*. 1. ed. Rio de Janeiro: Guanabara Koogan, 2008.

3 Métodos Físicos e Químicos de Controle do Crescimento Microbiano

Alane Beatriz Vermelho

SEÇÃO 1 | TEORIA

Introdução

Os microrganismos podem ter seu crescimento controlado por agentes químicos e físicos, os quais podem atuar eliminando-os totalmente ou impedindo seu crescimento, criando condições nas quais eles não podem se reproduzir. Uma grande variedade de métodos pode ser utilizada, por exemplo, calor e radiações ionizantes.

O controle do crescimento dos microrganismos é muito importante e necessário na medicina e em outras áreas das ciências da saúde, como odontologia, biologia, nutrição, farmácia e enfermagem, bem como na biotecnologia. Como exemplos da aplicação dos métodos de controle, temos a prevenção das infecções hospitalares por procedimentos e técnicas adequados, que vão desde o modo correto de lavar as mãos até os processos indicados, de acordo com normas do Ministério da Saúde, para limpar, esterilizar e/ou desinfetar artigos e equipamentos e superfícies hospitalares. O processamento correto garante o nível adequado de microrganismos, o que é imprescindível para a segurança nos atendimentos aos pacientes e da equipe.

No campo industrial, vários métodos de controle microbiológico podem ser aplicados, e este controle faz parte das etapas que garantem a qualidade dos produtos, os quais podem ser alimentos, medicamentos, cosméticos, água entre outros.

Em laboratórios de pesquisa e também de análises clínicas, tais métodos estão presentes no preparo de meios de cultura e esterilização de vidraria, como pipetas, placas de Petri, ponteiras e vários outros materiais. Ademais, noções básicas de limpeza, desinfecção e assepsia são importantes no preparo dos alimentos.

Deste modo, vemos a importância da correta aplicação dos métodos químicos e físicos de controle dos microrganismos em várias áreas. A escolha dos métodos depende dos objetivos, do tipo de material e do nível de controle desejado.

Neste capítulo veremos vários métodos de esterilização e desinfecção, com ênfase na área das ciências da saúde.

Conceitos importantes

Artigos hospitalares

São instrumentos, objetos de naturezas diversas, utensílios, comadres, acessórios de equipamentos, louça, talheres etc. Podem ser:

- Críticos: artigos destinados à penetração da pele, das mucosas e de tecidos, ou que são introduzidos diretamente na corrente sanguínea. Requerem esterilização
- Semicríticos: não penetram os tecidos. São artigos destinados ao contato com a pele não íntegra ou mucosas íntegras e requerem esterilização média ou alto nível de esterilização
- Não críticos: têm contato com a pele íntegra. Requerem apenas limpeza ou desinfecção de baixo-médio nível.

Superfícies hospitalares

O termo "superfície" se refere a mobiliário, pisos, paredes, portas, tetos, janelas, equipamentos e demais instalações hospitalares ou estabelecimentos da área da saúde.

Limpeza

A limpeza é importante no controle do crescimento dos microrganismos. A simples remoção mecânica da sujeira ou sujidade retira os compostos que poderiam ser usados como nutrientes pelos microrganismos, por exemplo, matéria orgânica (sangue, vômito, soro, detritos alimentícios etc.). A limpeza também remove pó, terra, matéria inorgânica (sais), além, evidentemente, de também remover microrganismos. A limpeza de artigos e superfícies pode ser feita pela fricção mecânica com água, sabão, esponja, pano ou escova. Podem também ser usadas máquinas de limpeza com jatos de água quente ou detergente ou ainda máquinas de ultrassom com detergentes/desincrustantes associados ou não a produtos enzimáticos auxiliares de limpeza, como peptidases e lipases (Figura 3.1). Após limpeza, deve-se realizar o enxágue com água potável e corrente. Os artigos podem ser secos com panos limpos, com secadora de ar quente, estufa ou ar comprimido medicinal. Dependendo do destino do artigo, ele será então guardado ou submetido a desinfecção ou esterilização.

Descontaminação

Limpeza realizada com agentes físicos ou químicos com objetivo de remover agentes contaminantes, por exemplo, fluidos e secreções corporais com agentes infecciosos. Pode ser feita também por fricção com esponja, pano ou escova

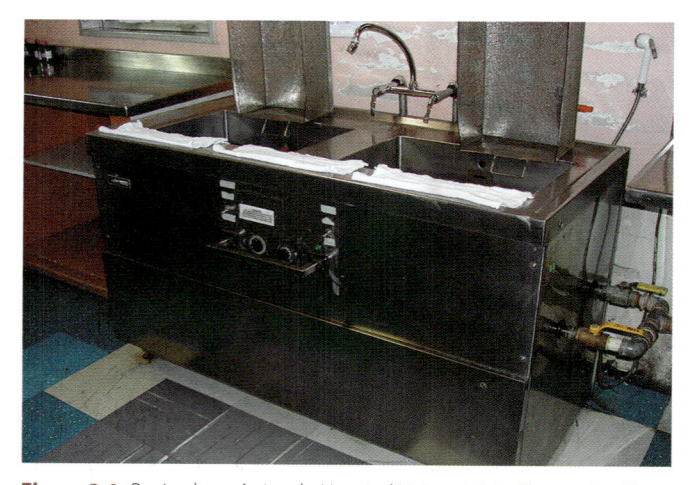

Figura 3.1 Bacia ultrassônica do Hospital Universitário Clementino Fraga Filho. Com vibração ultrassônica e água a 40°C, ela auxilia a limpeza de material cirúrgico, bandejas, caixas, pinças, material de cirurgias ortopédica e neurológica e materiais canulados com lume.

embebidos em produtos químicos. A imersão completa do artigo em desinfetante, acompanhada ou não de fricção com esponja e escova, pode ser usada. Outra técnica emprega pressão de jatos de água com temperatura entre 60 e 90°C durante 15 minutos (máquinas lavadoras sanitizadoras e similares). Após a descontaminação, os artigos devem ser secos, guardados ou processados por esterilização. A Figura 3.2 ilustra uma máquina de limpeza termodesinfetadora, e a Figura 3.3, uma pistola ou mangueira de ar comprimido que auxilia a secagem do material.

Sanitização

Processo realizado com agentes químicos que leva à diminuição da vida microbiana, principalmente microrganismos prejudicais à saúde. Segundo a apostila *Orientações para os consumidores de saneantes*, todos os produtos usados na limpeza e conservação de ambientes (casas, indústrias, escritórios, lojas, hospitais) são considerados saneantes, e incluem detergentes líquidos, detergentes em pó e sabões em pó, ceras para pisos e assoalhos,

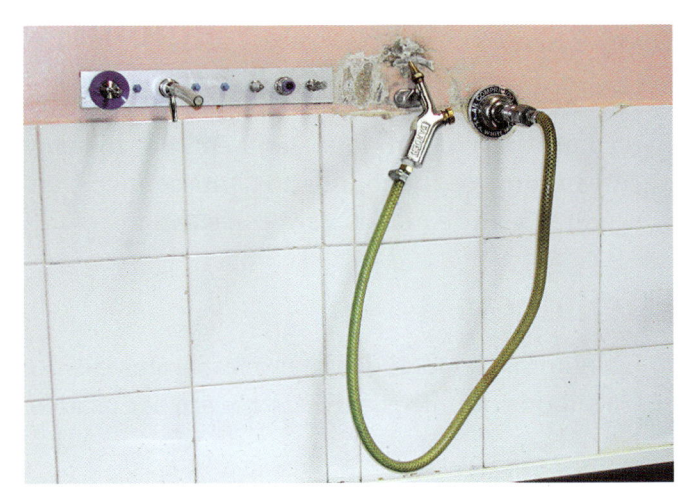

Figura 3.3 Pistola de ar comprimido do Hospital Universitário Clementino Fraga Filho para auxiliar a secagem de material.

água sanitária, inseticidas, repelentes de insetos, raticidas e desinfetantes. "Sanitização" também é um termo muitos usado para se referir à limpeza de utensílios alimentares e equipamentos de manipulação de alimentos até os níveis seguros de saúde pública.

Desinfecção

É a eliminação parcial (ou redução) do número de microrganismos (principalmente patogênicos) presentes em um material inanimado. A desinfecção é feita por agentes químicos – os desinfetantes. Pode também, como na descontaminação, ser realizada por método físico com água em ebulição e máquina automática de água quente (60 a 90°C). Existem basicamente três tipos:

- Desinfecção de baixo nível, em que os agentes químicos usados têm ação contra a maioria das bactérias, alguns vírus e fungos, mas não inativam microrganismos mais resistentes como as micobactérias e os endósporos bacterianos
- Desinfecção de nível intermediário, em que os agentes destroem a maioria das bactérias incluindo as micobactérias, mas não os endósporos
- Desinfecção de alto nível, em que os agentes são eficientes contra todos os microrganismos, exceto endósporos.

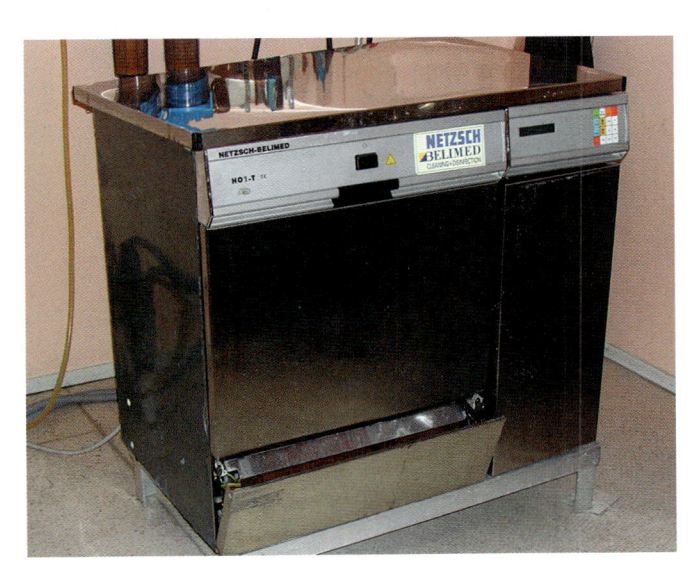

Figura 3.2 Máquina termodesinfetadora de água quente (70°C) do Hospital Universitário Clementino Fraga Filho, usada para materiais de assistência, ventiladores, traqueias, bolsas ventilatórias, máscaras ventilatórias e respiratórias, ambus (reanimadores manuais), conexões, conjunto para macronebulização e outros materiais. Essa máquina utiliza preparações industriais de detergentes enzimáticos com várias enzimas com atividade de lipase e peptidase.

Antissepsia

Assemelha-se à desinfecção, porém está relacionada a tecidos vivos. É feita, também, por meio de agentes químicos, denominados antissépticos, em concentrações adequadas para esses tecidos.

Esterilização

É a eliminação total dos microrganismos e esporos. Métodos químicos e físicos podem ser usados.

Saneante

É um termo mais amplo. De acordo com a Resolução da Diretoria Colegiada (RDC) nº 59 da Anvisa, de 17 de dezembro de 2010, produtos saneantes e afins, mencionados no art. 1º da Lei nº 6.360, de 23 de setembro de 1976, são substâncias ou preparações destinadas à aplicação em objetos, tecidos, superfícies inanimadas e ambientes, com finalidade de limpeza e afins, desinfecção, desinfestação, sanitização, desodorização e odorização, além de desinfecção de água para consumo humano, hortifrutícolas e piscinas.

Alvos celulares

Existem diferentes alvos nos quais os agentes químicos e físicos podem atuar impedindo o crescimento dos microrganismos ou eliminando-os totalmente.

Parede celular

A parede celular de bactérias é composta basicamente pelo biopolímero denominado peptideoglicano, que protege os procariotos da lise osmótica. Agentes antimicrobianos que têm como alvo essa estrutura levam à morte celular por lise osmótica.

Membrana citoplasmática

A membrana citoplasmática é alvo de muitos agentes antimicrobianos. Composta por lipídios e proteínas, uma de suas funções é o controle da passagem de nutrientes para a célula e a eliminação de substâncias tóxicas. Em bactérias gram-negativas existe uma membrana externa cobrindo a peptideoglicana, que, em adição aos lipídios e às proteínas, tem em sua face externa lipopolissacarídeos. Alguns agentes antimicrobianos podem danificar essa estrutura, o que acarreta perda da sua integridade, por exemplo, o amônio quaternário, levando ao extravasamento do meio intracelular.

Enzimas e proteínas

Enzimas e proteínas possuem importantes funções fisiológicas e estruturais nos microrganismos. Agentes que atuam nessas moléculas, tais como o calor e alguns agentes químicos, rompem as pontes de hidrogênio, dissulfeto ou covalentes, levando à desnaturação da proteína ou enzima com perda de suas funções celulares. Ocorre uma alteração do metabolismo celular e da síntese de proteínas.

DNA e RNA

Os ácidos nucleicos são a fonte da informação celular. Danos nessas moléculas decorrentes de agentes físicos, como calor, radiações ou agentes químicos, levam à morte celular por impedir a replicação celular e a síntese de proteínas e enzimas.

Métodos de controle do crescimento microbiano

O crescimento celular pode ser controlado por diferentes métodos. O Quadro 3.1 resume os principais métodos químicos e físicos usados para controle do crescimento dos microrganismos.

Existe uma variação muito grande em termos de sensibilidade entre os microrganismos e os endósporos de procariotos aos métodos físicos e químicos de controle descritos neste capítulo. A Figura 3.4 detalha, em ordem decrescente de resistência a esses agentes, os príons, os microrganismos e os endósporos. Os príons são uma proteína

Quadro 3.1 Métodos físicos e químicos de controle dos microrganismos.

Métodos físicos

- Temperatura
- Radiação
- Filtração
- Dessecação/desidratação
- Remoção de O$_2$
- Vibração ultrassônica

Métodos químicos

- Desinfetantes
- Antissépticos
- Preservativos usados em alimentos

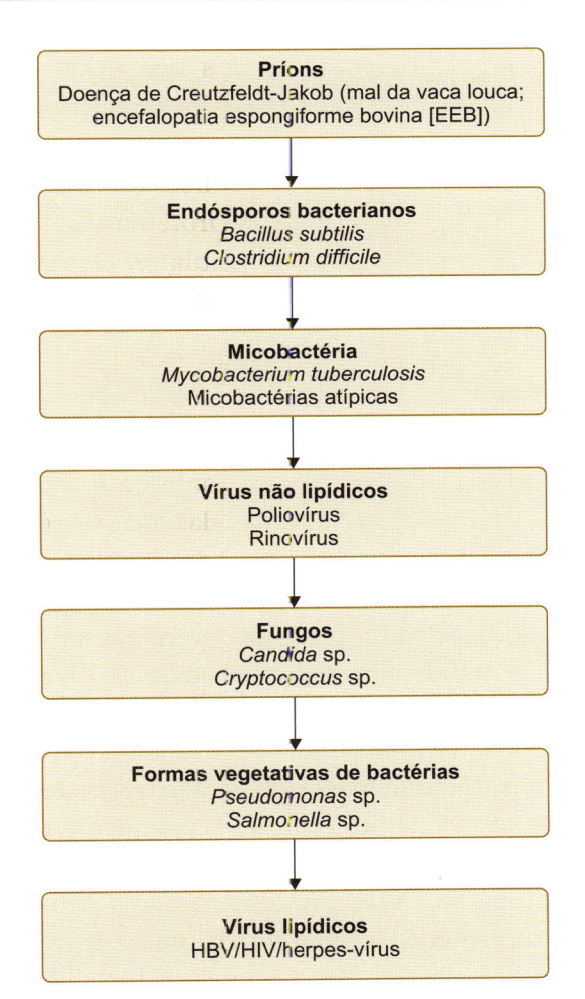

Figura 3.4 Crescimento dos microrganismos por ordem decrescente de resistência.

simples. Não são considerados seres vivos porque não têm genoma, mas são infecciosos e causadores de sérios distúrbios, por isso são alvos dos processos de desinfecção e esterilização. São resistentes a radiações ionizantes e ultravioleta que degradam os ácidos nucleicos, óxido de etileno, proteases e também procedimentos tradicionais de esterilização. Só podem ser inativados com solventes como benzeno, hipoclorito sódico (20°C, 1 hora) e hidróxido sódico 2 N.

Métodos físicos

Os métodos físicos são muito utilizados para promover a descontaminação, a desinfecção e a esterilização. Os métodos frequentemente empregados para atingir esses objetivos usam como princípio o calor, a radiação e a filtração.

O Quadro 3.2 enumera os principais deles e suas aplicações.

▶ Temperatura

▪ Calor úmido e seco

O calor é um dos mais importantes métodos usados para controle do crescimento e para eliminar os microrganismos. É o principal método de eleição por ser seguro, de baixo custo e não formar produtos tóxicos. Acima da temperatura ideal de crescimento, o calor vai promover a desnaturação de proteínas estruturais e enzimas, levando a perda da integridade celular e morte (Figura 3.5).

O calor seco elimina os microrganismos também por processo de oxidação. O calor úmido na forma de vapor tem maior poder de penetração e elimina as formas vegetativas dos procariotos, vírus e fungos e seus esporos. A morte pelo calor é uma função exponencial que ocorre à medida que a temperatura se eleva. O tempo de redução decimal (valor D) é o tempo de exposição necessário a uma determinada temperatura para reduzir a um décimo o número original de microrganismos viáveis (para matar 90% deles). Quanto maior a temperatura, menor será o valor D ($\uparrow$ temperatura – $\downarrow D$). Deste modo, são necessárias rápidas exposições a temperaturas altas para uma grande redução no número de microrganismos viáveis. A Figura 3.6 mostra o valor D para temperaturas diferentes em uma mesma população bacteriana.

Quadro 3.2 Métodos físicos de controle do crescimento.

Agente	Método	Mecanismo de ação	Uso
Calor	Autoclave	Desnaturação de proteínas	Vidrarias, meios de cultura, roupas de cama hospitalares, bandagens, curativos, artigos hospitalares termorresistentes
	Pasteurização	Desnaturação de proteínas	Alimentos: cerveja, leite, queijos etc.
	Estufa	Desnaturação de proteínas e oxidação	Instrumentos metálicos, pós, óleos e vidrarias
	Flambagem	Desnaturação de proteínas e oxidação	Esterilização de alças e agulhas microbiológicas
	Apertização	Desnaturação de proteínas	Alimentos
Baixas temperaturas	Refrigeração	Diminuição do metabolismo, taxa de crescimento e atividade enzimática	Preservação de alimentos
	Congelamento	Diminuição do metabolismo, taxa de crescimento e atividade enzimática, formação de cristais	Preservação de alimentos
Radiação	Ultravioleta	Formação de dímeros de timina no DNA	Controle microbiológico em superfícies, fluxos laminares
	Ionizante	Formação de radicais livres que danificam moléculas e ácidos nucleicos	Esterilização de plásticos, produtos farmacêuticos e preservação de alimentos
Filtração	Filtros para ar HEPA	Retenção de partículas maiores que 0,3 mm	Controle microbiológico em fluxos laminares, salas de cirurgia e enfermarias especiais.
	Filtros para líquidos	Retenção de partículas maiores que 0,25 mm (procariotos)	Esterilização de meios de cultura e outras substâncias termolábeis
Dessecação/ desidratação	Defumação	Remoção da água por calor	Conservação de carnes
	Liofilização	Remoção da água por congelamento rápido, com nitrogênio líquido, a vácuo. Água congelada passa por sublimação	Preservação de culturas e alimentos
Vibração ultrassônica	Limpador ultrassônico	Elimina os microrganismos através de vibrações sonoras de alta potência	Limpeza de equipamentos, aparelhos odontológicos, tratamento de esgoto
Remoção de oxigênio	Empacotamento a vácuo	Remoção do oxigênio. Usado na indústria de alimentos para leite em pó, café e enlatados. Elimina microrganismos aeróbios	Preservação de alimentos

HEPA: *high-efficiency particulate arrestance* (filtro de ar com alta eficiência na separação de partículas).

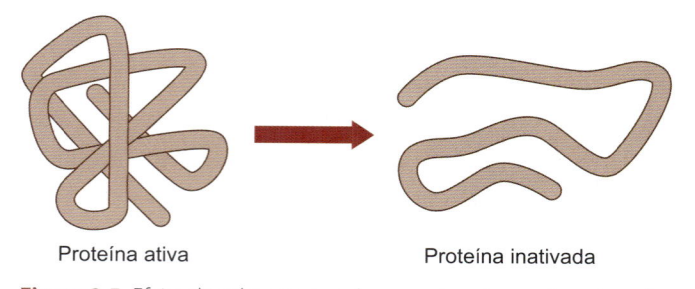

Proteína ativa   Proteína inativada

Figura 3.5 Efeito do calor nas proteínas, mostrando sua desnaturação.

Todos os microrganismos são sensíveis ao calor; entretanto, os endósporos bacterianos, em razão de características peculiares na sua estrutura, são mais resistentes. São estruturas bastante desidratadas, com 10 a 30% de água no protoplasma, em contraste com as células vegetativas que possuem 70%. Essa desidratação ocorre durante o processo de esporulação. Esse baixo teor de água reduz a quantidade de água associada a proteínas do *core*, estabilizando-as e evitando a desnaturação térmica. Os endósporos bacterianos acumulam minerais como Ca^{2+}, Mg^{2+}, Mn^{2+}, os quais estão localizados no *core*. Esta mineralização está associada ao baixo teor de água. Outros fatores de proteção são as pequenas proteínas ácidas solúveis (PPAS), um grupo de proteínas que se liga ao DNA, protegendo-o, e a síntese de ácido dipicolínico, o qual forma uma estrutura semelhante a um gel. Em suma, os principais alvos do calor úmido identificados são as PPAS, a mineralização e a desidratação. Por outro lado, o calor seco atua mais no DNA causando perdas de bases como ocorre na depurinização e nas mutações. O papel do ácido dipicolínico é menos definido, mas mutações nos genes que codificam esse composto aumentam o conteúdo de água do endósporo e, em consequência, diminuem sua resistência ao calor.

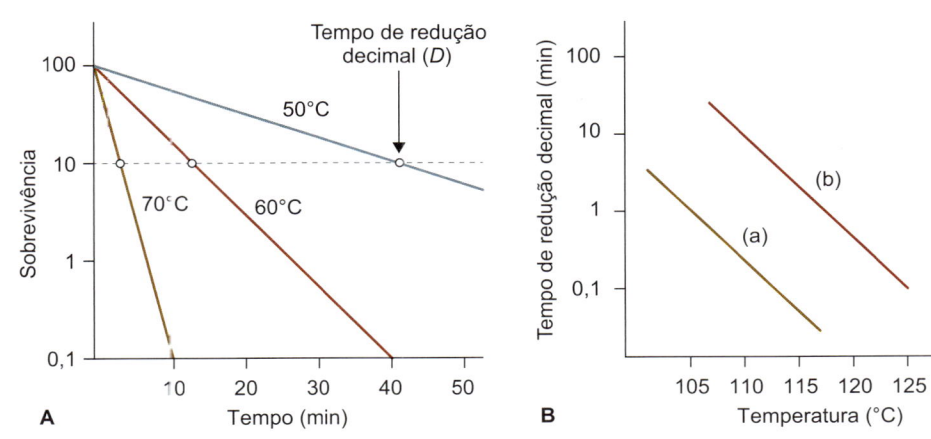

Figura 3.6 A. Efeito da temperatura em uma população de bactérias. O tempo de redução decimal (*D*) foi obtido em três temperaturas diferentes. Na temperatura de 70°C, o valor de *D* é de 3 minutos; a 60°C, de 12 minutos; e a 50°C, de 42 minutos. **B.** Tempo de redução decimal para um procarioto mesófilo e outro termófilo. Um mesófilo exposto a 110°C por menos de 20 segundos resultou na redução decimal (*a*), enquanto para o termófilo a mesma temperatura levou 10 minutos para atingir a redução decimal (*b*).

Por causa dessas características, para os endósporos serem destruídos, são necessárias temperaturas acima de 100°C, com tempos variáveis que dependem da espécie de procarioto. As formas vegetativas das bactérias são mais facilmente eliminadas (60 a 70°C). Os esporos de fungos são forma de reprodução e de dispersão das espécies. Podem ser eliminados em temperaturas que variam de 60 a 70°C. As formas vegetativas dos fungos são destruídas na faixa de 50 a 60°C.

Na temperatura de 100°C, por exemplo, os endósporos do *Clostridium botulinum* levam 5,5 horas para serem eliminados, ao passo que na temperatura de 121°C bastam 4 a 5 minutos.

Métodos que empregam o calor úmido

▶ **Autoclave.** Equipamento que emprega o vapor d'água sob pressão que produz a temperatura mínima de 121°C. Quanto maior a pressão da autoclave, maior a temperatura. Quando o vapor em fluxo livre, a 100°C, é colocado sob uma pressão de 1 atmosfera acima da pressão do nível do mar, isto é, cerca de 15 libras de pressão por polegada quadrada (psi), a temperatura sobe para 121°C. Aumentando a pressão para 20 psi, a temperatura sobe para 126°C. Existem diferentes tipos de autoclaves, as quais podem ser horizontais, verticais, elétricas ou a gás. Uma grande variedade de modelos e tamanhos de autoclave existem no mercado, de acordo com os objetivos. O equipamento é constituído por um recipiente metálico com tampa hermeticamente fechada e válvulas de segurança e ajuste de pressão e um manômetro para controle da temperatura.

Esse método destrói as formas vegetativas e esporuladas de procariotos e fungos, promovendo a esterilização. Já os príons, por serem agentes extremamente resistentes aos métodos de desinfecção e esterilização utilizados habitualmente, são uma exceção. Na autoclave, o mínimo recomendado para os príons é 134°C por 1 hora para eliminar a maioria dos príons. O príon 362 K do *scrapie* pode ser eliminado por autoclavação por 15 minutos/130°C. A utilização de formaldeído em concentração de 10 minutos reduz o título de príons em 30 vezes, sendo um adjuvante interessante no tratamento térmico. Entretanto, a legislação brasileira proíbe o uso de formaldeído e de paraformaldeído para desinfecção e esterilização (Resolução nº 91, de 28 de novembro de 2008, da Anvisa).

Segundo recomendações da Organização Mundial da Saúde (OMS) e da União Europeia (UE), os tratamentos que asseguram completam inativação dos príons, rotineiramente usados desde 1995 no centro de esterilização de materiais em hospitais, incluem:

- Tratamento físico: calor úmido no tempo de 20 minutos de exposição à temperatura de 133°C, à pressão de 3 bars (1 bar = 14 psi)

- Tratamento químico: 1 hora na presença de uma solução concentrada de hidróxido de sódio
- Tratamento químico: 1 hora na presença de uma solução concentrada de hipoclorito de sódio a 50%.

A autoclavação é um método muito usado em laboratórios, hospitais, clínicas odontológicas (Figura 3.7A e B) e de estética, entre outras similares. O ar normalmente dificulta uma esterilização eficaz, impedindo o contato direto do agente esterilizante (vapor) com o material, o que torna menos eficiente sua penetração. Por esse motivo as autoclaves possuem mecanismos para remover o ar, o que pode ser obtido por gravidade ou por vácuo. Entretanto, autoclaves sem sistemas de remoção do vapor também são muito usadas, por exemplo em laboratórios de pesquisa. Neste caso, o material pode ser seco posteriormente em outro tipo de equipamento, como, por exemplo, estufas.

Os tipos de autoclaves são:

- Autoclave gravitacional. O ar é removido por gravidade e sai por uma válvula na parte inferior da câmara à medida que o vapor é injetado. O aquecimento é feito de fora para dentro. É um processo lento e que permite a permanência de ar residual. Após a autoclavação, o material é seco na própria autoclave (Figura 3.8)
- Autoclave com sistema de vácuo. O ar é previamente removido por vácuo. Quando o vapor entra, penetra instantaneamente os artigos na ausência de ar residual. O vácuo pode ser feito através de uma bomba de sucção em um único pulso (alto vácuo) ou por meio de injeções e retiradas rápidas do vapor (alto vácuo com ciclo pulsátil). Este último sistema é o mais eficaz porque é difícil obter níveis adequados de vácuo em um único pulso.

Artigos, líquidos, meios de cultura, vidrarias, curativos e outros materiais termorresistentes devem ser esterilizados por esse método, que é o mais eficaz. Em hospitais, os artigos são colocados em invólucros especiais para esterilização, como papel grau cirúrgico, papel *kraft* com pH 5 a 8, filme de poliamida entre 50 e 100 micra de espessura. O tempo de esterilização depende do tipo e da quantidade do material. Por exemplo, para grandes pacotes de roupa, o tempo de processamento é de 60 minutos. Não deve ser usado papel-alumínio, por

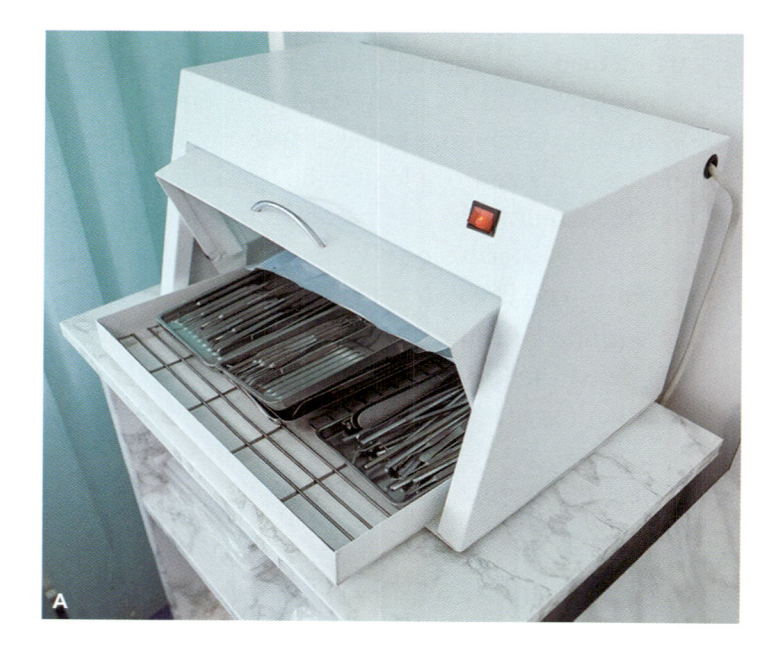
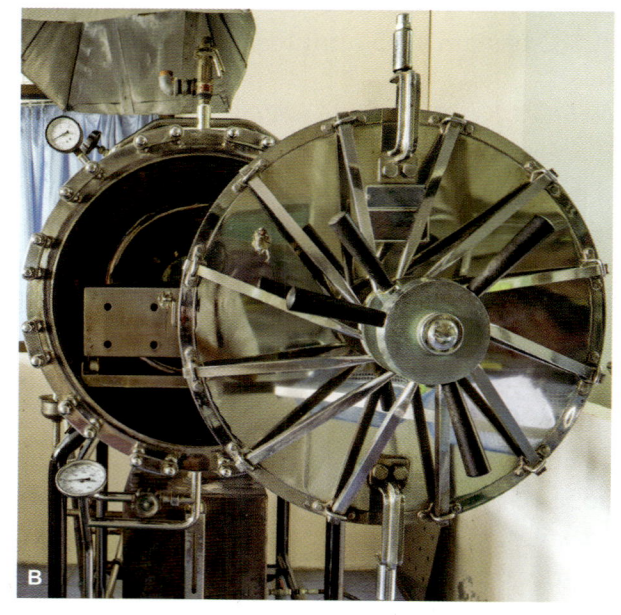

Figura 3.7 A. Autoclave usada em clínica odontológica. **B.** Autoclave hospitalar. O material é seco posteriormente.

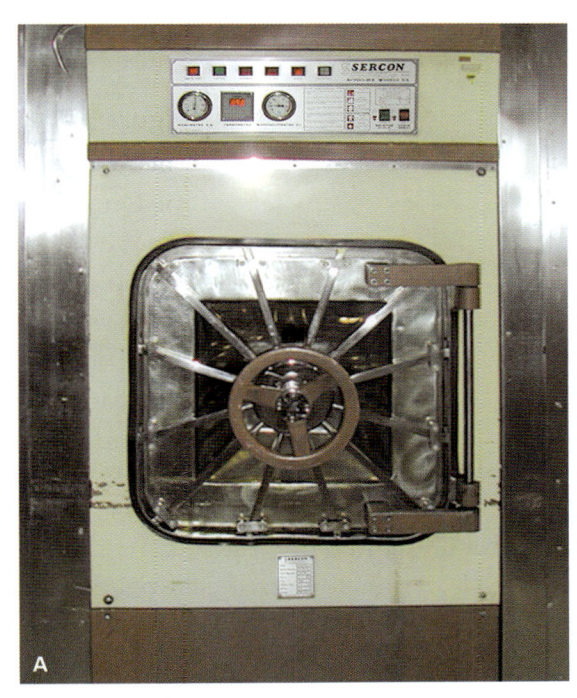
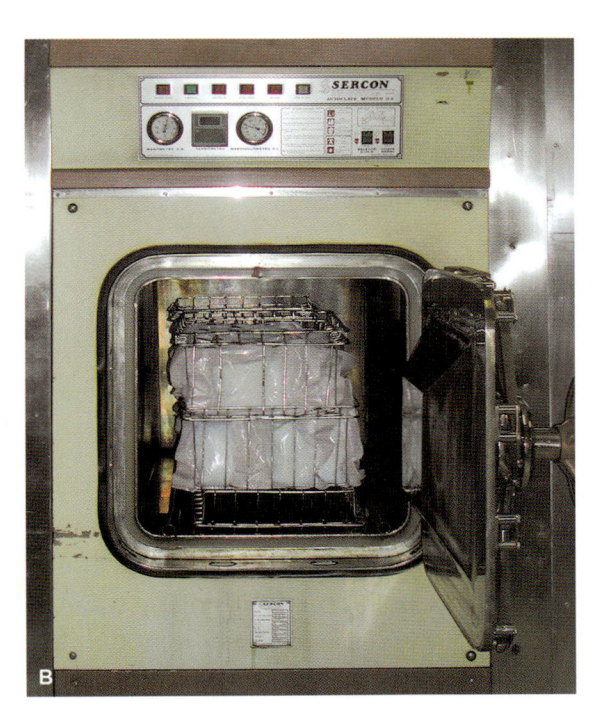

Figura 3.8 Autoclave hospitalar gravitacional com a porta fechada (**A**) e com a porta aberta (**B**), do Hospital Universitário Clementino Fraga Filho.

ser resistente ao calor. A Figura 3.9 ilustra a central de material esterilizado do Hospital Universitário Clementino Fraga Filho.

O monitoramento da eficiência da autoclavação pode ser realizado por testes semanais com o uso de um indicador biológico (*Bacillus stearothermophilus*) em fitas termossensíveis ou em culturas

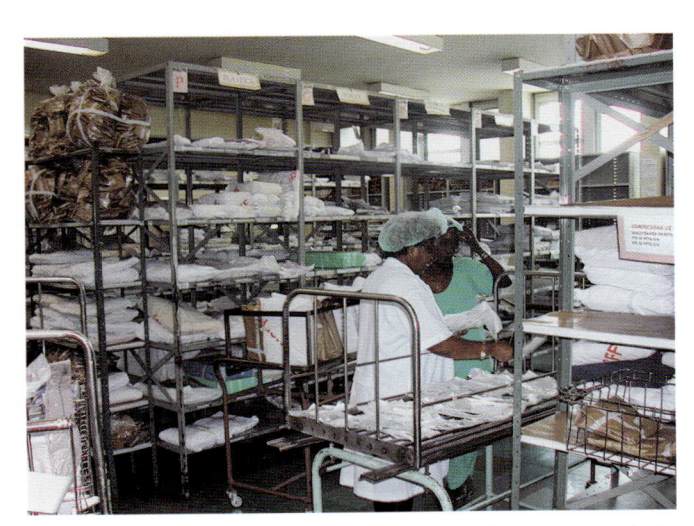

Figura 3.9 Armazenamento de material esterilizado na autoclave (calor úmido) ou óxido de etileno de centro cirúrgico do Hospital Universitário Clementino Fraga Filho.

(ver adiante tópico Testes de validação, indicadores químicos e indicadores biológicos). Podem também ser usadas fitas de papel crepe como indicador da eficácia da esterilização para monitorar a temperatura da autoclave ou fitas de papel de filtro 3M (Figura 3.10). Devem-se registrar controles da pressão interna e externa das câmeras, da pressão negativa e temperatura a cada ciclo de esterilização, da temperatura interna e os defeitos a cada esterilização.

▶ **Apertização.** Trata-se de um método muito utilizado na indústria para preservar alimentos da contaminação microbiana em embalagens de lata, vidro e até embalagens flexíveis. Os alimentos apertizados mais comuns são as conservas vegetais (ervilha, milho, tomate, feijão, cogumelo, palmito, cenoura, aspargo, alcachofra), frutas enlatadas ou compotas (abacaxi, pêssego, figo, pera), pescado (sardinha, atum, marisco), carnes (bovina, fiambrado, frango), sopas e derivados de frutas (geleias e doces em massa). O processamento ocorre em temperaturas de 115 a 125°C, sob pressão de vapor, em autoclave, de modo que os alimentos não percam sua qualidade.

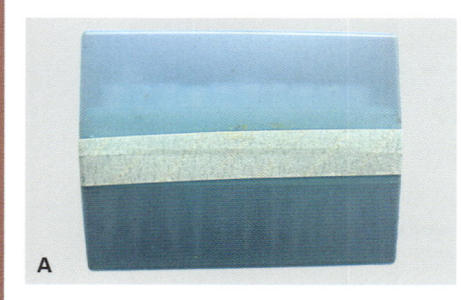 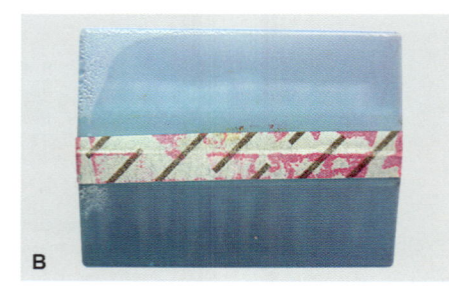 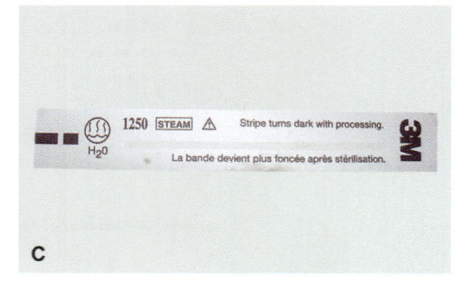

Figura 3.10 Caixa de ponteiras para micropipetas vedada com fita termossensível, antes da autoclavação (**A**) e depois da autoclavação (**B**), indicando que houve esterilização pelo aparecimento das marcas negras na fita termossensível 3M comercial (**C**). Após autoclavação, se o aparelho estiver com a temperatura adequada, a faixa amarelo-clara central fica com marcas pretas.

▶ **Pasteurização.** Método muito usado na indústria de alimentos que só podem ser submetidos ao calor em condições controladas para não desnaturar os nutrientes. O nome é uma homenagem a Louis Pasteur, por ter desenvolvido um método que empregava aquecimento leve prevenindo a deterioração da cerveja e do vinho sem alterar o sabor dos produtos. Na pasteurização ocorre redução no número dos microrganismos pela exposição breve a uma temperatura relativamente alta. Não esteriliza. Existem basicamente três tipos:

- Ultra-alta temperatura (UHT, *ultra-high temperature*) → (141°C/2 segundos)
- Alta temperatura (HTST, *high temperature, short time*) → (72°C/15 segundos)
- Baixa temperatura (LTH, *low temperature heating*) → (63°C/30 minutos).

Como exemplos de alimentos pasteurizados podemos citar o leite e a cerveja. No leite podem aparecer bactérias patogênicas como a *Brucella*, agente etiológico da brucelose; a *Coxiella burnetii*, que causa uma pneumonia atípica; a *Mycobacterium bovis*, agente da tuberculose em bovinos; e a *Salmonella*. A indústria de laticínios emprega rotineiramente um teste para determinar se o produto foi pasteurizado, que é o teste da fosfatase alcalina, uma enzima presente no leite que é inativada após a pasteurização. Para o leite, é muito empregado o método de pasteurização UHT (leite longa vida), que lhe permite ser armazenado sem refrigeração. O método HTST mata os patógenos e diminui as contagens de microrganismos do leite, mas este deve ser conservado sob refrigeração. A pasteurização, portanto, aumenta o tempo para consumo do produto (tempo de prateleira) e torna-o seguro. A Figura 3.11 mostra um pasteurizador de uma indústria de laticínios.

▶ **Água em ebulição.** É o vapor d'água livre (100°C/ 20 minutos), que destrói as formas vegetativas e alguns endósporos (dependendo do tempo usado e da espécie de bactéria). A maioria dos endósporos e alguns vírus, como o da hepatite, podem

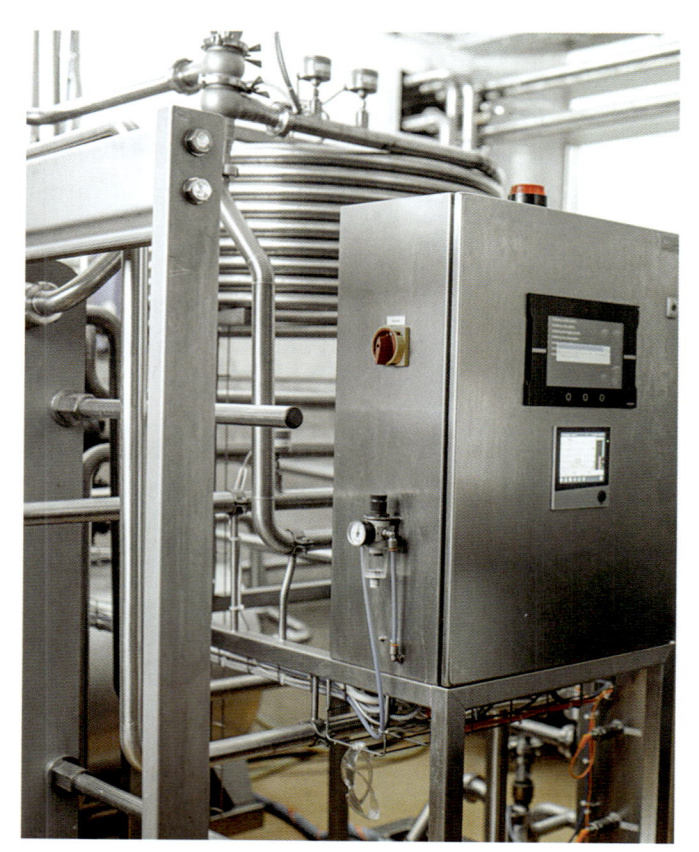

Figura 3.11 Pasteurizador para alimentos.

sobreviver 30 minutos na fervura. Não é um método de esterilização, apenas permite o controle do crescimento microbiano.

Métodos que empregam o calor seco

▶ **Estufa e fornos.** Têm menor poder de penetração que o calor úmido e usam temperaturas e tempos maiores. A característica comum entre os métodos é a ausência de umidade, o que torna o processo menos eficiente e demorado.

Na literatura são citados diferentes tempos e temperaturas necessários para esterilização. Alguns autores recomendam 2 horas a 170°C para inativação do vírus da hepatite C em artigos contaminados com esse microrganismo. Outros recomendam três tempos-temperaturas gerais: 180°C/30 minutos, 170°C/60 minutos ou 160°C/2 horas. Neste capítulo vamos empregar as indicações de uso do Ministério da Saúde, que recomenda o uso de estufas e fornos para artigos e materiais que não podem ser autoclavados, como óleos, pós, caixas de instrumentos cirúrgicos e metais. O Quadro 3.3 resume estas indicações de uso contidas no manual *Processamento de artigos e superfícies em estabelecimentos de saúde*, do Ministério da Saúde (1994).

Na estufa, o material é aquecido por condução e por convecção. O calor seco não é corrosivo para objetos metálicos e afiados e não desgasta a superfície dos vidros (Figura 3.12).

Os materiais e artigos a serem esterilizados por esse método podem ser enrolados em material adequado ao uso em autoclaves, como papel grau cirúrgico, papel crepado e poliamina, entre outros, ou colocados diretamente em caixa de metal para instrumental ou outro material compatível com a autoclave.

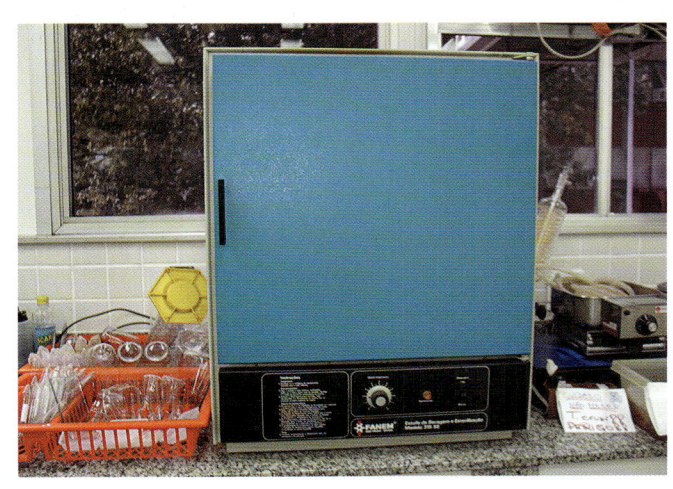

Figura 3.12 Estufa de secagem de material e esterilização. (Foto: Instituto de Microbiologia Paulo de Góes.)

Para monitorar, devem ser realizados testes semanais usando o *Bacillus subtilis* (ver adiante Quadro 3.6) e usadas fitas termossensíveis apropriadas para o calor seco.

▶ **Flambagem.** Ocorre combustão completa dos microrganismos em alças e agulhas microbiológicas, as quais são aquecidas diretamente na chama do bico de Bunsen até ficarem rubras (Figura 3.13).

▶ **Incineração.** É a combustão completa para descontaminação de material hospitalar de uso descartável (luvas, material plástico) e lixo contaminado em geral, tanto hospitalar como de laboratórios. Animais de experimentação, quando do descarte, também devem ser incinerados.

▪ Baixas temperaturas

A baixa temperatura é um método de controle dos microrganismos porque causa diminuição na taxa de crescimento e na atividade enzimática. Entretanto, pode não causar a morte celular. Os microrganismos patogênicos são geralmente mesófilos (não crescem a 5°C), embora existam exceções como certas amostras de *Clostridium botulinum*, que crescem a 5°C.

Métodos que empregam baixa temperatura

O efeito das baixas temperaturas sobre os microrganismos depende do microrganismo e da intensidade da aplicação.

Quadro 3.3 Tempo e temperatura para esterilização de artigos e substâncias segundo recomendações do Ministério da Saúde.

Materiais	Temperatura (°C)	Tempo (minutos)
Aço inoxidável e outros metais*	160	120
	170	60
Vaselina líquida e outros óleos (altura de 0,5 cm)	160	120
Pós (100 g)	160	120

*Para metais, é necessário validar o processo.

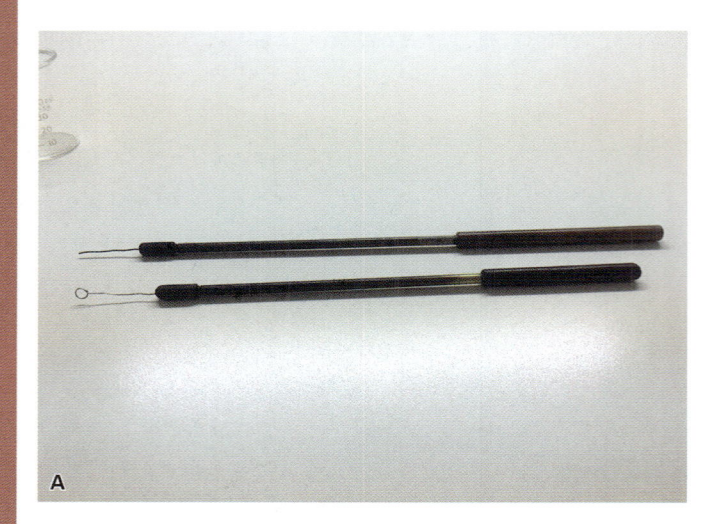

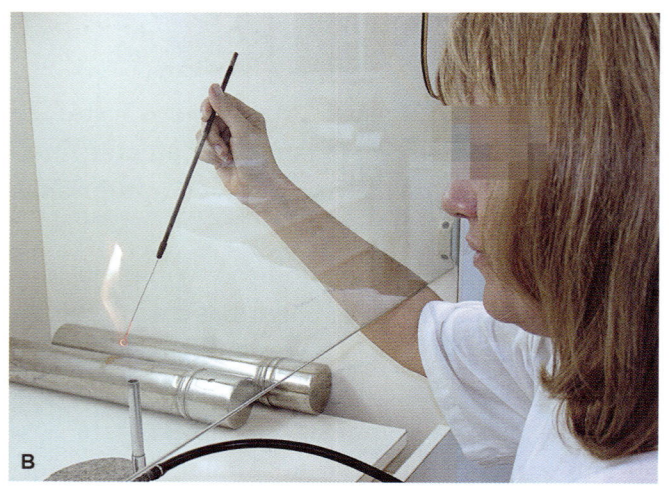

Figura 3.13 A. Alça e agulha de inoculação microbiológica. **B.** Alça sendo flambada até ficar rubra na chama do bico de Bunsen. (Foto: Instituto de Microbiologia Paulo de Góes.)

▶ **Refrigeração.** Nos refrigeradores comuns (2 a 7°C) a taxa metabólica da maioria dos microrganismos é tão reduzida que eles não podem se reproduzir. A refrigeração comum tem mais efeito bacteriostático; entretanto, microrganismos psicrófilos, como as pseudômonas, crescem lentamente em baixas temperaturas, alterando o sabor dos alimentos após algum tempo. O método é usado para a preservação de alimentos durante período limitado de tempo.

▶ **Congelamento.** Usado para preservar alimentos nas residências e na indústria alimentícia. O congelamento rápido tende a tornar os micróbios dormentes, mas não necessariamente os mata. O congelamento lento faz com que cristais de gelo se formem e cresçam, rompendo as estruturas celular e molecular das bactérias. Em alimentos há a possibilidade de sobrevivência de microrganismos. O congelamento de alimentos é feito em torno de 17 a 18°C abaixo de zero, o que retarda o crescimento das bactérias, impedindo a deterioração dos alimentos. Os *freezers* domésticos, com temperatura entre −14 e −17°C, possibilitam o emprego desse método. Já no setor industrial, o congelamento pode ser feito muito rapidamente, porque é possível obter temperaturas bem mais baixas (−45°C, −80°C, −195°C).

Quanto mais rápido for o congelamento, melhor, pois assim se formam menos cristais. Estes causam uma ruptura celular que gera forte exsudação, havendo grande perda de nutrientes e peso.

▶ Radiação

As radiações constituem um método eficaz para reduzir ou eliminar os microrganismos. Existem vários tipos de radiações eletromagnéticas, como os raios X e outras radiações ionizantes, ultravioleta, feixes de elétrons e micro-ondas.

• Radiação ionizante

Raios X com comprimento de onda de 0,1 a 40 nm e radiação gama (γ) com comprimentos ainda menores são radiações ionizantes porque possuem energia para retirada dos elétrons das moléculas, ionizando-as (formando íons). Um "rad" (*radiation absorbed dose*) é uma unidade antiga de energia de radiação absorvida por grama de tecido (100 erg/g). A unidade SI (Sistema Internacional de Unidades) é o "gray" (1 Gy = 100 rad), um milirrad é um milésimo do rad. Muitos procariotos são mortos pela absorção de 0,3 a 0,4 milirrad de radiação, e os poliovírus são inativados por 3,8 milirrads. Os seres humanos não podem receber mais do que 50 rads.

A principal molécula ionizada é a água, com a formação de radicais tóxicos que levam a perda de elétrons por várias moléculas e formação de radicais livres. A ação mais prejudicial é no DNA, mas atinge outras moléculas como proteínas, levando à morte celular:

$$H_2O \rightarrow H_2O^+ + e^-$$

$$H_2O^+ + H_2O \rightarrow H_3O^+ + OH\bullet \text{ (radical hidroxila)}$$

$$e^- + H_2O \rightarrow OH^- + H\bullet \text{ (radical hidrido)}$$

Existem várias fontes de radiação, incluindo aparelhos de raios X, tubos de raios catódicos e nuclídeos radioativos. Essas fontes produzem raios X ou raios γ. As principais fontes de radiação gamaionizante comercial são o cobalto 60 e o césio 137.

A radiação é rotineiramente usada para processos de esterilização e descontaminação de suprimentos médicos e de produtos alimentícios. Nos EUA, a Food and Drug Administration aprovou o uso de radiação para suprimentos médicos, materiais descartáveis de laboratório e em tecidos para enxertos. A radiação gama é mais usada para a esterilização de materiais plásticos, suprimentos médicos, materiais descartáveis e alimentos termolábeis (em que não permanecem resíduos de radiação), como hambúrgueres e frango. A radiação ionizante é extremamente perigosa, com alto poder de penetração, por isso exige normas técnicas que regulamentem seu uso, o qual requer supervisão da Comissão Nacional de Energia Nuclear (CNEN).

Por ser um método de alto custo, no Brasil prevalece nos hospitais a esterilização por óxido de etileno (ver adiante tópico Métodos químicos).

▪ Radiação ultravioleta

Essa radiação não ionizante tem sua atividade microbicida na faixa de comprimento de onda 240 a 280 nm, sendo 260 nm o comprimento mais efetivo para eliminar microrganismos.

É um tipo de radiação mutagênica, que leva à formação de dímeros de timina, os quais impedem a ação da DNA polimerase. Tem ação microbicida mas baixo poder de penetração, por isso seu uso é recomendado apenas em superfícies (não atravessa sólidos, muito pouco em líquidos). É muito eficaz na inativação dos vírus e perde sua eficiência na presença de matéria orgânica. Em hospitais, sua ação é limitada à destruição dos microrganismos no ar e em superfícies. Estudos realizados nos EUA demonstraram que a luz UV nas salas cirúrgicas diminuiu as taxas de infecção de 3,8 para 2,9% nas infecções pós-operatórias. Entretanto, seu uso em outros locais, como quartos de isolamento, não é recomendado, por provocar eritemas e ceratoconjuntivite em pacientes. É muito usado em laboratórios de pesquisa e clínicos e em salas de cirurgia, nos fluxos laminares ou superfícies em geral (Figura 3.14). A luz UV é usada para desinfetar vacinas e outros produtos médicos. A luz solar possui radiação ultravioleta, mas em comprimentos de onda mais curtos; ademais, a radiação mais efetiva para eliminar os procariotos é filtrada pela camada de ozônio.

▪ Micro-ondas

É a radiação com os maiores comprimentos de onda do espectro eletromagnético (1 nm a 1 m). As frequências dos fornos de micro-ondas são sincronizadas para combinar níveis de energia em moléculas de água. No estado líquido, as moléculas de água absorvem rapidamente a energia do micro-ondas, liberando-a para o alimento na forma de

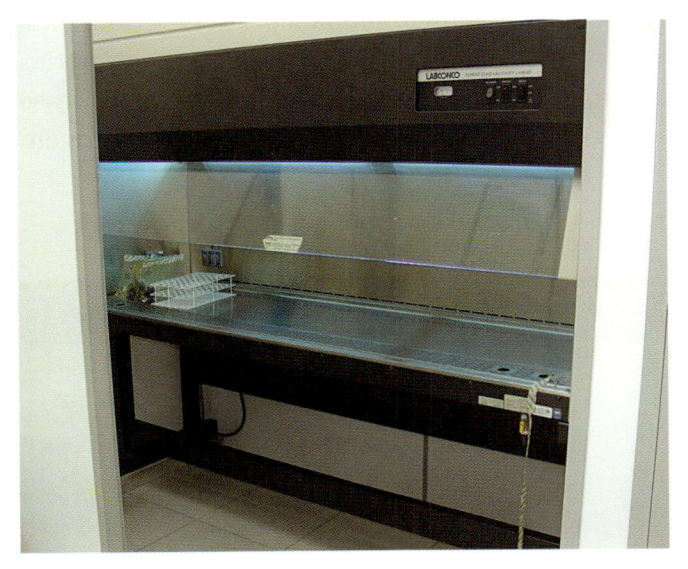

Figura 3.14 Câmera de fluxo laminar com luz ultravioleta para desinfecção de superfície, muito usada em microbiologia. (Foto: Instituto de Microbiologia Paulo de Góes.)

calor. Materiais que não contêm água permanecem frios (papel, porcelana, plástico), enquanto os que a contêm ficam quentes. A condução de energia em metais produz descargas e faíscas, o que impede seu uso em micro-ondas. Os micro-ondas caseiros não podem ser usados para esterilizar. Para tanto, existem fornos capazes de esterilizar meios de culturas, como o sistema MicroClave®, que permite a esterilização rápida de meio e soluções microbiológicas (pode esterilizar 1,2 ℓ de meio em 6,5 minutos).

▶ Filtração

A filtração pode ser usada para esterilizar gases e líquidos sensíveis ao calor. Os filtros são compostos por grande variedade de materiais sintéticos, como celulose, acetato, amianto, policarbonato, Teflon® ou outro material sintético com poros de 0,2 a 0,25 μm, que impedem a passagem de bactérias, menos *Mycoplasma* sp. Entretanto, existem diferentes tamanhos de poros de acordo com o tipo de filtragem que se deseja (Quadro 3.4). A Figura 3.15 mostra a filtração de um meio de cultura termolábil, usando filtros metálicos com sistemas de membrana esterilizante Seitz e Millipore™.

O uso da filtração é recomendado para materiais termolábeis em solução e na descontaminação do ar, em fluxos laminares e sistemas de ventilação nos quais o controle microbiológico seja especialmente importante, como salas de cirurgias e enfermarias de tuberculosos e unidades de queimados. Nesse caso, o ar é passado em filtros HEPA que removem

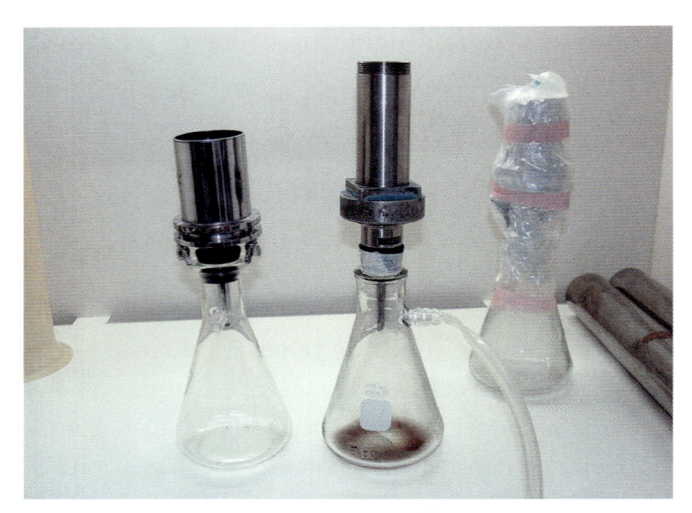

Figura 3.15 Meio de cultura esterilizado por filtração. O ar é removido por uma bomba a vácuo ligada a um kitasato.

todos os microrganismos maiores que 0,3 μm. Para verificar a quantidade de microrganismos em um ambiente, usa-se o amostrador de ar (Figura 3.16). Existem vários modelos – que devem estar de acordo com a Resolução da Anvisa nº 9, de 16 de janeiro de 2003 – destinados a verificar o grau de contaminação em ares de interior e que podem ter de 1 até 6 ciclos (número de placas de Petri). Pela legislação é permitido até 750 unidades formadas de colônias (UFC)/m³ em relação a fungos. Para bactérias não existe nenhuma padronização. A Figura 3.17 mostra resultado obtido com o mostrador de ar Air Ideal® de 1 ciclo (1 placa de Petri).

▶ Dessecação

Os métodos que utilizam como princípio a dessecação removem a água, e, como os microrganismos necessitam dela para o seu crescimento, esses procedimentos são eficazes para o controle do crescimento microbiano. O mais usado é a liofilização.

▪ Liofilização

É o congelamento rápido do material sob N_2 e posterior remoção da água por sublimação, sendo convertida diretamente do estado sólido para o gasoso. Esse método, bacteriostático e menos destrutivo que o congelamento, evita que as células fiquem danificadas pela expansão dos

Quadro 3.4 Tamanhos de poros de membranas filtrantes em relação aos microrganismos que podem atravessá-las.

Tamanho do poro (mm)	Partículas filtráveis
5	Leveduras, procariotos, vírus e moléculas
3	Algumas leveduras, procariotos, vírus e moléculas
1,2	Maioria dos procariotos, vírus e moléculas
0,45	Alguns procariotos, vírus e moléculas
0,22	Vírus e moléculas
0,10	Alguns vírus (médios)
0,05	Pequenos vírus e moléculas
0,025	Vírus muito pequenos e moléculas

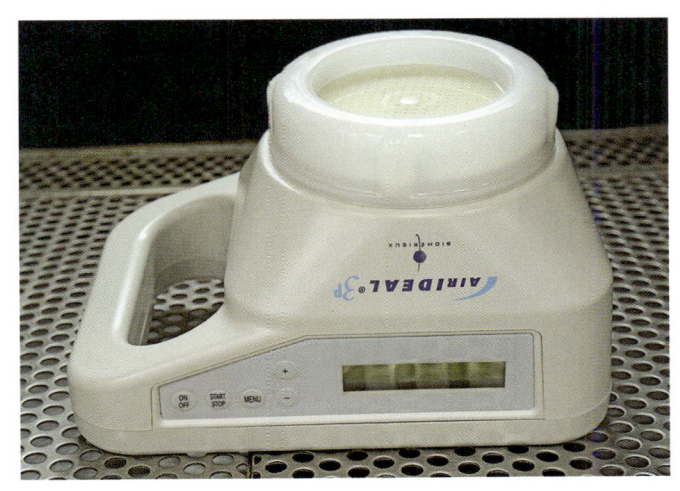

Figura 3.16 Sistema de amostragem de ar para a detecção de microrganismos no ar. Modelo Air Ideal®, bioMérieux. (Foto: Prof. Marco Antônio Miguel e Sergio E. Fracalanzza)

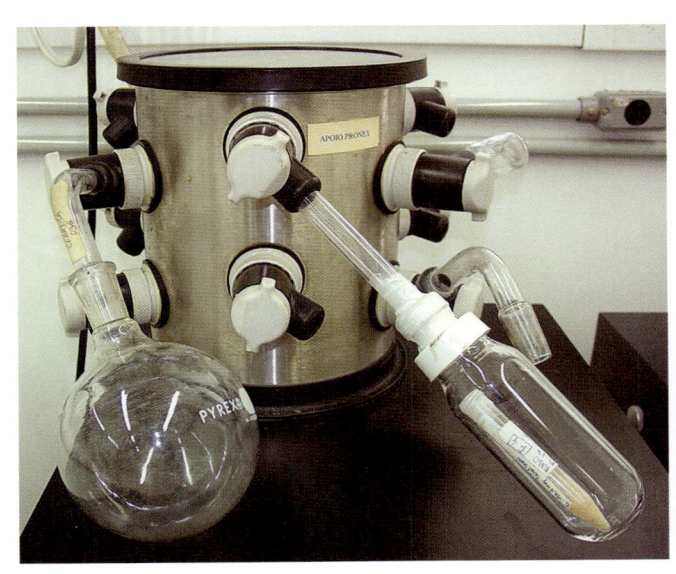

Figura 3.18 Liofilizador. Aparelho que emprega congelamento rápido e posterior sublimação da água. (Foto: Instituto de Microbiologia Paulo de Góes.)

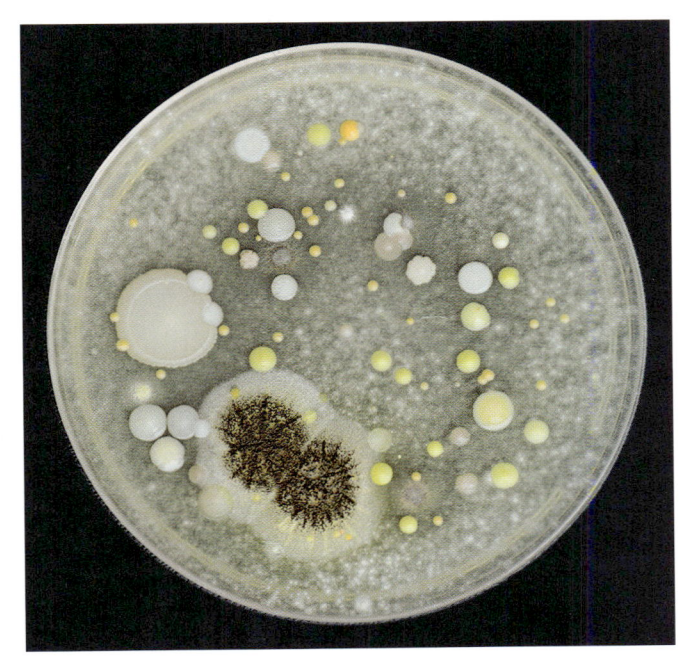

Figura 3.17 Placa de Petri com colônias de microrganismos (bactérias e fungos), coletada com o amostrador de ar Air Ideal®. (Foto: Prof. Marco Antônio Miguel.)

► Remoção do oxigênio

Método muito usado na indústria de alimentos (café, enlatados), previne o crescimento de microrganismos aeróbios. No caso do café, usa o empacotamento a vácuo. Deve-se tomar cuidado, entretanto, com a presença de microrganismos anaeróbios capazes de esporular em alimentos enlatados. Neste caso, é melhor esterilizar pelo calor antes da remoção de O_2 (115°C/5 minutos).

► Vibração ultrassônica

Consiste em vibrações sonoras de alta frequência que levam a rompimento de células, despolimerização de compostos e quebras do DNA. Não esteriliza.

cristais de gelo. É usado na indústria de alimentos (café, leite) e na preservação de culturas bacterianas (Figura 3.18).

▪ Defumação

Consiste na diminuição do teor de água por exposição de alimentos (carnes, peixes) durante horas ou dias à fumaça de madeira em combustão.

Métodos químicos

São substâncias químicas de origem natural ou sintética usadas para eliminar ou inibir o crescimento dos microrganismos. A resposta dos microrganismos aos agentes químicos varia em relação a fatores como pH, temperatura, presença de matéria orgânica, fase de multiplicação e mesmo presença de outros agentes químicos. A resistência aos agentes pode ser uma propriedade intrínseca do microrganismo ou adquirida, normalmente as bactérias gram-negativas são mais resistentes que as gram-positivas. Por sua ação nos microrganismos, podem apresentar:

- Efeito estático (bacteriostático, fungistático ou virustático): inibição do crescimento. Em condições normais os microrganismos voltam a crescer
- Efeito microbicida (bactericida, fungicida, virucida): morte do microrganismo.

Os agentes químicos podem ser usados para descontaminação, desinfecção, antissepsia ou esterilização. Têm maior efeito nas células vegetativas por terem metabolismo ativo, e variações na sua ação ocorrem de acordo com concentração da substância e tempo de contato, pH, temperatura, tipo de microrganismo e presença de material orgânico (possível inativação da substância). Os agentes podem ser desinfetantes e antissépticos. Todos variam em relação à toxicidade seletiva, sendo que alguns não possuem toxicidade seletiva e outros a possuem em diferentes graus.

Os antibióticos, agentes químicos para controle dos microrganismos na clínica médica, não serão tratados neste capítulo. Neste último grupo todos possuem toxicidade seletiva com alvos específicos nos microrganismos, alvos que não estão presentes em células humanas e animais ou que possuem composição química diferente.

▶ Desinfetantes

Compostos químicos que podem matar ou inibir o crescimento dos microrganismos são usados em superfícies e objetos inanimados. Existem métodos para avaliar a eficácia desses desinfetantes: o coeficiente fenólico (CF) e o método da diluição de uso, este atualmente mais usado.

▶ **Coeficiente fenólico.** É um processo clássico, cujo objetivo é realizar uma comparação da atividade germicida de determinado desinfetante-teste com a atividade do fenol em condições padronizadas (Figura 3.19).

O cálculo do CF se faz da seguinte maneira:

$$CF = \frac{\text{Maior diluição do desinfetante-teste,}}{\text{Maior diluição do fenol, que}}$$
$$CF = \frac{\text{que mata o microrganismo em 10 min,}}{\text{tem o mesmo efeito}}$$

Exemplo:

Diluição efetiva do desinfetante-teste → 1:100
Diluição correspondente do fenol → 1:50
CF = 100/50 = 2.

Conclusão: o desinfetante-teste é duas vezes mais efetivo que o fenol.

Bactérias usadas nesse teste: *Staphylococcus aureus* ou *Salmonella typhi*.

▶ **Método da diluição de uso.** Mais usado atualmente, determina a concentração apropriada do desinfetante sem comparar com nenhum outro desinfetante-padrão, como o método do fenol. Ele faz uma comparação de diferentes desinfetantes entre si (Figura 3.20).

■ *Método padrão da diluição de uso para a avaliação da atividade bactericida de desinfetantes[1]*

Diluição aceitável → morte dos microrganismos em pelo menos 59 de cada 60 cilindros testados, em 10 minutos.

Microrganismos usados nesse teste:

- *Staphylococcus aureus* ATCC 6538
- *Salmonella choleraesuis* ATCC 10708
- *Pseudomonas aeruginosa* ATCC 15442.

▶ Antissépticos

Antissépticos são agentes químicos para uso tópico em tecidos vivos. Não podem ser ingeridos. Existem testes de toxicidade que são feitos em culturas de células para verificar o nível de toxicidade.

---

[1]Com base no Procedimento Operacional Padronizado do Instituto Nacional de Controle de Qualidade em Saúde 65.3210-007 da Fundação Oswaldo Cruz.

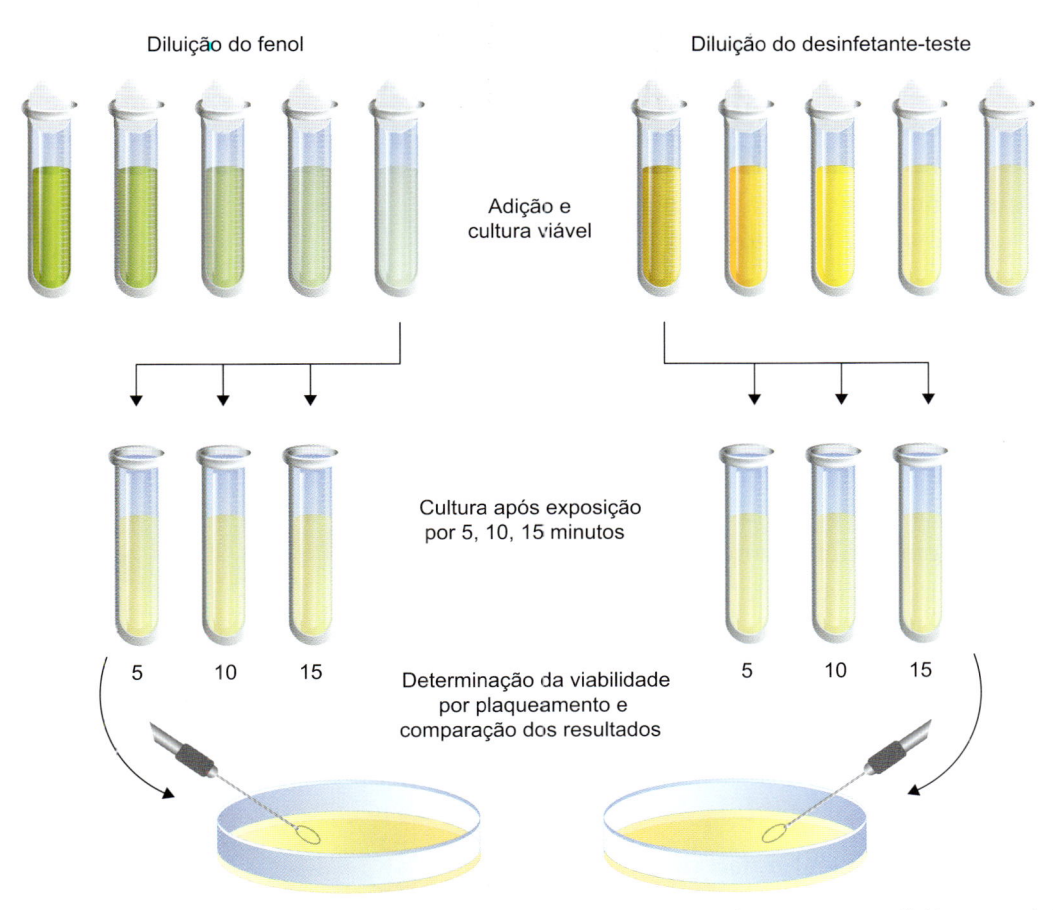

Figura 3.19 Teste da determinação do coeficiente fenólico (CF). As soluções de fenol e do desinfetante-teste são diluídas e inoculadas com a cultura do microrganismo por determinados intervalos de tempo. Após esse procedimento, a viabilidade da cultura é avaliada em placas de Petri com meio de cultura sem os desinfetantes.

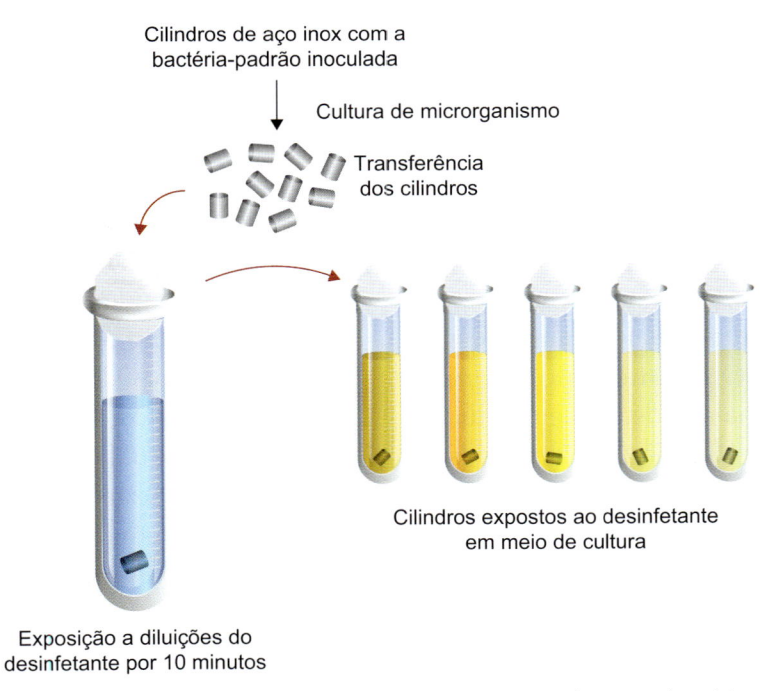

Figura 3.20 Método da diluição de uso. Neste método, cilindros de aço inox são contaminados com a bactéria-teste e colocados na presença de diluições do desinfetante. Após 10 minutos, os cilindros são adicionados em meio de cultura para avaliar sua viabilidade.

▸ **Índice de toxicidade (I).** É uma medida da toxicidade seletiva do antisséptico. Os testes são feitos em culturas de células e visam verificar a toxicidade do agente químico. O índice é calculado pela seguinte fórmula, sendo que o ideal é que ele não ultrapasse 1,0, pois deve ser mais tóxico à bactéria que ao tecido:

$$I = \frac{\text{Maior diluição que mata células de cultura em 10 min}}{\text{Maior diluição que mata bactérias em 10 min}}$$

Exemplo:

Antisséptico-teste em células de músculo cardíaco (aves): maior diluição que mata as células de músculo cardíaco em 10 minutos → 1:1.000

Antisséptico-teste em *Staphylococcus aureus*: maior diluição que mata as bactérias em 10 minutos → 1:10.000

$$I = 1.000/10.000 = 0,1$$

(Exemplo: iodo = 0,2; o ideal é não ultrapassar 1,0, deve ser mais tóxico para a bactéria que para o tecido.)

▸ Agentes químicos | Desinfetantes e antissépticos

· Agentes alquilantes

Promovem a alquilação de grupos –COOH, –OH, –SH e –NH$_2$ de enzimas e ácidos nucleicos, inativando-os. Em virtude da capacidade de romperem ácidos nucleicos, podem causar câncer e não devem ser usados em situações nas quais possam afetar células humanas. O glutaraldeído, o formaldeído e a β-propiolactona são usados em soluções aquosas, e o óxido de etileno, na forma gasosa (Figura 3.21).

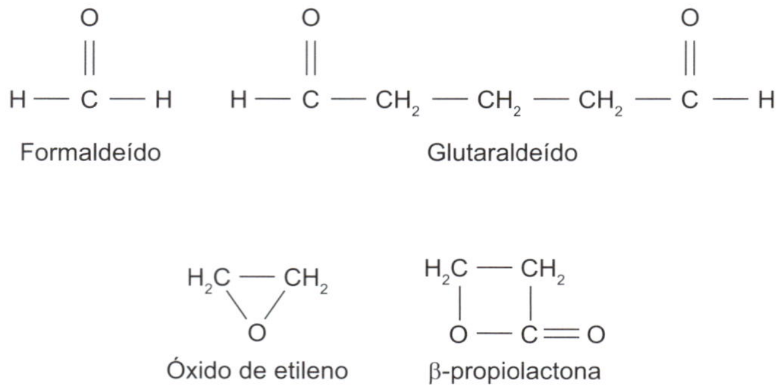

▸ **Glutaraldeído.** O mecanismo de ação é a alquilação (entra como substituto) dos grupos sulfidrila, hidroxila, carbonila e grupo amino, alterando o DNA e a síntese proteica (ver Figura 3.22). Pode ser usado para desinfecção e tem amplo espectro e ação esporicida, promovendo desinfecção de alto

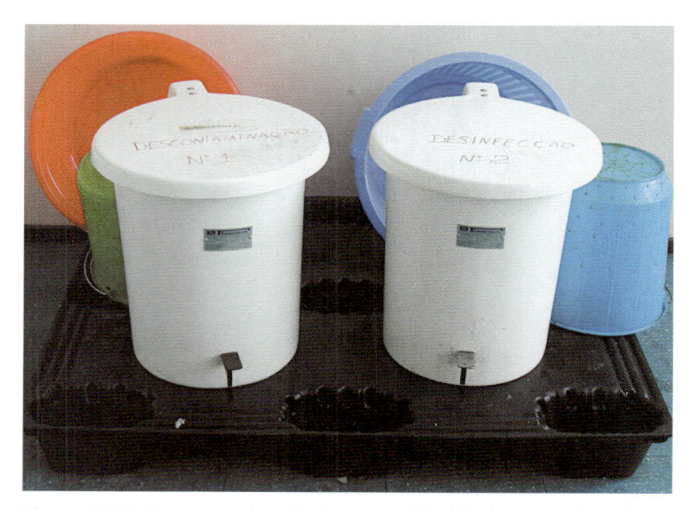

Figura 3.21 Estrutura dos agentes alquilantes: formaldeído; glutaraldeído; óxido de etileno e β-propiolactona.

Figura 3.22 Descontaminação de material (balde da esquerda) e desinfecção (balde da direita) de artigos hospitalares usando glutaraldeído, no Hospital Universitário Clementino Fraga Filho.

nível em artigos termossensíveis (2%/30 minutos), como equipamentos de anestesia gasosa e outros (ver Quadro 3.5). Não é indicado para desinfecção e descontaminação de superfícies. Seu uso em estabelecimentos de saúde é limitado, por causa dos vapores irritantes, pelo odor desagradável e pelo potencial cancerígeno. O limite de exposição permitido é 1 ppm/30 minutos. Exige o uso de equipamento de proteção individual (EPI). Seu uso é indicado quando não se pode usar vapor ou óxido de etileno.

A presença de matéria orgânica diminui sua eficácia, embora continue ativo.

Pode ser usado para esterilização por imersão (2%/10 horas, tempo de acordo com o fabricante) a frio de artigos críticos termossensíveis, como enxertos de acrílico etc. (ver Quadro 3.5). A temperatura

Quadro 3.5 Agentes químicos de controle do crescimento microbiano e recomendações de uso.

Categoria	Mecanismo de ação	Agente químico	Uso
Agentes alquilantes	Alquilam grupos –COOH, –OH e –NH$_2$	Glutaraldeído	**Desinfetante** Artigos termossensíveis, equipamentos de anestesia gasosa, conexões e acessórios de respiradores artificiais, endoscópios de fibra óptica, artigos não descartáveis, metálicos ou corrosivos com hipoclorito, instrumental odontológico, equipamentos de aspiração
		Óxido de etileno	**Esterilizante** Usado para esterilizar marca-passos, próteses, instrumentos de hemodinâmica, acessórios e respiradores, transdutores, materiais de borracha (luvas cirúrgicas, cânula endotraqueal), de plástico (cateteres, equipos) e com fibra óptica, como os utilizados em laparoscopia, artroscopia
		Ortoftalaldeído	**Desinfetante de alto nível** Material hospitalar, endoscópios flexíveis
Fenóis	Desnaturam proteínas	Fenol, alquil fenóis (orto, meta e paracresóis) etc.	**Desinfetante** Usado para desinfecção de superfícies, artigos metálicos e de vidro
		Derivado com cloro: hexaclorofeno	**Antisséptico** Em sabões, *sprays*, cosméticos etc.
Biguanidas	Danificam membrana citoplasmática	Clorexidina	**Antisséptico** Para peles e mucosas
Halogênios	Oxidam grupos –SH, –NH$_2$ de proteínas	Cloro e compostos clorados	**Desinfetante** Utilizado na desinfecção hospitalar e da água. Em hospitais, é usado para unidades de diálise, hemodiálise, bancos de sangue, laboratórios, lactários e qualquer superfície contaminada
		Iodo	**Desinfetante** Ampolas de vidro, termômetros, estetoscópios, otoscópios, superfície externa de equipamentos metálicos, partes metálicas de incubadoras, macas, camas, equipamentos metálicos de cozinhas, bancadas etc. **Antisséptico** Tecidos e feridas
Agentes surfactantes: quaternários de amônio	Danos na membrana citoplasmática	Cloreto de benzalcônio	**Desinfetante** Usado em superfícies e equipamentos na área de alimentação
Peroxigênios	Agentes oxidantes. Ação na membrana citoplasmática, no DNA e em outros componentes celulares	Peróxido de hidrogênio	**Desinfetante** Usado para artigos semicríticos, lentes e equipamentos de ventilação respiratória **Esterilizante** Indústria de alimentos para filtros e tubulações. Na forma de plasma esterilizante para tecidos e líquidos, instrumentos de metal, endoscópios, câmeras de vídeo, desfibriladores, equipamento de terapia para radiação **Antisséptico** Irrigação de feridas profundas inibe o crescimento de anaeróbios
		Ácido peracético	**Desinfetante** Grande variedade de materiais e instrumentos
		Ozônio	**Desinfetante** Desinfecção da água

(*continua*)

Quadro 3.5 Agentes químicos de controle do crescimento microbiano e recomendações de uso. (*continuação*)

Categoria	Mecanismo de ação	Agente químico	Uso
Alcoóis	Desnaturação de proteinase, desorganização dos lipídios de membrana	Alcoóis etílico e isopropílico	**Desinfetante** Ampolas de vidro, termômetros, estetoscópios, otoscópios, superfície externa de equipamentos metálicos, partes metálicas de incubadoras, macas, camas, equipamentos metálicos de cozinhas, bancadas etc. **Antisséptico** Tecidos e feridas
Metais pesados	Desnaturação de proteínas	Nitrato de prata, sulfito de cobre	**Germicida ou antisséptico** Mucosas
Corantes	Inibe a síntese da parede celular	Violeta de genciana (cristal violeta)	**Germicida** Para a levedura *Candida albicans*

não deve ser maior que 25°C. A solução deve ser descartada ao final do dia ou antes de se verificar alteração no seu aspecto ou depósitos (Figura 3.22).

No Brasil, o informe técnico nº 4/07 da Anvisa, intitulado *Glutaraldeído em estabelecimentos de assistência à saúde. Fundamentos para a utilização*, estabelece as normas para uso desse agente. Alguns fatos comprometeram o uso de glutaraldeído para esterilização. Em 2007, ocorreu um surto de micobactérias no Brasil, principalmente associadas a procedimentos de videocirurgia, que levou a questionamentos sobre a eficácia do glutaraldeído. Posteriormente, estudos de pesquisadores brasileiros identificaram a possível resistência do *Mycobacterium massiliense* ao glutaraldeído, lembrando que essa espécie foi a principal envolvida no surto ocorrido no país. Com o objetivo de conter o surto, medidas foram aplicadas pelo governo, como a proibição da esterilização química líquida pela Anvisa, por meio da Resolução nº 8, de 27 de fevereiro de 2009). Essa resolução se aplica a procedimentos cirúrgicos e diagnósticos por videoscopias, com penetração de pele, mucosas adjacentes, tecidos subepiteliais e sistema vascular, cirurgias abdominais e pélvicas convencionais, cirurgias plásticas com o auxílio de ópticas, mamoplastias e procedimentos de lipoaspiração. O glutaraldeído é eficaz contra a *Mycobacterium tuberculosis*, o que fez com que a Anvisa exigisse, dos fabricantes de quaisquer saneantes para desinfecção de artigos semicríticos, testes de eficácia germicida

contra esses microrganismos. Na Resolução nº 33 de 2010, a Anvisa determinou que "fica proibido o registro de novos produtos saneantes na categoria 'esterilizantes' para aplicação sob a forma de imersão". Posteriormente, na Resolução nº 31, de 4 de julho de 2011, esses conceitos foram revalidados, permitindo o uso exclusivo em equipamentos que realizam esterilização por ação físico-química ou em produtos para uso exclusivo em dialisadores e linhas de hemodiálise, ambos devidamente registrados na Anvisa. Portanto o uso do glutaraldeído para esterilizar é restrito, mas pode ser empregado como desinfetante e descontaminante.

▶ **Formaldeído (CH_2O).** Como citado anteriormente, a legislação brasileira proíbe o uso de formaldeído e paraformaldeído para desinfecção e esterilização (Resolução nº 91, de 28 de novembro de 2008, da Anvisa). Em outros países onde seu uso é permitido, eles podem ser agentes esterilizantes ou desinfetantes (ver Figura 3.21). Têm ação sobre bactérias gram-positivas e negativas, fungos, vírus, micobactérias e endósporos bacterianos. A solução e o vapor do formaldeído são extremamente irritantes para membranas mucosas dos olhos, do nariz e do sistema respiratório. Os sintomas incluem desde ardor, lágrimas e tosse até cefaleia intensa, insônia, fraqueza e taquicardia. Em virtude de sua alta toxicidade, seu uso deve ser evitado, e, quando isso não for possível, deve-se sempre usar EPI. O formaldeído é considerado potencialmente carcinogênico.

► **Ortoftalaldeído (OPA).** É similar ao glutaraldeído mas não requer ativação. Não é corrosivo e promove desinfecção de alto nível. Tem baixa ação esporicida e atividade superior à do glutaraldeído para micobactérias. Não irrita os olhos nem passagens nasais e tem excelente estabilidade em uma ampla gama de pH (pH 3 a 9). Seu odor é quase imperceptível. Uma desvantagem é que cora proteínas de cor cinza, inclusive pele exposta, por isso exige uso de equipamentos de proteção. Suas soluções degradam-se após ser submetido à iluminação UV e à exposição ao ar.

► **Óxido de etileno (ETO) (C_2H_4O).** Gás incolor, com grande poder de penetração, e mutagênico, o óxido de etileno é misturado com gases inertes liquefeitos, como o freon (difluormetano) e o CO_2, para diminuir o risco de inflamabilidade. Os vapores do óxido de etileno são tóxicos para pele, olhos, membranas e mucosas, além de serem cancerígenos.

É indicado para artigos termossensíveis exemplificados no Quadro 3.5. A esterilização se processa em condições padronizadas de tempo de exposição (3 a 4 horas), temperatura (50 a 60°C), umidade relativa (40 a 60%), concentração do gás (500 a 600 mg/ℓ) e embalagem (papel grau cirúrgico combinado com filme de plástico de propileno com poliestireno ou polietileno com poliéster). É necessário o uso de EPI. Exige treinamento do pessoal com controle de exames bioquímicos de sangue. Existe monitoramento biológico para esse tipo de esterilização. O indicador usado é o *Bacillus subtilis* var. *niger* (Quadro 3.6). A Figura 3.23 ilustra uma esterilizadora de óxido de etileno.

• Fenóis

O fenol (ácido carbólico) e seus derivados fenólicos são agentes desnaturantes de proteínas (Figura 3.24). Os derivados possuem alterações na estrutura do fenol que aumentam a ação antimicrobiana e diminuem a toxicidade. Por exemplo: alquilfenóis (orto-, meta- e paracresóis).

Quadro 3.6 Indicadores biológicos usados em diferentes métodos de esterilização.

Método de esterilização	Indicador biológico
Calor úmido	*Bacillus stearothermophilus*
Calor seco	*Bacillus subtilis*
Radiação gama	*Bacillus pumilus*
Óxido de etileno	*Bacillus subtilis*
Filtração	*Pseudomonas diminuta*

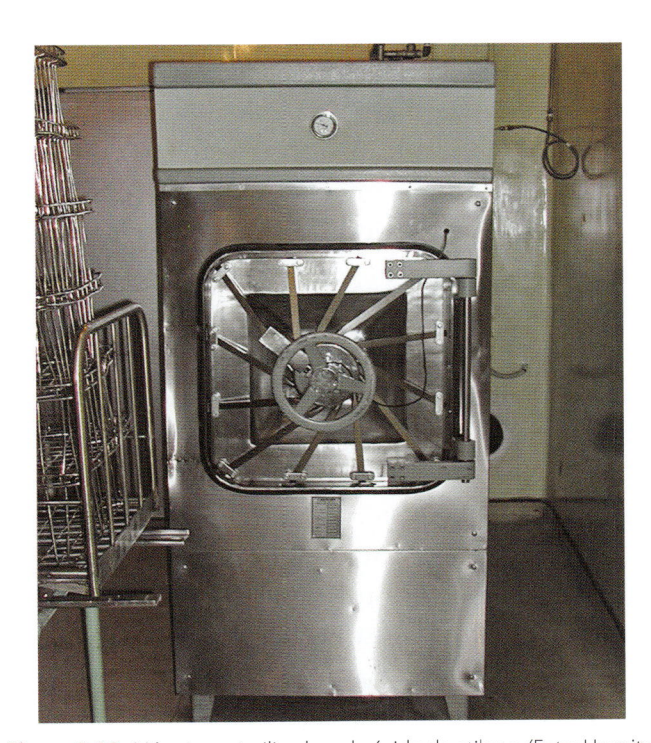

Figura 3.23 Máquina esterilizadora de óxido de etileno. (Foto: Hospital Universitário Clementino Fraga Filho.)

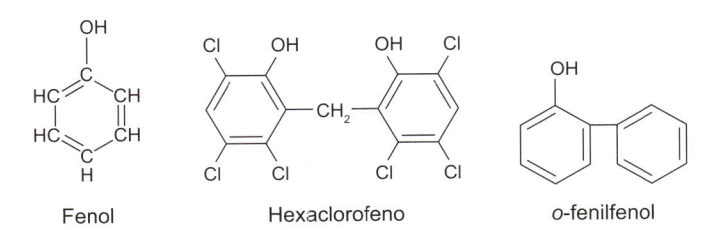

Fenol   Hexaclorofeno   *o*-fenilfenol

Figura 3.24 Estrutura do fenol e derivados.

O fenol é mais usado para desinfetar superfícies e culturas que serão descartadas. Entretanto, dependendo da sua concentração, pode ter diferentes níveis de ação:

- Fenol 0,5 a 1%: antisséptico
- Fenol 5%: desinfetante.

O fenol promove uma desinfecção de nível médio, intermediário ou baixo. Pode ser usado para descontaminação de superfícies hospitalares, artigos metálicos e de vidro. Para superfícies, recomenda-se a exposição durante 10 minutos, e para artigos, 30 minutos.

Em hospitais não é recomendado para artigos que entrem em contato com o trato respiratório, alimentos, berçários e objetos de látex, acrílico e borrachas (são danificados).

As diluições a serem preparadas seguem as instruções do fabricante. São absorvidos por material poroso. Para artigos imersos, antes de se iniciar a contagem, deve-se friccionar com esponja, escova etc. Nas superfícies, após a contagem do tempo, deve-se passar pano úmido com água.

No lisol, o derivado usado é o ortofenol. O creosoto possui uma mistura de derivados do fenol e é usado para prevenir o apodrecimento de postes de madeira, cercas etc.; entretanto, é irritante para a pele e carcinogênico. A adição de halogênios às moléculas de fenol aumenta sua eficácia. O hexaclorofeno e o diclorofeno são fenóis halogenados que inibem os estafilococos e fungos na pele. O hexaclorofeno a 3% tem ação antisséptica. Foi muito usado em sabões, cosméticos, desodorantes e *sprays* para higiene feminina. O uso excessivo de hexaclorofeno pode causar lesões neurológicas. Por ser absorvido através da pele, circula no sangue e atinge o cérebro. Um exemplo trágico é o do talco infantil contendo essa substância, que matou 40 bebês na França em 1972. Atualmente, o hexaclorofeno ainda é usado com muita cautela em unidades hospitalares porque é eficaz na prevenção da disseminação de infecções por estafilococos.

Biguanidas

A clorexidina é um composto clorado, semelhante ao hexaclorofeno, que é eficaz contra vários micróbios, mesmo na presença de matéria orgânica (Figura 3.25). É muito usada no controle da densidade microbiana em pele e mucosas, e, combinada com detergente ou álcool, também é usada para a escovação cirúrgica das mãos e na preparação pré-operatória de pacientes. Em áreas pré-cirúrgicas é usada uma solução com 4% de clorexidina contendo 4% de álcool. Possui baixa toxicidade, mas deve-se evitar contato com os olhos para impedir lesões. A clorexidina, que possui efeito bactericida e atua lesando a membrana citoplasmática, é efetiva contra formas vegetativas de procariotos, fungos, mas não é esporicida. Os únicos vírus afetados são os que possuem envelope lipídico.

Halogênios

Cloro e compostos clorados. Agentes que oxidam grupos –SH e –NH$_2$ de enzimas, inibindo-as e inativando ácidos nucleicos, são eficazes contra vírus, bactérias gram-positivas e gram-negativas, fungos, micobactérias, todos os tipos de vírus e endósporos. O ácido hipocloroso (HOCl), formado pela adição de cloro ou hipoclorito de sódio e outros compostos clorados na água, é a forma mais efetiva do cloro, pois tem carga neutra e se difunde tão rapidamente quanto a água através da célula. Em razão da carga negativa, o íon hipoclorito (OCl$^-$) não pode penetrar livremente o microrganismo. São mais ativos em valores de pH igual ou inferior a 7.

São usados na desinfecção hospitalar e de água (alimentação, piscinas). Em hospitais, são indicados para desinfecção de nível médio de artigos e superfícies e também para a descontaminação de

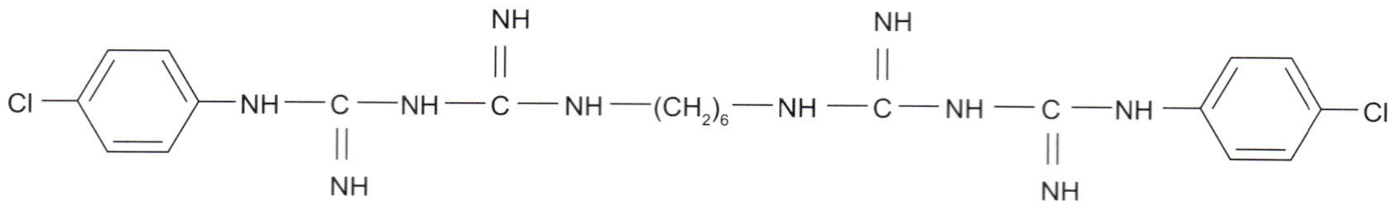

Figura 3.25 Estrutura da clorexidina.

superfícies durante 10 minutos com 1% de cloro ativo (10.000 ppm) (ver Quadro 3.5). Para lactários, cozinhas, depósitos de água e oxigenoterapia e artigos não metálicos, indicam-se 60 minutos com 0,02% de cloro ativo (200 ppm). Apresentam como vantagem a permanência de atividade residual. O uso desse produto é limitado pela presença de matéria orgânica que inativa o composto; tem também capacidade corrosiva (para metais e mármores) e descolorante. Sua instabilidade também se deve por ser afetado pela luz solar, por temperatura acima de 25°C e pH ácido. É corrosivo para metais, tem odor desagradável e pode causar irritabilidade nos olhos e mucosas. Os artigos submetidos até a concentração de 0,002% não precisam de enxágue. As soluções devem ser guardadas em lugares fechados, escuros e frescos. Na presença da água, o hipoclorito de sódio e o cloro formam o ácido hipocloroso, a forma mais ativa e desinfetante dos compostos clorados, conforme as fórmulas a seguir:

- Hipoclorito de sódio (NaOCl):

$$NaOCl + H_2O \rightarrow NaOH + HOCl$$

$$HOCl \leftrightarrow H^+ OCl^-$$

- Cloro (Cl_2):

$$Cl_2 + H_2O \rightarrow HOCl + H^+ + Cl^-$$

$$HOCl \leftrightarrow H^+ OCl^-$$

Entre os compostos clorados incluem-se o hipoclorito de cálcio e o hipoclorito de lítio, usado para desinfetar equipamentos de fábricas de laticínios e utensílios de restaurantes, e o hipoclorito de sódio (água sanitária), muito usado como desinfetante doméstico e alvejante, desinfetante em fábricas de processamento de laticínios, alimentos e em sistemas de hemodiálise. Excepcionalmente, pode grosseiramente substituir a cloração municipal quando a qualidade da água é duvidosa. Duas gotas em 1 ℓ de água, ou 4 gotas, se a água estiver turva, com um armazenamento de 30 minutos antes do consumo, resultam em eficiente ação desinfetante. As cloraminas (cloro e amônia) são usadas como desinfetantes, antissépticos ou agentes de sanitização. Efetivas na presença de matéria orgânica, são utilizadas como desinfetantes de louças e utensílios, para tratar equipamentos de fábricas de laticínios. A amônia em geral é misturada com o cloro nos sistemas municipais de tratamento de água, para formar as cloraminas que controlam o sabor e o odor causados pela reação do cloro com compostos nitrogenados na água. Como são menos germicidas que o cloro, uma quantidade de cloro deve ser adicionada para assegurar a presença do cloro na forma de ácido hipocloroso.

▸ **Iodo (I_2).** Agente químico usado como desinfetante ou antisséptico, é um forte agente oxidante (complexa e inativa proteínas) e pode ser usado na forma de álcool iodado com 0,5 a 1,0% de iodo livre em álcool etílico 77% (v/v), o que corresponde a 70% em peso. Tem ação contra células vegetativas, endósporos, vários fungos e alguns vírus.

Um mecanismo proposto para a ação antimicrobiana é aquele em que o iodo se combina com o aminoácido tirosina, encontrado em várias proteínas e enzimas, inibindo suas funções (Figura 3.26).

O iodo também oxida grupos sulfidrila (–SH) de certos aminoácidos importantes para manter a estrutura das proteínas. Está disponível como uma tintura em solução de álcool aquoso e como iodóforos, nos quais o iodo se combina com uma

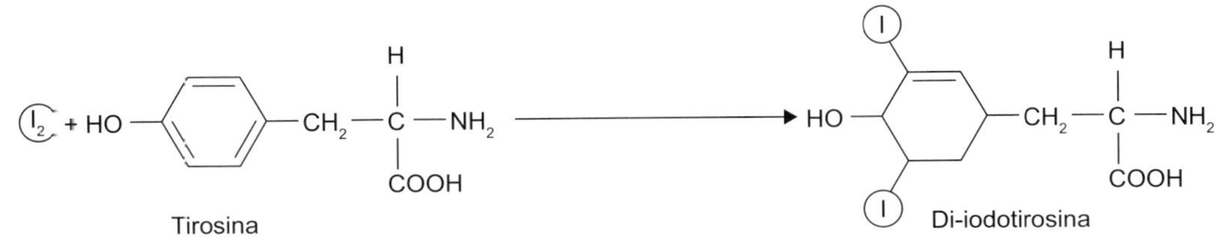

Figura 3.26 Um dos mecanismos propostos para a ação antimicrobiana do iodo: o iodo se liga à tirosina, formando a di-iodotirosina.

molécula orgânica, da qual o iodo é liberado lentamente. Os iodóforos não mancham e são menos irritantes do que o iodo. Produtos comerciais conhecidos são o Betadine® e o Isodine®, que são povidonas-iodo.

Os artigos em que pode ser usado estão descritos no Quadro 3.5. Não é recomendado para metais que não resistam à oxidação, como cromo, ferro, alumínio, nem para materiais que mancham, como plásticos. Ao deixar o artigo ou superfície em contato com o iodo, deve-se removê-lo por fricção com álcool.

É considerado excelente antisséptico, um dos mais antigos e efetivos. Utiliza-se em soluções a 2% em água ou em solução alcoólica para antissepsia de tecidos e tratamento de feridas. Pode também ser usado como sabonete de iodo.

▪ Quaternários de amônio

Os quaternários de amônio (QUATS) são desinfetantes surfactantes, detergentes iônicos, derivados da amônia. Possuem quatro grupos orgânicos ligados a um átomo de nitrogênio do íon amônio, NH_4^+. A geração vai da primeira, que tem como representante os cloretos de alquil dimetil benzila amônio, até a quarta, envolvendo o cloreto de dialquil dimetil amônio.

Considerados desinfetantes de baixa toxicidade e classificados com atividade de baixo nível, são ativos contra alguns fungos e vírus não lipídicos e mais efetivos contra bactérias gram-positivas que contra gram-negativas. *P. aeruginosa, E. coli* e *Salmonella typhimurium* são resistentes à sua ação. Não apresentam ação letal para micobactérias e endósporos. Grande variedade desses produtos está disponível como agentes desinfetantes. Esses compostos, em soluções concentradas, podem causar efeitos tóxicos por todas as vias de exposição, seja por inalação, por ingestão ou via dérmica, levando a queimaduras na pele e em mucosas ou toxicidade sistêmica, porém exposição em concentrações diluídas não provoca irritação. Como exemplo, podemos citar o cloreto de benzalcônio e a cetrimida (Figura 3.27).

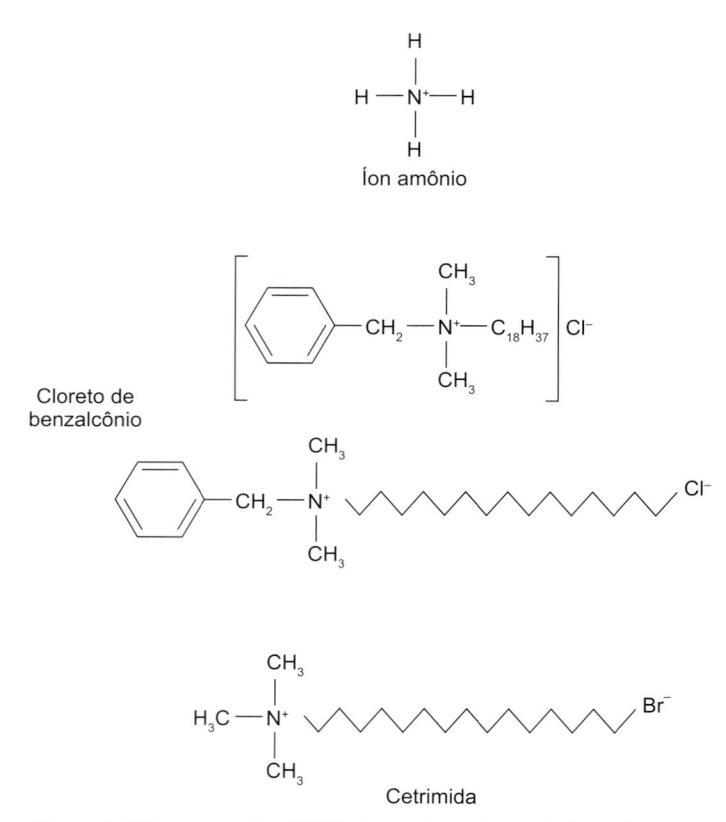

Figura 3.27 Estrutura dos QUATS: íon amônio; cloreto de benzalcônio e cetrimida.

Sua capacidade de limpeza está relacionada à parte positivamente carregada, o cátion da molécula. Além de bactericidas, são também fungicidas, viruscidas para vírus envelopados e ativos contra amebas. Seu alvo é a interface da membrana citoplasmática com o meio polar ao redor. Um problema sério é que auxiliam o crescimento de certas bactérias, como as *Pseudomonas*. Sua eficácia é reduzida na presença de sabões, íons cálcio ou magnésio, detergentes aniônicos e substâncias porosas como a gaze. Promovem a desinfecção de baixo nível, e o tempo de exposição é de 30 minutos. Os QUATS são muito usados para superfícies e equipamentos em áreas de alimentação em hospitais e em indústrias. Ao serem aplicados, devem ser friccionados sobre a superfície. São bons agentes desinfetantes e sanitizantes para uso doméstico e em hospitais, e também são usados contra algas e fungos em piscinas, reservatórios de água em indústria, entre outros tipos de uso. Como antissépticos, a cetrimida e o cloreto de benzalcônio podem ser usados para limpeza de ferida, pele e queimaduras.

· Sabões

Detergentes e sabões são agentes tensoativos ou surfactantes capazes de reduzir a tensão de superfície entre as moléculas de um líquido. Produzidos a partir da reação de gorduras e óleos com uma base alcalina (geralmente hidróxido de sódio ou de potássio), dão origem a um sal de ácido carboxílico. Têm pouco valor como antissépticos, mas removem mecanicamente os micróbios pela esfregação, e suas propriedades alcalinas moderadas ajudam a destruir os microrganismos. Quando aplicados na pele, os sabões e os detergentes rompem a camada oleosa desta, em um processo denominado emulsificação (e com relação a óleos, agem em geral do mesmo modo). Adicionalmente, os sabões podem conter lauril sulfato de sódio, outro surfactante originado de fontes sintéticas ou naturais (ácidos graxos do coco ou palma) e produzido a partir do ácido láurico, cuja função é de agente espumante e desengordurante. O lauril sulfato de sódio é comumente encontrado em outros produtos de higiene pessoal, como pastas de dentes e xampus.

· Peroxigênios

São agentes químicos oxidantes, tais como o peróxido de hidrogênio, o ácido peracético e o ozônio.

▶ **Peróxido de hidrogênio (H_2O_2).** O peróxido de hidrogênio é usado há muito tempo como agente esterilizante na indústria de alimentos para filtros e tubulações, e, em razão de sua eficácia, passou a ser aplicado em outras áreas, inclusive na prática hospitalar para antissepsia de ferimentos. Usado como desinfetante líquido e antisséptico, é um agente antimicrobiano eficaz quando utilizado isoladamente (3 a 6%) ou em associação com o ácido peracético (0,2%). Em artigos semicríticos, é considerado um desinfetante de alto nível. Possui baixa toxicidade e não é inativado por matéria orgânica. É incompatível com borracha, tecidos e metais (alumínio, ferro, chumbo, titânio, níquel, cromo, prata, zinco e manganês), mas recomendado para lentes e equipamentos de ventilação respiratória. Destrói os radicais hidroxila livres, tendo ação na membrana lipídica, no DNA e em outros componentes celulares. É ativo contra bactérias, incluindo micobactérias, vírus, fungos e endósporos. Também é usado na desinfecção de lentes de contato, porém, como o composto irrita os olhos, os produtos com esse fim passam por uma segunda etapa, em que, após a remoção do peróxido, é adicionada ao sistema de limpeza a catalase, uma enzima que destrói o peróxido de hidrogênio. Os *kits* de limpeza podem ainda ter um sistema único contendo um anel de platina capaz de decompor o peróxido após a desinfecção da lente de contato.

É usado como antisséptico (3%), mas não pode ser usado para feridas abertas, pois é rapidamente degradado em água e oxigênio gasoso pela ação da enzima catalase que está presente em células humanas. Entretanto, é útil para irrigar feridas profundas nas quais a liberação de oxigênio, por causa de sua degradação pela catalase, impede o crescimento de microrganismos anaeróbios. O peróxido de benzoíla é outro agente usado para tratar feridas contaminadas com anaeróbios e em produtos antiacne, por atuar em bactérias anaeróbias que infectam o folículo piloso.

■ *Gás plasma ou plasma esterilizante de peróxido de hidrogênio.* Definido como o quarto estágio da matéria, o plasma é produzido a altas temperaturas e em decorrência de um campo eletromagnético. É composto por nuvens de elétrons, íons e moléculas neutras. O sistema de esterilização utiliza o peróxido de hidrogênio como gás substrato. É um processo rápido que ocorre em baixa temperatura. A energia da radiofrequência (RF) ioniza o peróxido, produzindo o plasma, que tem radicais reativos como os hidroperóxidos e as hidroxilas, que interagem com a membrana celular, incapacitando a multiplicação microbiana. Quando a energia é desligada, os radicais se convertem em moléculas de H_2O e O_2 como produtos finais. Requer apenas energia elétrica e usa ampolas de peróxido de hidrogênio para produzir o gás. Trata-se de um método inovador. O plasma destrói os microrganismos, incluindo os endósporos. Apresenta alto custo inicial e processa tecidos e líquidos. Usado para vários tipos de materiais como alumínio, aço inoxidável, vidro, polistireno, polipropileno, neopreno etc., recomenda-se o uso para instrumentos de metal, endoscópios, câmeras de vídeo, desfibriladores, equipamento de terapia por radiação, entre outras aplicações. Disponível no mercado há o sistema Sterrad®, da Johnson's Medical Devices, com três modelos.

▸ **Ácido peracético ($CH_3CO \cdot OOH$).** Esse agente pode ser usado em baixas concentrações (0,001 a 0,2%), possui rápida atividade contra microrganismos, procariotos, inclusive endósporos, fungos e vírus. Considerado desinfetante de níveis intermediário e alto, decompõe-se em produtos não tóxicos (água, oxigênio e peróxido de hidrogênio). É efetivo na presença de matéria orgânica e corrosivo e abrasivo para cobre, latão, aço, bronze, alumínio e materiais galvanizados. O nome comercial do produto é Steris. Tem um ciclo rápido de esterilização (30 a 45 minutos/50 a 55°C), e compatível com grande quantidade de materiais e instrumentos e não tem nenhum efeito tóxico. Usado em equipamentos médicos e de processamento de alimentos, é muito pouco afetado pela presença de matéria orgânica.

▸ **Ozônio (O_3).** Forma altamente reativa do oxigênio, que é gerada quando este é passado através de descargas elétricas de alta voltagem. É frequentemente usado para suplementar o cloro na desinfecção da água. Apresenta a vantagem de ser um microbicida sem contaminantes, porém seu uso em água é mais caro que o cloro, sem atividade residual. Em contrapartida, o ozônio é 50% mais eficaz e pode agir 3.000 vezes mais rápido que o cloro. O uso do ozônio tem crescido muito nos últimos anos como agente antimicrobiano, inclusive na clínica médica e veterinária. Em 1997, cientistas especialistas em alimentos declararam que o ozônio foi reconhecido como seguro (*generally recognized as safe* – GRAS), e atualmente ele é usado e aplicado no saneamento e na desinfecção de alimentos, além da água. O ozônio pode, efetivamente, matar vírus, bactérias, fungos e parasitas, incluindo aqueles que causam deterioração de alimentos ou doenças humanas.

Alcoóis

Promovem a desnaturação de proteínas e desorganização dos lipídios de membrana. São indicados para desinfecção de níveis baixo ou intermediário. Os alcoóis etílico e isopropílico são os principais desinfetantes utilizados em serviços de saúde, podendo ser aplicados em superfícies ou artigos por meio de fricção. Os alcoóis na concentração 60 a 90% são excelentes bactericidas, principalmente para as formas vegetativas. Atuam também sobre células de *Mycobacterium tuberculosis*, sobre alguns fungos e vírus lipofílicos. Sua indicação é para desinfecção de artigos e superfícies, e o tempo de exposição recomendado é de 10 minutos. Como evapora, não é aconselhado imergir os materiais no álcool. É incompatível com acrílicos, borrachas e tubos plásticos, podendo danificar o cimento das lentes dos equipamentos ópticos. Extremamente inflamável, deve ser guardado em áreas ventiladas. As proteínas se desnaturam mais facilmente na presença da água, e por isso as soluções são preparadas em soluções aquosas. Com o uso repetido, pode causar despigmentação da pele e hiperbilirrubinemia neonatal, logo seu uso não é recomendado em berçários. É poluente ambiental, e por sua toxicidade oral, é proibido utilizá-lo em áreas de contato com alimentos.

O álcool etílico possui maior ação germicida, menores custo e toxicidade do que o isopropílico, que, por sua vez, tem maior ação para os vírus hidrofílicos (Figura 3.28).

Metais pesados

Os metais pesados usados em agentes químicos são o selênio, o mercúrio, o cobre, a prata e o zinco.

O nitrato de prata ($AgNO_3$) já foi muito usado para prevenir infecções oftálmicas por gonococos em bebês na hora do parto, mas depois foi substituído por antibióticos. Por sua vez, o sulfato de zinco pode ser usado em colírios. Os compostos mercuriais orgânicos fazem reação com grupos –SH de enzimas, precipitando-as, porém, apesar de bacteriostáticos, não são mais usados por sua alta toxicidade, inclusive com uso proibido pela Anvisa. Entre os compostos que já foram comercializados se encontram mercurocromo (merbromina) e merback (acetomeroctol).

O sulfeto de selênio elimina fungos, incluindo esporos. Preparações contendo selênio são usadas para tratar micoses de pele. A adição desse composto a xampus combate a caspa, que tem como um dos causadores um fungo.

- ### Corantes

Alguns corantes podem ser usados, como o azul de metileno, que inibe o crescimento de algumas bactérias, e o cristal violeta, conhecido como violeta de genciana, que bloqueia a síntese de parede celular, impedindo o crescimento de bactérias gram-positivas (Figura 3.29). Podem também ser usados para tratar infecções por protozoários, como *Trichomonas*, e leveduras, como a *Candida albicans*.

- ### Glucoprotamina

Substância multicomponente, com atividade sinergística, a glucoprotamina atua destruindo a parede e a membrana celular. Resultante da reação de conversão do ácido l-glutâmico com a cocopropileno-1,3-diamina, é uma substância de aspecto similar à cera, não volátil e de fácil solubilidade em água, não teratogênica, não mutagênica e biodegradável. Também não é corrosiva nem tóxica. O espectro de atuação estende-se a todas as classes de bactérias, incluindo as micobactérias, fungos e algumas classes de vírus. Sua concentração de uso é de 0,5 a 1%.

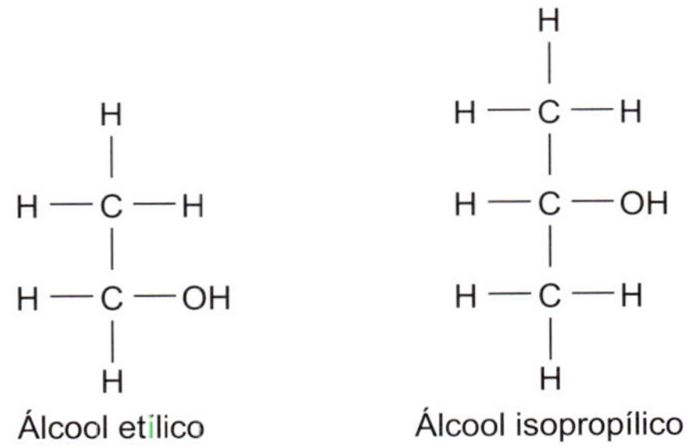

▶ Testes de validação, indicadores químicos e indicadores biológicos

Testes de validação são programas desenvolvidos para assegurar a reprodutibilidade e a confiabilidade do processo, garantindo resultados satisfatórios e segurança. A validação verifica a eficiência do equipamento ou o processo, ou seja, se o equipamento cumpre as especificações para ele exigidas. Os indicadores químicos apenas ajudam a monitorar o processo com as fitas termossensíveis (ver Figura 3.10). Os indicadores biológicos são bactérias empregadas para verificar a eficiência do processo de esterilização colocadas em locais estratégicos. Como exemplo temos o Sterikon® Bioindicator, que emprega o *Bacillus stearothermophilus* para verificar a eficácia da autoclavação (Figura 3.30). Depois dos procedimentos, são colocados em meios de cultura e incubados (Figura 3.31). Não existem testes padronizados com indicadores para todos os métodos de esterilização. O Quadro 3.6 enumera alguns indicadores usados para certos tipos de esterilização.

Figura 3.28 Estrutura química do álcool etílico e do álcool isopropílico. Como antisséptico, é um agente desidratante. Tem maior ação em células vegetativas que em endósporos, e sua eficácia aumenta após diluição a 70% em água.

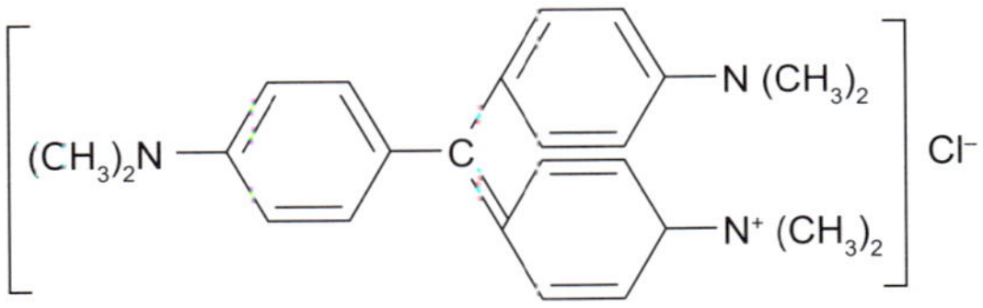

Figura 3.29 Estrutura química da violeta de genciana.

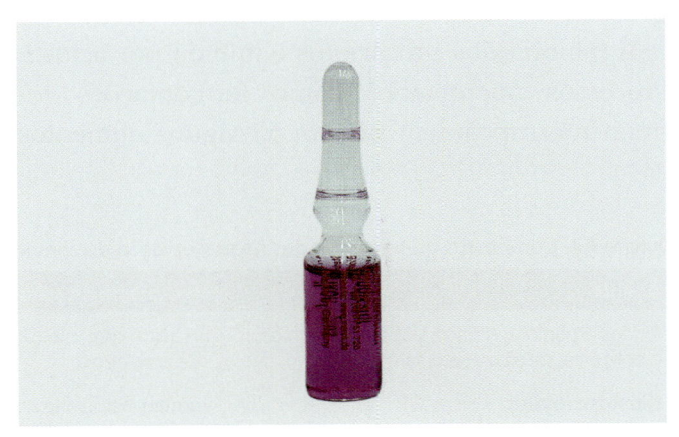

Figura 3.30 Indicador biológico Sterikon® com cultura de *Bacillus stearothermophilus* para monitorar eficácia da autoclavação.

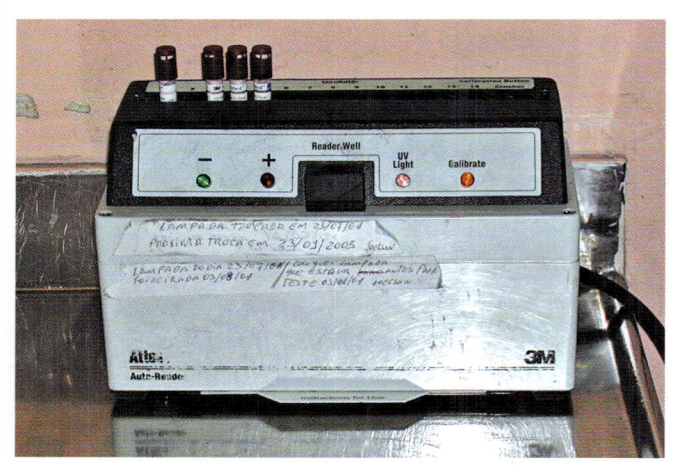

Figura 3.31 Aparelho para incubar as amostras-padrão recolhidas após o processo de autoclavação e colocadas em meio de cultura, Hospital Universitário Clementino Fraga Filho.

▶ Substâncias químicas usadas como preservativos de alimentos

O uso de preservativos químicos nos alimentos é um método para prevenir a decomposição dos alimentos e o crescimento de patógenos.

▪ Ácidos orgânicos

Ácidos acético, cítrico, láctico, propiônico, benzoico, sórbico ou seus sais são efetivos no controle do crescimento microbiano. O ácido propiônico é eficaz contra fungos filamentosos e usado em bolos, cafés e vários tipos de queijos. O ácido acético é efetivo contra fungos e bactérias. Já os benzoatos são muito usados como preservativos em sucos de frutas, geleias, molhos, margarinas etc.

A maioria dos procariotos é inibida por acidez. Processos microbianos como fermentações sofrem interrupção em pH 4 a 5. Alguns alimentos enlatados usam pH menor de 4 a 5 e temperatura de 100°C/10 minutos. Em pH ácido diminui a resistência térmica. Os endósporos de *Clostridium botulinum*, por exemplo, não germinam. Picles e sucos também podem ser colocados a 100°C em pH 3.

▪ Nitratos e nitritos

Combinam-se com prótons e formam ácido nitroso e óxido nítrico, substâncias fortemente oxidantes, desestabilizando proteínas e a membrana. Causam a inibição de várias bactérias, inclusive de *Clostridium botulinum*. Como desvantagem, causa reações com grupos amina e forma nitrosamina (compostos químicos cancerígenos). São usados na "cura" de carnes, como *bacon* e presunto e preservam seu tom vermelho.

▪ Gás sulfeto, metabissulfito, SO_2

Causam a redução de pontes dissulfeto. São usados em sucos, vinhos e frutas secas. O Quadro 3.7 mostra alguns agentes usados na preservação de alimentos.

▪ Adição de sal e açúcar

O meio hipertônico provoca a redução da quantidade intracelular de água. Altas concentrações de açúcares, sais ou outras substâncias criam esse meio que retira a água dos microrganismos por osmose. A perda da água interfere na função da célula e, eventualmente, acarreta a morte celular, embora tenha mais um efeito bacteriostático. Usado para fabricação de picles e outros alimentos, em que a salmoura tem efeito bactericida, exceto se houver contaminação por halófilos. Usa-se NaCl 14 a 25% para curagem de carnes, peixes, e açúcar 50% para frutas em conserva e geleias.

Quadro 3.7 Compostos químicos usados na preservação de alimentos.

Agente	Mecanismo de ação	Uso
Ácidos orgânicos: acético, láctico, propiônico, benzoico, sórbico e seus sais	pH ácido com inibição do crescimento microbiano	Preservação de cafés, bolos, queijos, sucos de frutas, geleias, molhos, margarinas
Nitratos e nitritos	Formam ácido nitroso e óxido nítrico, que são substâncias oxidantes	Preservação de carnes curadas, como presunto e *bacon*
Gás sulfeto, metabissulfito e SO_2	Redução de pontes dissulfeto em proteínas	Preservação de sucos, vinhos e frutas secas

SEÇÃO 2 | PRÁTICA

Ação do calor nas bactérias

Objetivo

Testar diferentes métodos que empreguem o calor no controle do crescimento de formas vegetativas e nos endósporos.

Material

- Autoclave
- Banho-maria
- Pipetas de 2 mℓ
- Bico de Bunsen
- Tubos de ensaio (5 mℓ) com meio de cultura (caldo de carne)
- Bactéria: *Escherichia coli* e *Bacillus subtilis*
- Estufa de incubação.

Procedimentos

Esta prática deve ser feita para os dois microrganismos. Cada grupo escolhe um tipo de bactéria:

- *Escherichia coli*
- *Bacillus subtilis.*

Separar quatro tubos com o meio de cultura estéril e inocular cada um com duas gotas de cultura. Em seguida, os meios inoculados devem ser submetidos às diferentes condições listadas a seguir e incubados por 24 a 48 horas, a 37°C:

- Tubo 1: controle
- Tubo 2: banho-maria, 100°C, 5 minutos
- Tubo 3: banho-maria, 100°C, 20 minutos
- Tubo 4: autoclave, 20 minutos.

Interpretação dos resultados

A *Escherichia coli* foi eliminada após aquecimento em banho-maria a 100°C, por 20 minutos e na autoclave. Pode crescer ainda no tempo de 5 minutos. O *Bacillus subtilis* cresceu no tubo aquecido em banho-maria por 5 e 20 minutos, sendo eliminado apenas após a autoclavação. Esses resultados estão demonstrados na Figura 3.32. A maior resistência ao calor do *Bacillus subtilis* se deve à capacidade de esses microrganismos esporularem.

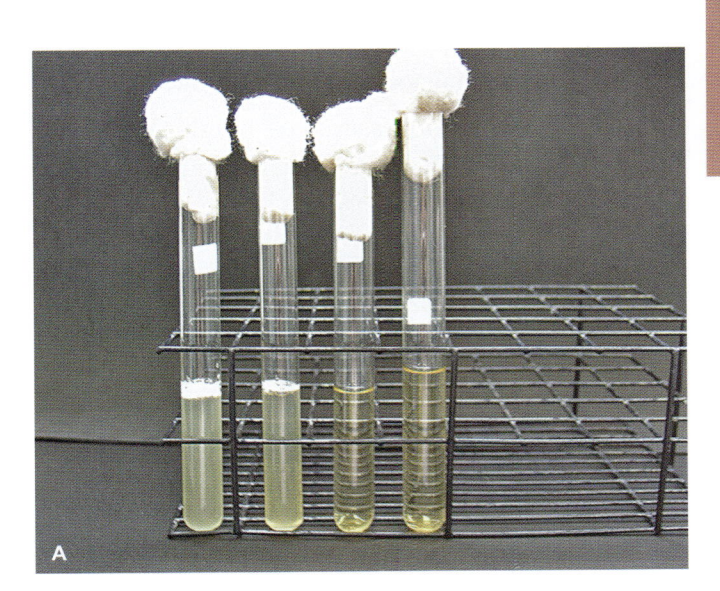

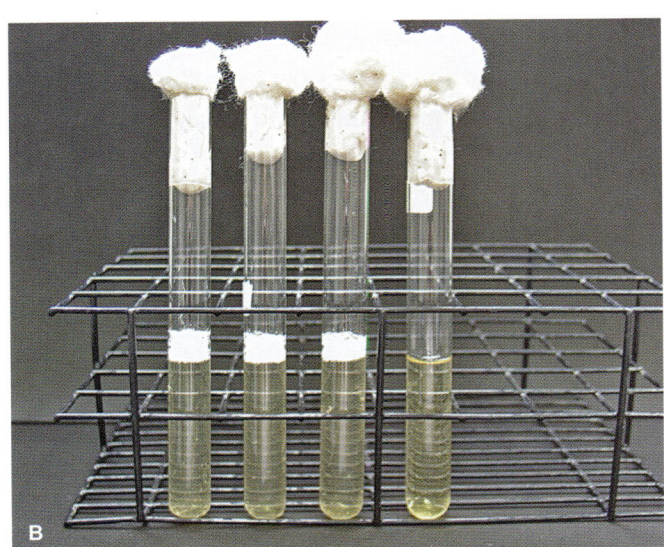

Figura 3.32 A. *Escherichia coli.* **B.** *Bacillus subtilis.* A bactéria *E. coli* cresceu no tubo 1 (tubo-controle) e no tubo 2 (5 minutos de aquecimento), enquanto a *B. subtilis* cresceu nos tubos 1 2 (5 minutos) e 3 (20 minutos). Todas as bactérias foram eliminadas pela autoclave (tubos 4).

Ação de antissépticos

Objetivo

Testar diferentes antissépticos no controle do crescimento de microrganismos.

Material

- Placas de Petri com papel de filtro embebido com *Serratia marcescens*
- Placa de Petri com meio de cultura caldo simples
- Bico de Bunsen
- Estufa de incubação
- Quatro tipos de antissépticos (sugestão: álcool iodado, álcool 70%, água e sabão e água oxigenada 10 volumes).

Procedimentos

Demarcar na placa de Petri com caneta para retroprojetor três regiões distintas: 1, 2 e 3.

- Região 1: pressionar levemente o polegar
- Região 2: pressionar o mesmo polegar no papel de filtro embebido com a cultura de *Serratia marcescens* e, em seguida, pressionar o dedo com a cultura nesta região
- Região 3: lavar o polegar com um dos antissépticos, deixar secar e pressionar na região 3.

Interpretação dos resultados

Na região 1, microrganismos presentes na flora normal do dedo do aluno cresceram. Na região 2, o crescimento corresponde à cultura da *Serratia marcescens*, que produz um pigmento vermelho. Pode acontecer de crescerem também colônias de flora normal. Na região 3, se o antisséptico usado for 100% eficaz, não crescerá nenhum microrganismo. Se não for eficaz, poderão crescer tanto a *Serratia marcescens* como a flora normal, caso esta esteja presente na região 2. A Figura 3.33 mostra alguns possíveis resultados para essa prática.

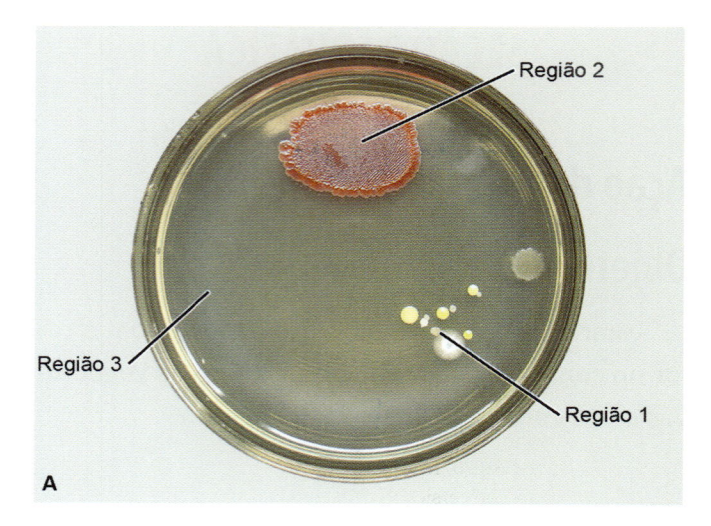

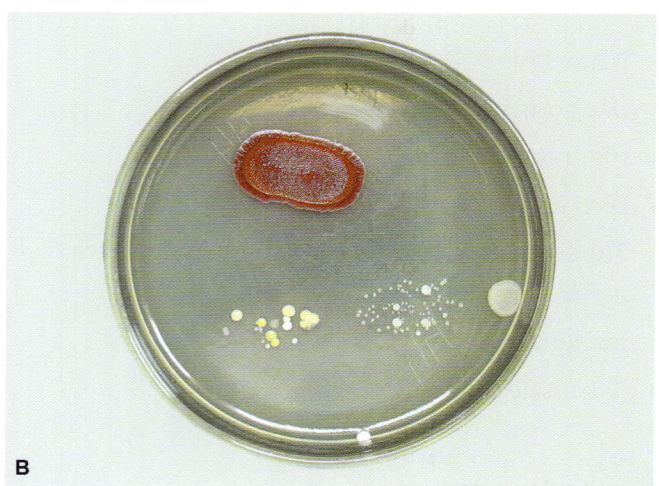

Figura 3.33 Resultados da prática com álcool iodado (**A**) e sabão de coco (**B**) mostrando a maior eficiência do álcool iodado em eliminar os microrganismos. O álcool iodado eliminou tanto os microrganismos presentes na flora normal quanto as células de *Serratia marcescens*, enquanto o sabão de coco eliminou a *S. marcescens*, mas não foi eficaz contra a flora normal. Região 1: flora normal da pele presente no polegar; região 2: cultura pura de *Serratia marcescens*; região 3: polegar após lavagem com antisséptico.

Bibliografia

BLACK G. J. *Microbiologia*: fundamentos e perspectivas. 4. ed. Tradução de Eiler Fritsch Toros. Rio de Janeiro: Guanabara Koogan, 2002.

BRASIL. Ministério da Saúde. Agência Nacional de Vigilância Sanitária. Norma Técnica 001, "Qualidade do ar ambiental interior. Método de amostragem e análise de bioaerossóis em ambientes interiores", contida na Resolução n. 9, em 16/01/2003. Acesso: 9 ago. 2018.

BRASIL. Ministério da Saúde. Agência Nacional de Vigilância Sanitária. Resolução n. 31, de 4 de julho de 2011. Dispõe sobre a indicação de uso dos produtos saneantes na categoria "Esterilizante", para aplicação sob a forma de imersão. Disponível em: <http://portal.anvisa.gov.br/documents/10181/3153249/RDC_31_2011.pdf/b70030a6-9475-4cb2-8050-edc977cf31a3?version=1.0>. Acesso: 29 out. 2018.

BRASIL. Ministério da Saúde. Agência Nacional de Vigilância Sanitária. Resolução n. 33, de 16 de agosto de 2010. Dispõe sobre a proibição de registro de novos produtos saneantes na categoria "Esterilizantes" para aplicação sob a forma de imersão. Acesso: 9 ago. 2018.

BRASIL. Ministério da Saúde. Agência Nacional de Vigilância Sanitária. Resolução n. 51, de 21 de outubro de 2009. Dispõe sobre a comprovação de eficácia de esterilizantes e desinfetantes hospitalares para artigos semicríticos frente à micobactéria *Mycobacterium massiliense* e dá outras providências. *Diário Oficial da União*, de 22 de outubro de 2009. Acesso: 9 ago. 2018.

BRASIL. Ministério da Saúde. Agência Nacional de Vigilância Sanitária. Resolução n. 8, de 27 de fevereiro de 2009. Dispõe sobre as medidas para redução da ocorrência de infecções por Micobactérias de Crescimento Rápido (MCR) em serviços de saúde. Disponível em: <http://portal.anvisa.gov.br/documents/33880/2568070/res0008_27_02_2009.pdf/473af4ef-f628-45ff-b4a2-61074386379a?version=1.0>. Acesso: 9 ago. 2018.

BRASIL. Ministério da Saúde. Agência Nacional de Vigilância Sanitária. Resolução n. 59, de 17 de dezembro de 2010. Dispõe sobre os procedimentos e requisitos técnicos para a notificação e o registro de produtos saneantes e dá outras providências. Disponível em: <http://portal.anvisa.gov.br/documents/33880/2568070/res0059_17_12_2010.pdf/194ebbe3-15ea-4817-b472-f73cc76441c2>. Acesso: 29 out. 2018.

BRASIL. Ministério da Saúde. Agência Nacional de Vigilância Sanitária. Resolução n. 91, de 28 de novembro de 2008. Proíbe o uso isolado de produtos que contenham paraformaldeído ou formaldeído, para desinfecção e esterilização, regulamenta o uso de produtos que contenham tais substâncias em equipamentos de esterilização e dá outras providências. Disponível em: <http://bvsms.saude.gov.br/bvs/saudelegis/anvisa/2008/res0091_28_11_2008.html.> Acesso: 29 out. 2018.

BRASIL. Ministério da Saúde. Agência Nacional de Vigilância Sanitária. *Orientações para os consumidores de saneantes*. 2012. Disponível em: <http://portal.anvisa.gov.br/documents/33920/281967/Cartilha+de+orienta%C3%A7%C3%A3o+para+os+consumidores+de+sanenantes/66163b65-1731-4d5c-b522-ccd146d7a2e1>. Acesso: 9 ago. 2018.

BRASIL. Ministério da Saúde. Agência Nacional de Vigilância Sanitária. *Segurança do paciente em serviços de saúde: limpeza e desinfecção de superfícies*. 2012. Disponível em: <https://www20.anvisa.gov.br/segurancadopaciente/index.php/publicacoes/item/seguranca-do-paciente-em-servicos-de-saude-limpeza-e-desinfeccao-de-superficies>. Acesso: 29 out. 2018.

BRASIL. Ministério da Saúde. Fundação Oswaldo Cruz. Manual da Qualidade. Disponível em: <https://www.ebah.com.br/content/ABAAABDJYAD/incqs-65-3210-007-metodo-diluicao-uso>. Acesso: 29 out. 2018.

BRASIL. Ministério da Saúde. *Processamento de artigos e superfícies hospitalares em estabelecimentos de saúde*. Brasília. 1994. Disponível em: <http://bvsms.saude.gov.br/bvs/publicacoes/superficie.pdf>. Acesso em: 29 out. 2018.

CAMPOS RODRIGUES, E. A.; MENDONÇA, J. S.; AMARANTE, J. M. B.; FILHO, M. B. A.; FRINBAM, R. S.; RITCHTMANN, R. *Infecções hospitalares: prevenção e controle*. São Paulo: Sarvier, 1997. p. 399-434.

LORENA, N. S.; DUARTE, R. S.; PITOMBO, M. B. Infecção por micobactérias de crescimento rápido após procedimentos videocirúrgicos – a hipótese do glutaraldeído. *Rev. Col. Bras. Cir.* (on-line) 2009; 36(3): 266-7

MADIGAN, M. T.; MARTINKO, K.; BENDER, K. S.; BUCKLEY, D. H.; STAHL, D. A. *Microbiologia de Brock*. 14. ed. Porto Alegre: Artmed, 2010.

TORTORA, G. J.; FUNKE, B. R.; CASE, C. L. *Microbiologia*. 10. ed. 2012. Porto Alegre: Artmed. Tradução de A. M. Silva *et al*. Revisão técnica de F. G. Fonseca.

VERMELHO, A. B.; BASTOS, M. C. F.; SÁ, M. H. B. *Bacteriologia geral*. 1. ed. Rio de Janeiro: Guanabara, 2008.

4 Microscopia de Microrganismos

Thaïs Souto-Padrón

SEÇÃO 1 | TEORIA

Introdução

Microrganismos constituem um grupo de seres vivos de dimensões reduzidas e bastante variáveis de acordo com o grupo a que pertencem. Os procariotos (bactérias e arqueas) variam entre 300 nm e 1 μm. Os eucariotos (fungos, algas e protozoários) constituem o grupo mais heterogêneo, variando de 10 μm a 100 μm (célula vegetal). Os vírus, cuja organização estrutural não corresponde a uma célula, variam de 27 nm (bacteriófago φX 174) até 300 nm (poxvírus) de diâmetro. Em 2003, vírus gigantes (da família Mimiviridae, com aproximadamente 500 nm de diâmetro) foram descobertos em amebas. Como era possível observá-los por microscopia óptica utilizando técnicas de coloração de rotina, inicialmente se acreditou tratar-se de bactérias, porém atualmente outras famílias de vírus gigantes já foram descritas, com tamanho variável entre 200 e 1.500 nm.

Levando-se em consideração que um ser humano que enxergue muito bem seja capaz de perceber, a olho nu, estruturas com diâmetro de 0,2 mm, conclui-se que, para a observação dos microrganismos e seus detalhes, são necessários microscópios. Dependendo do tipo de análise, bactérias, protozoários e algas podem ser observados ao microscópio óptico ou de luz. Já para as partículas virais (com exceção dos vírus gigantes), o microscópio eletrônico é o único equipamento capaz de desvendar sua estrutura (Figura 4.1).

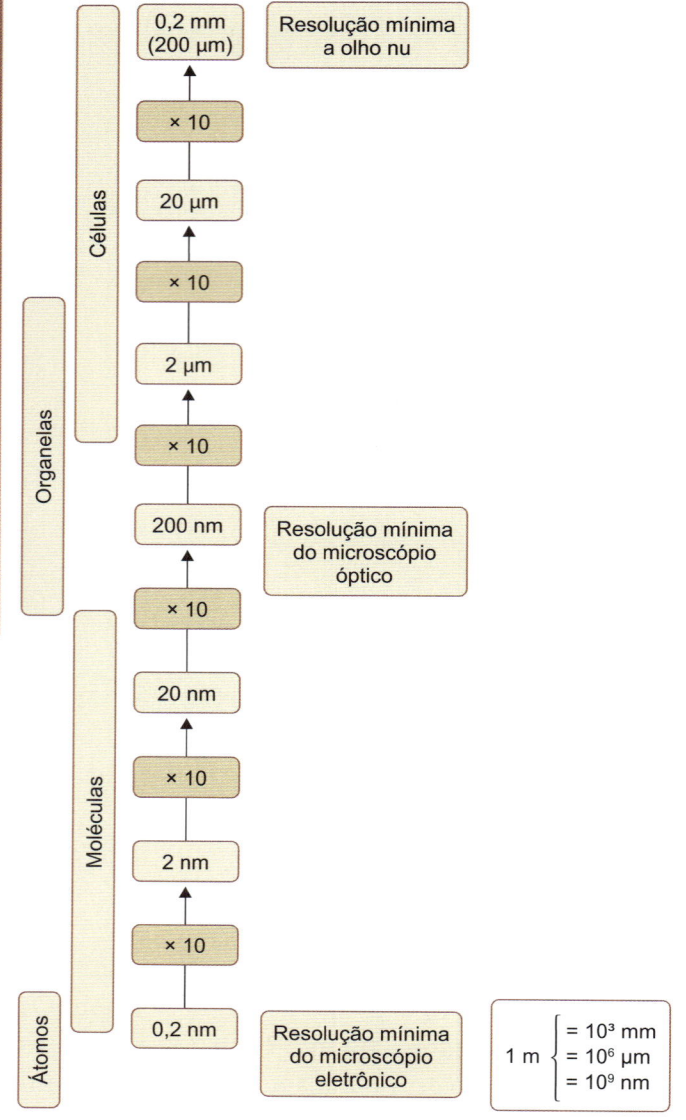

Figura 4.1 Poder de resolução. A escala indica diferentes objetos que podem ser resolvidos (distinguidos) a olho nu e por diferentes tipos de microscópios.

Microscópio óptico ou de luz

O microscópio de luz utiliza a luz visível ou a luz ultravioleta para gerar a imagem de um objeto que normalmente está colocado sobre uma lâmina de vidro. A luz visível é formada pela associação de um conjunto de radiações eletromagnéticas que possuem comprimento de onda entre 380 e 750 nm (Figura 4.2). Como uma dada radiação não pode exibir detalhes estruturais menores que o seu comprimento de onda, o limite de resolução de um microscópio de luz é de aproximadamente

0,5 μm, o que permite a observação de células e até de organelas como núcleo, cloroplasto e mitocôndria. Organelas ou detalhes de estruturas menores do que 0,5 μm são impossíveis de serem resolvidos (distinguidos) ao microscópio de luz, devido à interação da luz branca com o objeto, como será descrito mais adiante.

A maioria dos microscópios atuais é capaz de fornecer um aumento final de até 1.200 vezes, dependendo da sua configuração (tipo de lentes e de condensadores) (Figura 4.3). No entanto, não é suficiente apenas ampliar uma imagem, é necessário também poder resolver (distinguir) pequenos detalhes de uma estrutura. A resolução é a capacidade que um sistema óptico tem de distinguir objetos separados por pequenas distâncias. Define-se como limite de resolução a distância mínima entre dois objetos a partir da qual estes podem ser vistos como entidades individualizadas. O limite de resolução de um microscópio depende do comprimento de onda da radiação eletromagnética utilizada na iluminação do objeto e da abertura numérica do sistema de lentes, que, em termos mais simples, é a capacidade da lente objetiva de captar a luz que passa pelo objeto.

O limite de resolução do microscópio de luz é de aproximadamente 0,2 μm e é conseguido pela seguinte fórmula:

$$D = \frac{0,61\,\lambda}{NA}$$

Nela, D é o limite de resolução, ou seja, a menor distância entre dois detalhes separáveis; λ, o comprimento de onda da luz visível cujo valor mais comumente utilizado é 0,5 μm; e NA, a abertura numérica (Figura 4.4).

A abertura numérica é definida pela fórmula:

$$NA = \eta\ \text{sen}\ \alpha$$

Nela, α corresponde à metade do ângulo de abertura, que é aquele que possui seu vértice no ponto em que o eixo óptico do microscópio encontra o objeto e é formado pelos raios extremos que ainda podem penetrar a objetiva. O maior valor de α é 90°, quando o seno de α é igual a 1. Define-se η como o índice

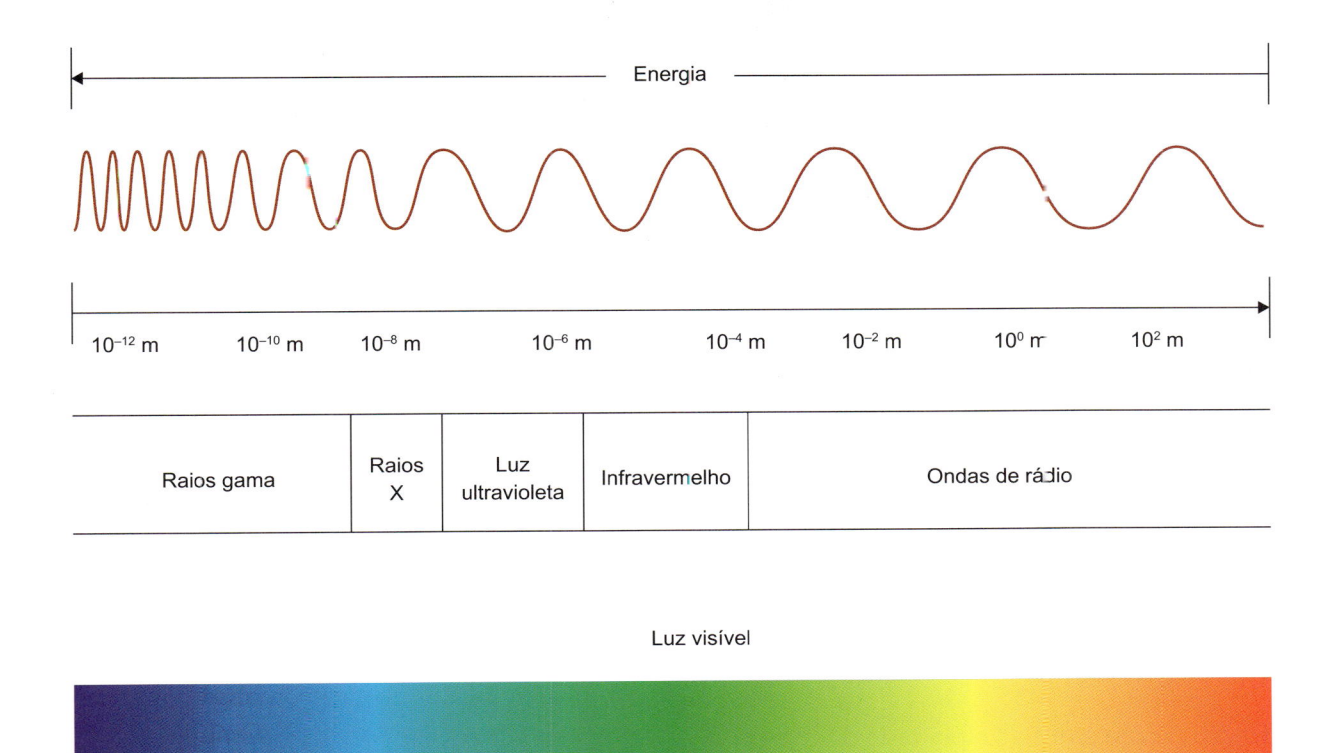

Figura 4.2 Espectro das radiações eletromagnéticas. Dentro do espectro eletromagnético, existem diversas categorias de radiações com diferentes comprimentos de onda e níveis de energia. A luz visível é formada por comprimentos de onda que vão de 380 nm (luz azul) até 750 nm (luz vermelha). A luz visível e a ultravioleta são utilizadas em microscopia óptica.

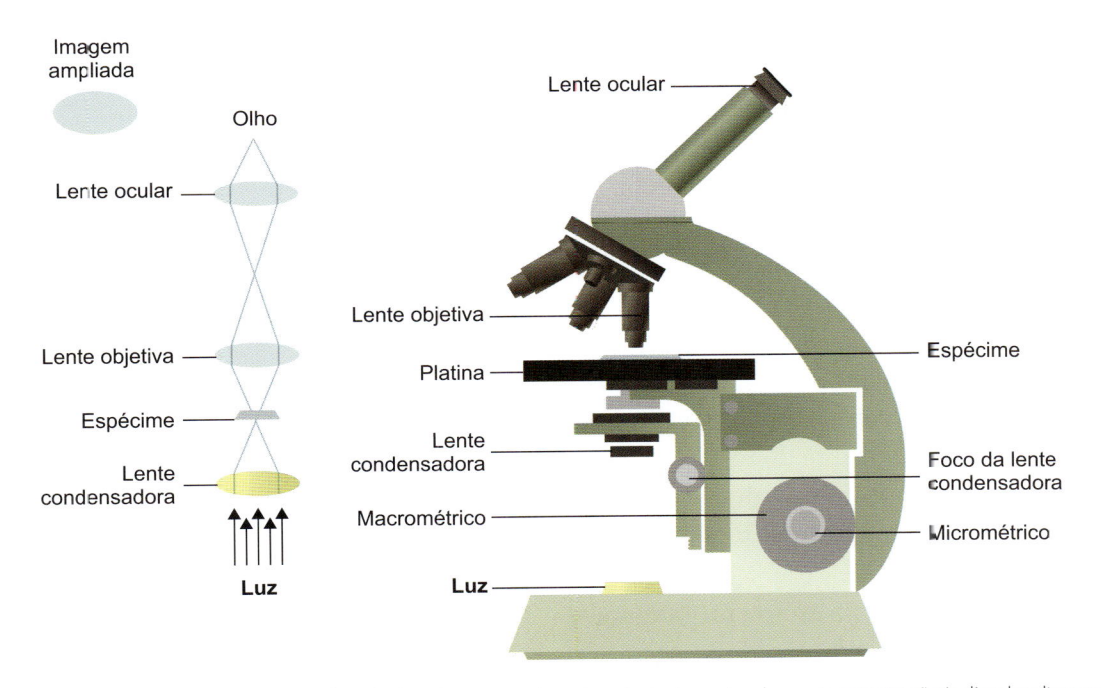

Figura 4.3 Esquema simplificado de um microscópio óptico de campo claro. As principais partes do equipamento são indicadas diretamente na figura.

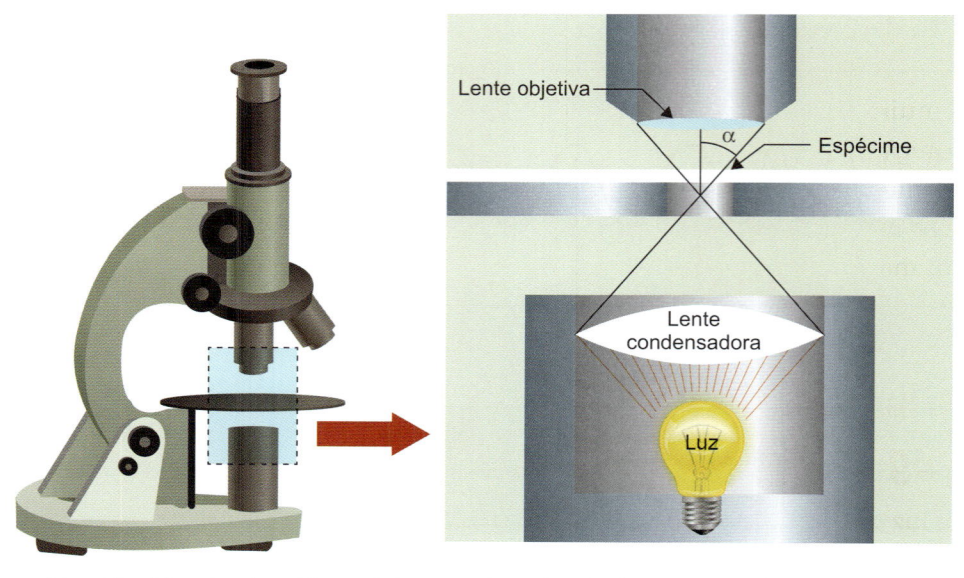

Figura 4.4 Abertura numérica. A luz é focada sob o objeto pela lente condensadora. Após atravessar o objeto, a luz é então coletada pela lente objetiva. A abertura numérica é determinada pelo ângulo do cone de luz que entra na lente objetiva (α) e pelo índice de refração do meio intercalante, que pode ser ar ou óleo.

de refração (razão entre a velocidade da luz em um determinado meio e a velocidade da luz no vácuo) do meio intercalante, que é o espaço que a luz tem de percorrer depois que deixa o objeto até alcançar a lente objetiva. Quando se utiliza uma lente seca, ou seja, o ar é o meio intercalante, η = 1, mas, quando são utilizadas lentes de imersão, como as que usam óleo, η = 1,4, pois o índice de refração do óleo é mais elevado que o do ar (Figura 4.5). Na verdade, o índice de refração do óleo de imersão é próximo ao do vidro utilizado na confecção das lâminas histológicas que servem de suporte aos diversos tipos de objetos a serem analisados.

Se fizermos um ensaio rápido utilizando a fórmula do cálculo do limite de resolução, para ver a importância da abertura numérica na qualidade da imagem, poderemos observar que, utilizando uma mesma lente objetiva com valor de seno de α igual a 1, vemos que, para uma lente seca cujo índice de refração do ar é igual a 1, o limite de resolução será igual a 0,3 µm, enquanto para a lente de imersão em óleo, cujo índice de refração é 1.515, o limite de resolução será de 0,22 µm.

Desta maneira, a observação de microrganismos como fungos, protozoários e algas pode ser feita com objetivas secas. No entanto, para observação de detalhes da estrutura desses microrganismos ou

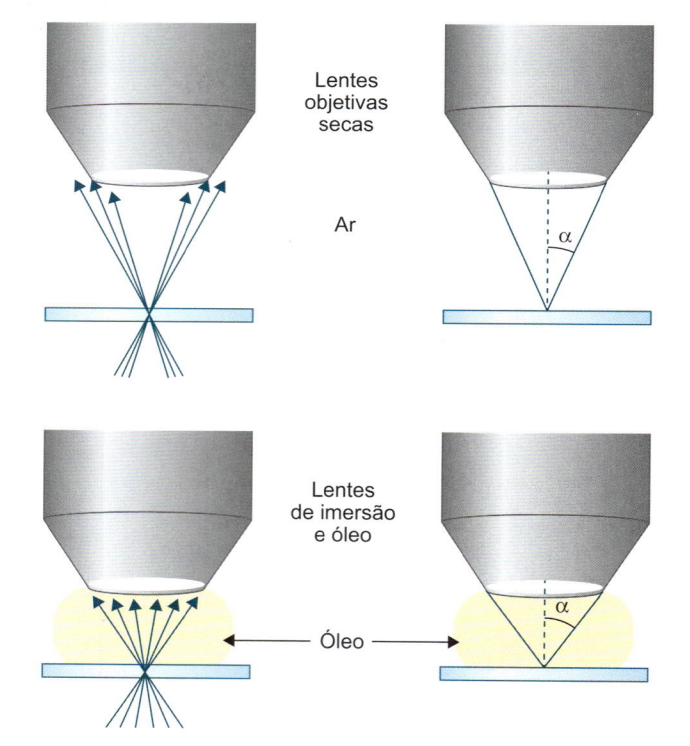

Figura 4.5 Lentes de imersão e resolução. Nesta ilustração, vemos que a luz que atravessa a lâmina de vidro e o objeto a ser analisado sofre um desvio (refração) causado pela diferença no índice de refração do ar em relação ao do vidro. Alguns raios se perdem para fora da abertura da lente objetiva. Além disso, o ângulo α será menor, diminuindo o poder de resolução. Quando se utiliza uma lente de imersão em óleo, dois fenômenos ocorrem: (a) a distância focal da objetiva é menor (a lente praticamente encosta no objeto), o que aumenta sensivelmente o ângulo α; (b) com o uso do óleo de imersão como meio intercalante, os raios luminosos não sofrem desvios, aumentando a qualidade da imagem.

para a observação de bactérias é necessário o uso de lentes objetivas de imersão.

Outro termo muito utilizado em microscopia é o poder de resolução, que nada mais é que uma grandeza inversamente proporcional ao limite de resolução. Quanto menor o limite de resolução do seu microscópio, maior será seu poder de resolução, e vice-versa.

Trajetória da luz no microscópio óptico | Vantagens e desvantagens

A trajetória da luz em um microscópio óptico não corresponde exatamente ao modelo teórico fundamentado nos estudos de óptica geométrica. A luz cria diferentes rotas decorrentes da sua interação com tipos distintos de materiais que pertencem aos microscópios (lentes, aberturas, anéis de difração, espelhos) ou não (lâminas, o próprio objeto a ser examinado, o tipo de meio intercalante). As interações, elucidadas na Figura 4.6, podem ser definidas como:

- *Transmissão*: quando a luz pode ser transmitida através de um objeto
- *Reflexão*: quando a luz branca incide sobre um objeto, alguns ou um único comprimento de onda pode não penetrar o objeto sendo refletido, determinando sua cor
- *Difração*: quando a luz é quebrada em diferentes comprimentos de onda após atravessar orifícios muito reduzidos denominados aberturas

- *Absorção*: quando o objeto absorve a luz total ou parcialmente. Alguns materiais podem absorver um determinado comprimento de onda (excitação) para, então, emitir luz visível (emissão) com um comprimento de onda maior e com menos energia que a energia de excitação. Nesse caso, estamos diante do fenômeno de *fluorescência*
- *Refração*: quando a luz sofre desvios ao passar através de meios com densidades diferentes ou de diferentes formas de lentes de vidro.

As interações da luz com as lentes dos microscópios causam distorções na imagem formada do objeto que quase sempre são percebidas pelo observador como falta de foco ou definição final da imagem. As distorções mais clássicas da microscopia óptica são chamadas de "aberrações" e ocorrem por diferenças no plano de foco do feixe de luz paralela que entra pelas lentes do microscópio (Figura 4.7). As aberrações cromáticas são derivadas dos diferentes planos de foco de cada um dos comprimentos de onda que formam a luz branca (Figura 4.7A). As aberrações esféricas são causadas pelo formato das lentes que desviam certos componentes do feixe luminoso, provocando diferentes planos de foco (Figura 4.7B). A curvatura de campo faz com que a imagem de um objeto plano seja curva, ou seja, um objeto terá foco apenas na região central. É necessário girar o botão micrométrico para ver as regiões periféricas em foco. Esse

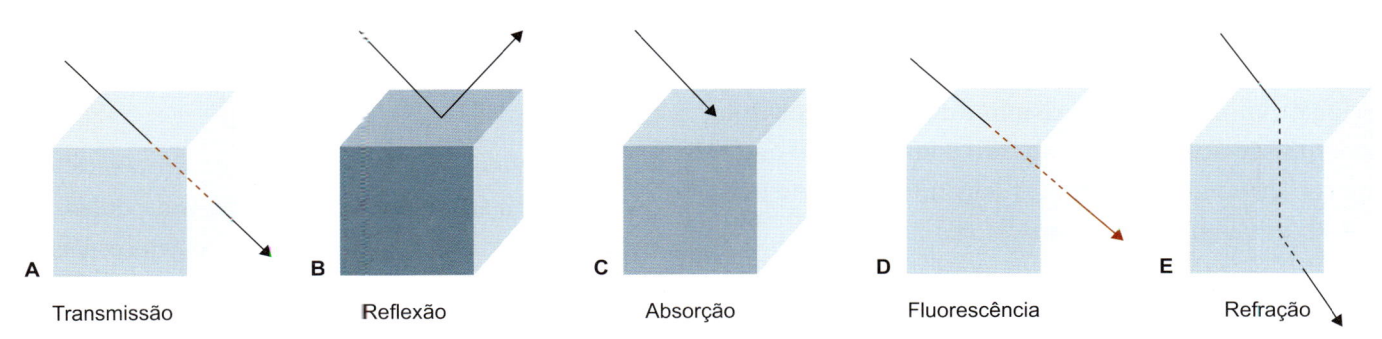

Figura 4.6 Interação da luz com objetos de composição diferente. **A.** A luz pode ser transmitida através de um objeto. **B.** A luz pode ser refletida por um objeto (neste exemplo, a luz branca é totalmente refletida, e o objeto aparece em branco). **C.** A luz pode ser absorvida pelo objeto, criando a cor negra. **D.** A luz pode ser absorvida e reemitida em um comprimento de luz maior que o incidente, gerando a fluorescência. **E.** A luz, ao passar por determinados tipos de objetos, pode sofrer refração, ou seja, pequenos desvios de rota. Esse tipo de interferência é utilizado nos microscópios para gerar o aumento das suas lentes.

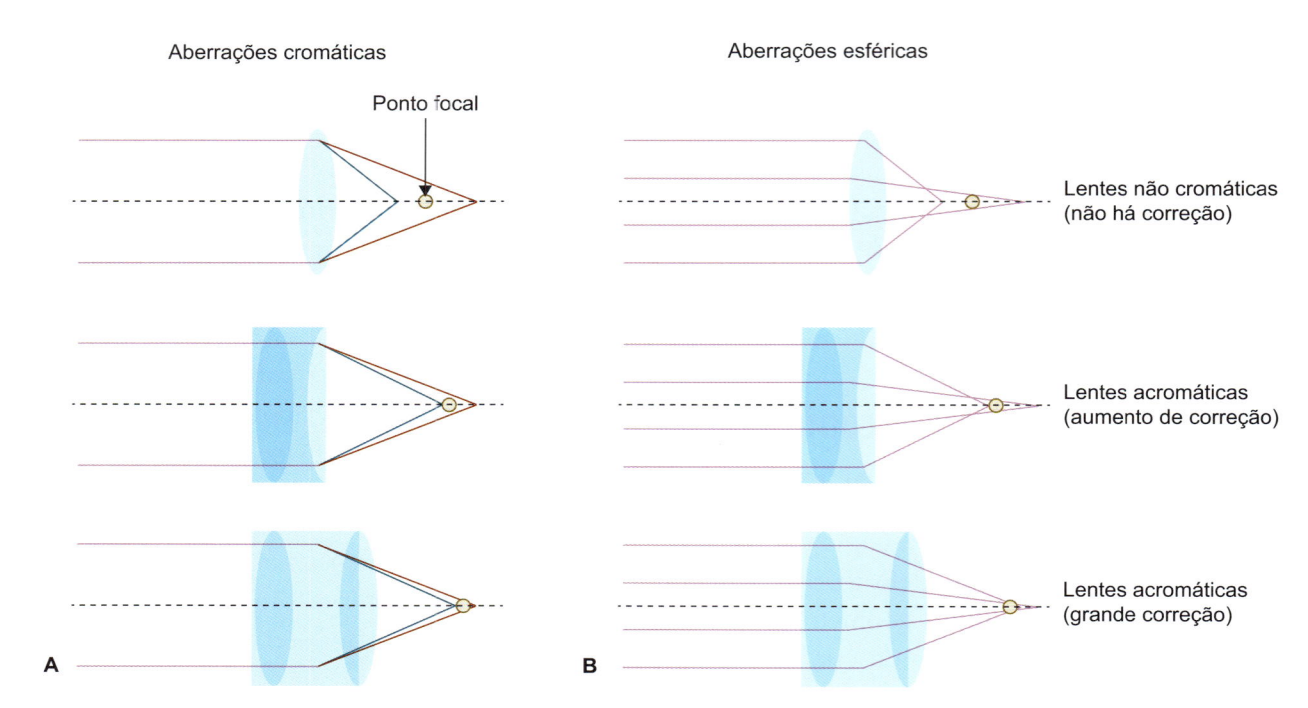

Figura 4.7 Refração da luz nas lentes do microscópio óptico. Em virtude do formato e da composição das lentes de um microscópio, a luz do feixe luminoso pode sofrer diferentes desvios, criando o aumento ou corrigindo as aberrações geradas durante a interação da luz com os objetos a serem observados. Em **A**, observamos o comportamento de dois comprimentos de onda diferentes quando atravessam uma lente convexa-convexa. O plano de foco da luz de maior comprimento de onda (vermelho) é mais distante que o plano de foco da luz de menor comprimento de onda (azul), o que gera a aberração cromática. Em **B**, vemos o comportamento do feixe luminoso criando a aberração esférica e a utilização de lentes especiais para sua correção. A luz que passa pela periferia da lente (raios marginais) possui um plano focal mais próximo à lente que os raios que passam pelo centro da lente (raios axiais). Diferentes tipos de lentes são então utilizados para efetuar a correção necessária para que os diferentes raios se encontrem no mesmo plano focal. O tipo de correção oferecido pelas lentes acromáticas e apocromáticas pode ser facilmente observado.

tipo de aberração não impede a observação direta, porém impossibilita a aquisição de imagens de boa qualidade.

Aberrações são corrigidas com o uso de lentes compostas formadas por até 10 lentes inseridas no corpo de uma lente objetiva, onde são combinados formatos e materiais diferentes para que se façam as correções necessárias (Figura 4.8). A correção das aberrações reflete-se no preço final de uma lente objetiva, e para isso existem diferentes tipos que podem ser utilizados de acordo com a necessidade de cada tipo de trabalho. Os seguintes tipos de lentes objetivas podem ser encontrados:

- *Acromática*: apresenta a melhor correção da aberração cromática para a região central do espectro de luz visível. São satisfatórias para a observação direta, pois nosso olho é mais sensível exatamente ao comprimento de onda verde

- *Semiacromática*: é também chamada de fluorita, pois tem esse m-seaterial em sua composição

- *Apocromática*: faz a correção da aberração cromática sobre todo o espectro visível

- *Planacromática*: apresenta correção equivalente à das acromáticas e correção de curvatura de campo

- *Planapocromática*: apresenta correção equivalente à das apocromáticas e correção de curvatura de campo.

As objetivas são identificadas por uma série de códigos impressos no corpo de cada uma delas, os quais fornecem todas as informações necessárias para se escolher a melhor para observação de diferentes amostras (Figura 4.9).

A observação de amostras biológicas ao microscópio óptico necessita, na maioria dos casos, de algum método que aumente o contraste do material, que é normalmente muito translúcido. Isso pode ser feito utilizando-se colorações ou alguns tipos especiais de microscópios ópticos com maneiras diferentes de tratar o feixe luminoso, que gerem contrastes em diferentes áreas do material biológico.

Os microscópios ópticos com sistemas de contraste possibilitam a observação de células vivas, o que normalmente não pode ser feito após a coloração, pois os métodos de coloração exigem a fixação química das amostras, causando morte celular.

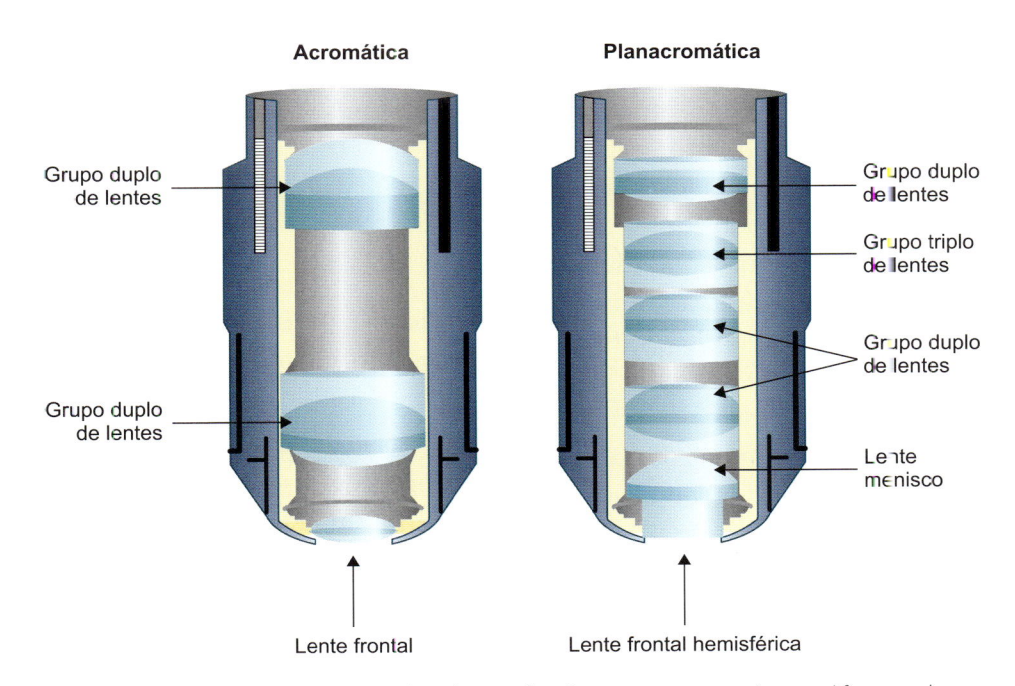

Figura 4.8 Constituição das lentes objetivas. Em um microscópio óptico, elas são compostas por números diferentes de pequenas lentes inseridas no seu interior. É importante notar também que, além do número de lentes, sua composição, o formato de cada uma delas e o espaço entre cada grupo de lentes variam para gerar desvios do feixe luminoso (refração), corrigindo os diferentes tipos de aberrações.

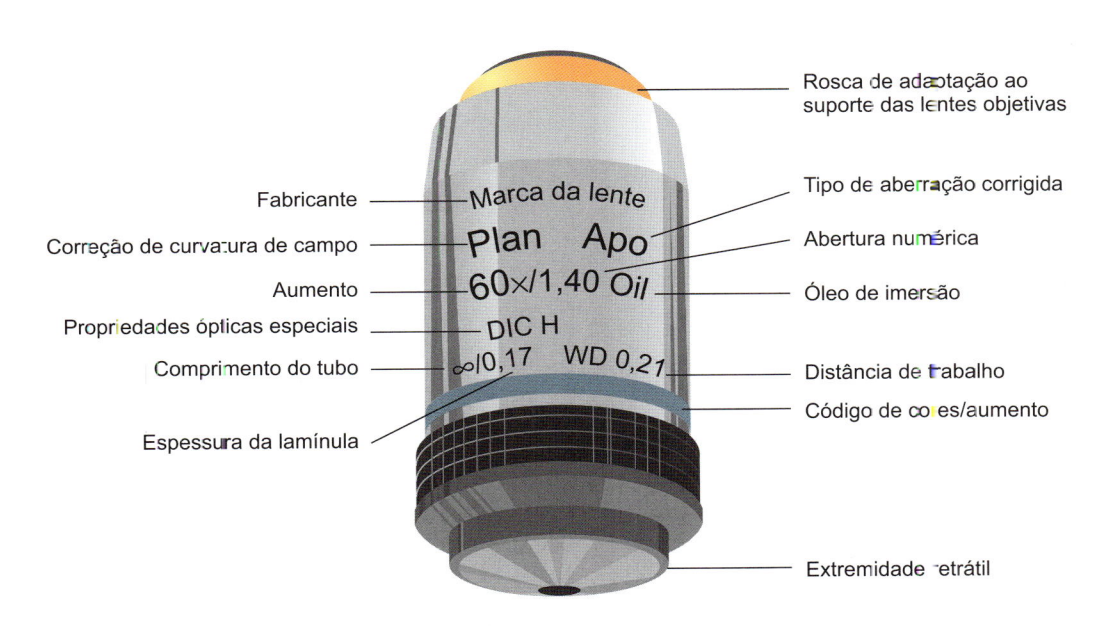

Figura 4.9 Especificações encontradas no corpo de uma objetiva do microscópio óptico.

Tipos de microscópios ópticos e sua aplicação na observação de microrganismos

Microscópio óptico composto de campo claro

O microscópio óptico composto de campo claro é o mais utilizado para a observação de microrganismos. No entanto, a observação de material biológico nele exige a utilização de métodos de coloração (simples ou diferencial). É claro que a qualidade da imagem, mesmo corada, visualizada ao microscópio de campo claro vai depender muito do tipo de lentes que foram adaptadas a esse aparelho. Para a observação de microrganismos indica-se o uso de lentes de 10×, 40×, 63× e 100× e lentes oculares de 10× de aumento. De preferência, as lentes devem ter NA de valores altos, por exemplo, 0,95 para objetivas secas e 1,4 para objetivas de imersão em óleo.

A observação de amostras biológicas ao microscópio de campo claro, conforme citado anteriormente, deve ser feita após algum tipo de coloração da amostra utilizando diversos tipos de corantes. Basicamente, existem corantes simples e corantes específicos que são utilizados para distinguir diferentes tipos de material (lipídios, carboidratos ou proteínas) ou associação de diferentes materiais (Figura 4.10).

Precedendo à coloração propriamente dita, é necessária a confecção de lâminas com os microrganismos a serem analisados. Os microrganismos são, na maioria das vezes, colocados sobre as lâminas de maneira concentrada, formando um esfregaço. Os cuidados com a preparação do esfregaço serão descritos a seguir.

▶ Preparo para as colorações

Embora seja um método simples e de rápido preparo, é necessário o conhecimento de algumas regras básicas para que as amostras tenham boa

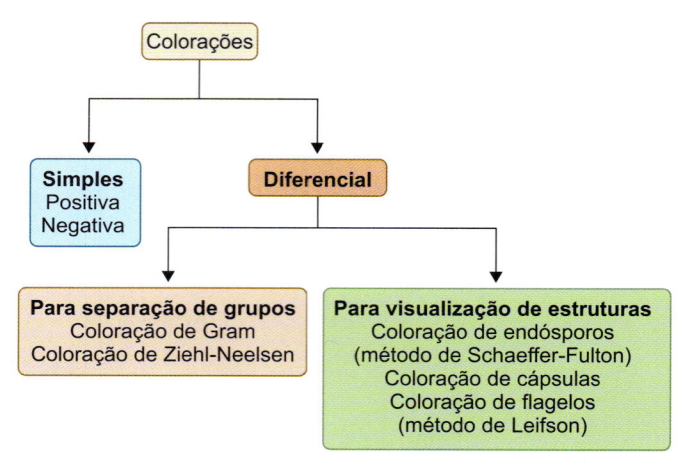

Figura 4.10 Tipos de colorações utilizadas em microscopia óptica.

qualidade, permitindo boa coloração, observação ou mesmo a obtenção de imagens ou fotomicrografias.

▶ **Preparo das lâminas de vidro.** A limpeza das lâminas histológicas é imprescindível para a confecção de um bom esfregaço. Elas devem estar completamente livres de gordura, e para isso são normalmente lavadas com água e sabão, enxaguadas exaustivamente em água e deixadas em um recipiente com etanol a 95%. Antes da utilização, as lâminas devem ser retiradas do recipiente com uma pinça e secas com papel-toalha ou pano bem macio que não solte fiapos (p. ex., tecido de algodão do tipo fralda).

▶ **Preparo do esfregaço.** Microrganismos podem ser cultivados em meio líquido ou sólido, e para isso as amostras que serão utilizadas para fazer o esfregaço devem ser manipuladas de forma diferente. Se os microrganismos estiverem sendo cultivados em meio líquido e apresentarem uma boa taxa de crescimento, deve-se retirar do tubo de cultura, com o auxílio de uma alça de platina, 1 a 3 gotas de meio e colocar sobre uma lâmina previamente limpa. Se a cultura não tiver uma grande quantidade de células, pode-se separar, em um tubo de ensaio, alguns mililitros da cultura, centrifugar e ressuspender em menor quantidade de meio. Caso os microrganismos estejam em meio sólido, deve-se colocar previamente 1 a 2 gotas de solução salina estéril sobre a lâmina de vidro previamente limpa, recolher com a alça de platina uma pequena porção do crescimento de microrganismos e diluir na gota de salina, espalhando as células com movimentos circulares. A concentração de células não deve ser excessiva em nenhum desses casos descritos. O esfregaço deve secar completamente. Atenção: não se deve assoprar sobre o esfregaço ou balançar a lâmina ao ar, pois outros microrganismos podem contaminar a amostra.

▶ **Fixação pelo calor**. Para fixar perfeitamente as células sobre a lâmina de vidro, é necessário aquecê-la, fazendo, então, a fixação do esfregaço pelo calor e evitando que os microrganismos sejam perdidos durante as colorações e sucessivas lavagens. A fixação pelo calor pode ser feita passando-se a lâmina de vidro contendo o esfregaço seco ao ar 3 vezes sobre a chama do bico de Bunsen (Figura 4.11).

▶ Coloração simples

Pode ser positiva ou negativa, conforme descrito a seguir.

■ Coloração simples positiva

Este tipo de coloração utiliza apenas *um único corante* para constatação da presença de microrganismos em alguma amostra ou substrato (Figura 4.12). É baseada na utilização de corantes carregados positivamente que se ligam às cargas negativas da superfície de células e de material nucleico.

No Quadro 4.1 encontram-se descritos os corantes simples mais utilizados.

Para protozoários utiliza-se muito a coloração de Giemsa. O corante é comprado concentrado e deve ser diluído em água para uma concentração

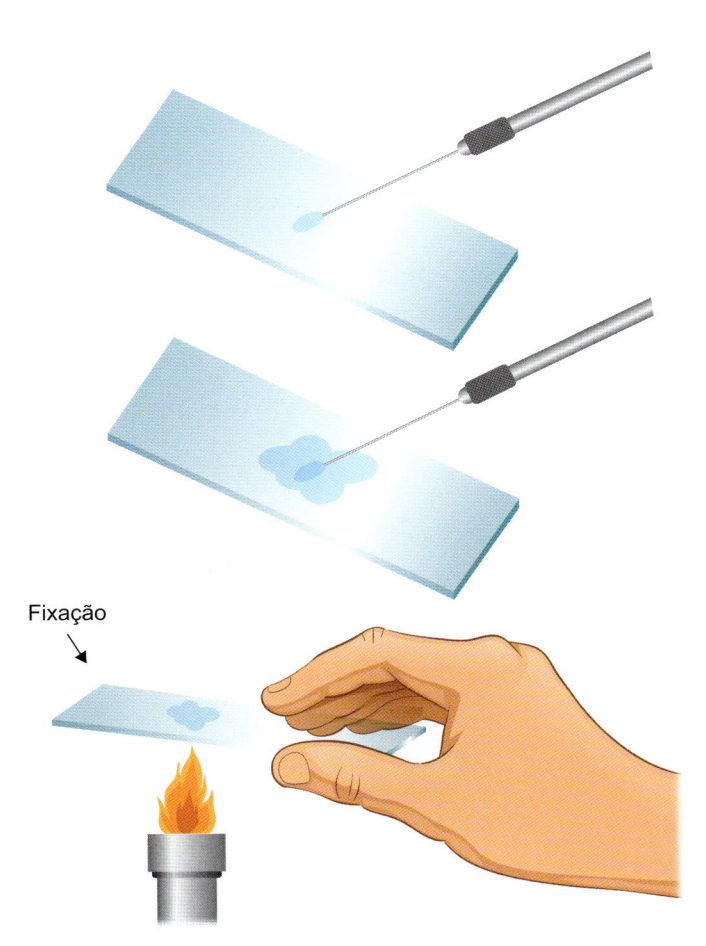

Fixação

Figura 4.11 Etapas do preparo do esfregaço para coloração em microbiologia.

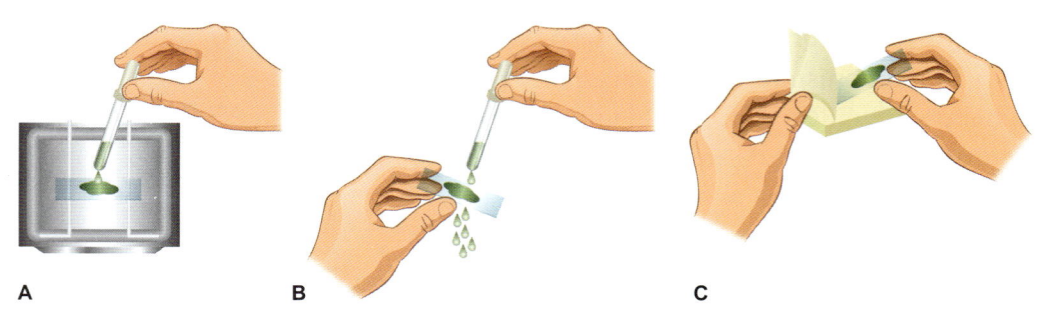

Figura 4.12 Coloração simples positiva.

Quadro 4.1 Corantes utilizados em coloração simples positiva.

Tipo de corante básico	Incubação
Azul de metileno	1 a 2 min
Cristal violeta	20 a 60 s
Carbolfucsina	15 a 30 s

de 20%. Deve-se aplicá-lo como descrito na Figura 4.12. Esse tipo de coloração permite apenas a visualização da forma do protozoário, o que em alguns tipos de estudo já é suficiente para determinar a forma evolutiva que se está observando ou mesmo separar diferentes gêneros (Figura 4.13).

▪ Coloração simples negativa

Neste caso, o corante é acídico e repelido pela carga negativa da superfície de células. A lâmina de vidro sobre a qual está o material ficará corada enquanto o microrganismo aparecerá mais claro, dando a ideia de um negativo fotográfico (Figura 4.14). Esse tipo de coloração tem sido muito utilizado para a demonstração de cápsulas mucoides que envolvem algumas espécies de bactérias. Para esse tipo de coloração podem ser utilizadas tanto a tinta nanquim quanto a nigrosina. Como elas não penetram no microrganismo, a coloração deve ser feita misturando-se o microrganismo diretamente ao corante sem aquecimento, o que poderia danificar o material capsular que é extremamente hidratado. É interessante notar que a aplicação dessa técnica a qualquer tipo fornece a melhor qualidade de preservação estrutural, uma vez que o material não é seco ao ar nem fixado à lâmina pelo calor, o que causa comprovadamente alterações conformacionais. No caso da detecção de cápsulas, a coloração negativa é importante, pois evita a solubilização do material capsular, que é solúvel em água, durante

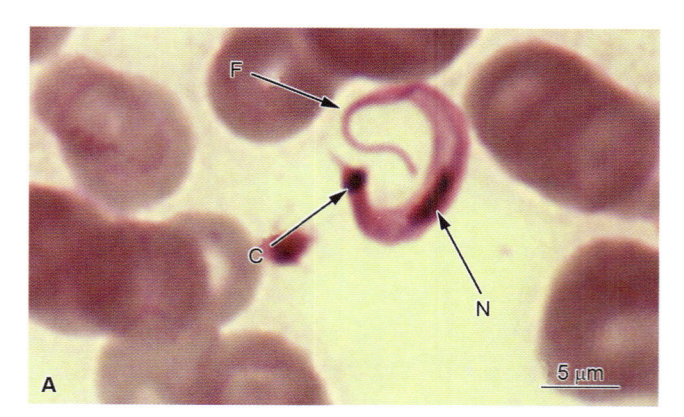

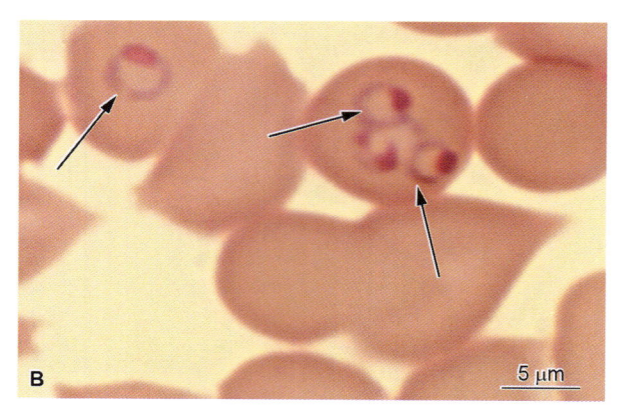

Figura 4.13 Coloração simples positiva. **A.** Esfregaço da forma tripomastigota do *Trypanosoma cruzi* corada pelo corante de Giemsa. A coloração mostra estruturas do parasito, como o cinetoplasto (*C*), o núcleo (*N*) e o flagelo (*F*), cujas forma e localização servem para a diferenciação entre as diferentes formas evolutivas do parasito. **B.** Esfregaço de sangue humano corado pelo corante de Giemsa para identificação de trofozoítos jovens de *Plasmodium falciparum* no interior de hemácias (*setas*).

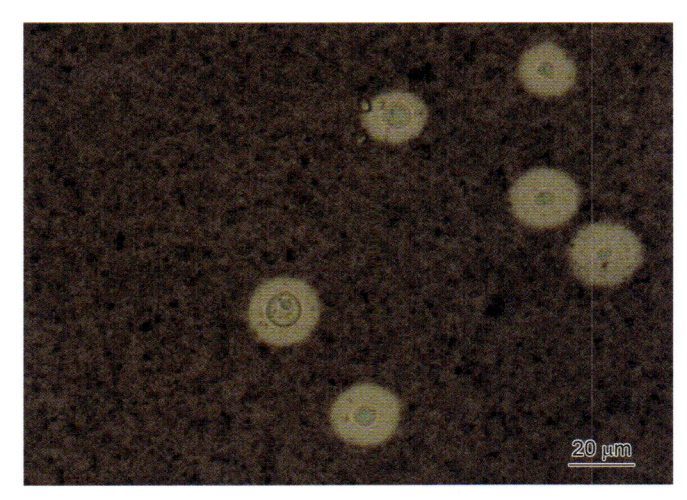

Figura 4.14 Coloração negativa do fungo *Cryptococcus neoformans* utilizando a tinta nanquim. Nota-se que o fundo da lâmina se apresenta mais escuro que o microrganismo. (Foto: Leonardo Nimrichter.)

os processamentos rotineiros de coloração com outros corantes. A presença de cápsula em bactérias está normalmente associada à virulência, pois a protege contra adesão, fagocitose e destruição por células do sistema imune, como macrófagos.

A tinta nanquim deve ser utilizada na concentração em que é comprada, enquanto a nigrosina deve ser preparada segundo este protocolo:

- Dissolva 10 g de nigrosina em 100 mℓ de água destilada
- Ferva durante 10 minutos; deixe esfriar

- Adicione 0,5 mℓ de formaldeído a 37% (formalina).
- O material poderá ser analisado entre lâmina e lamínula ou seco ao ar, utilizando a objetiva de imersão (Figura 4.15).

▶ Coloração diferencial

Neste tipo de coloração são empregados dois corantes contrastantes que vão gerar colorações diferentes em grupos distintos de bactérias. As colorações diferenciais são utilizadas para: (a) separação de diferentes grupos de bactérias; (b) visualização de estruturas particulares de alguns grupos de bactérias. No primeiro caso, as duas colorações diferenciais mais utilizadas para classificação de bactérias são o método de Gram e a coloração de resistência ao álcool-ácido (Ziehl-Neelsen). No segundo caso, podemos citar a coloração de endósporos, também conhecida como técnica de Schaeffer-Fulton, o método de Leifson para coloração de flagelos e a coloração de cápsulas. Nesse tipo de coloração os corantes se ligam somente a determinadas porções de uma célula, facilitando sua identificação.

■ Coloração de Gram

Desenvolvida em 1884 pelo bacteriologista Hans Christian Gram, é a coloração diferencial mais utilizada em bacteriologia. Ela separa as bactérias em

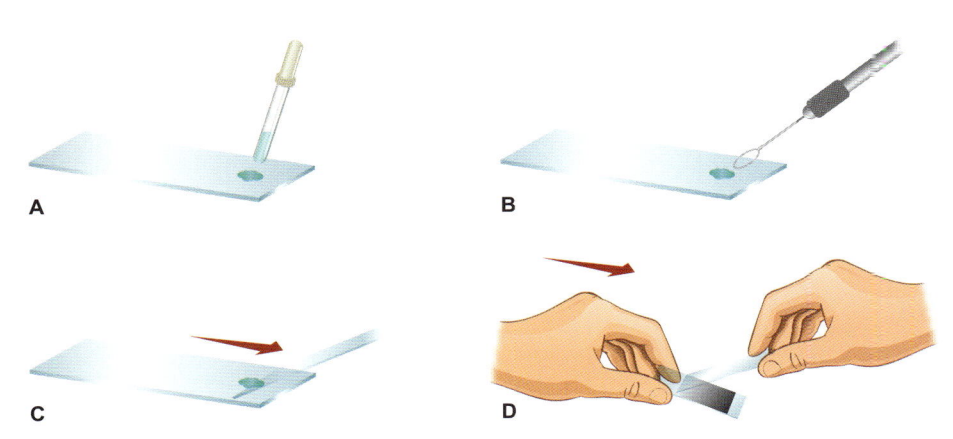

Figura 4.15 Sequência de procedimentos utilizados na coloração negativa para bactérias. **A.** Coloque uma gota de nigrosina ou tinta nanquim em uma das extremidades da lâmina. **B.** Recolha do meio de cultura um inóculo com a alça de platina e misture à gota de corante. **C.** Coloque uma outra lâmina sobre a mistura das células e corante e deixe que o material se espalhe na extremidade da lâmina inclinada. **D.** Deslize a lâmina inclinada sobre a outra lâmina, espalhando as células e o corante de maneira uniforme.

dois grandes grupos: as gram-positivas (Gram⁺) e as gram-negativas (Gram⁻). Apesar de ser o método de escolha para a identificação de bactérias, somente deve ser utilizado em bactérias em fase de crescimento. A observação de material corado pela técnica de Gram é importante não só para acompanhar o isolamento de amostras como também para determinar o tipo de antibiótico que deve ser utilizado em diferentes infecções (Figura 4.16).

Neste tipo de coloração são utilizados quatro reagentes diferentes, como está descrito nas Figuras 4.17 e 4.18. O preparo das amostras é rápido e se inicia com a coloração de um esfregaço de células fixado a uma lâmina histológica pelo calor, com o corante cristal violeta que cora as células com cor púrpura. Este corante se impregna em todas as células, e essa primeira coloração é denominada *coloração primária*. Logo depois, as células são recobertas por

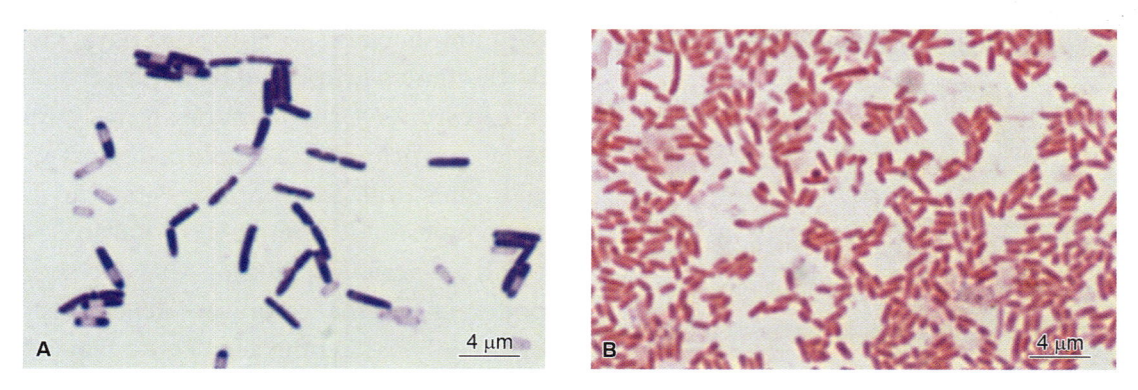

Figura 4.16 Coloração de Gram. **A.** *Bacillus subtilis* gram-positivos, em forma de bastão. **B.** *Escherichia coli* gram-negativa, em forma de bastonete.

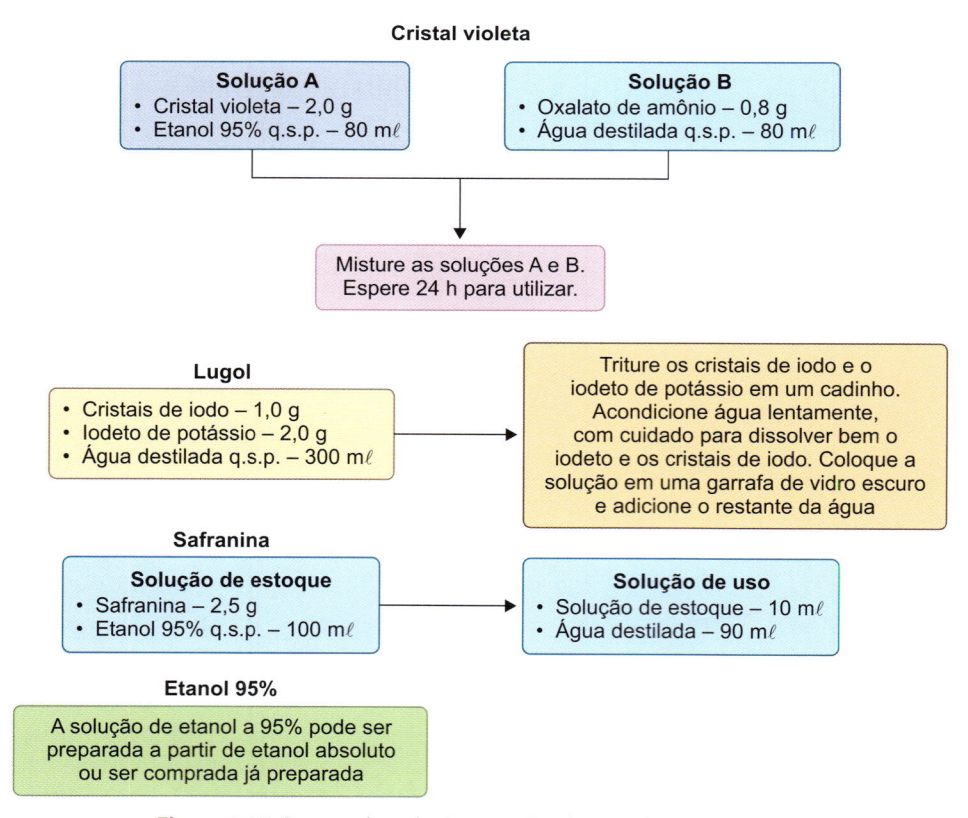

Figura 4.17 Preparo das substâncias utilizadas na coloração de Gram.

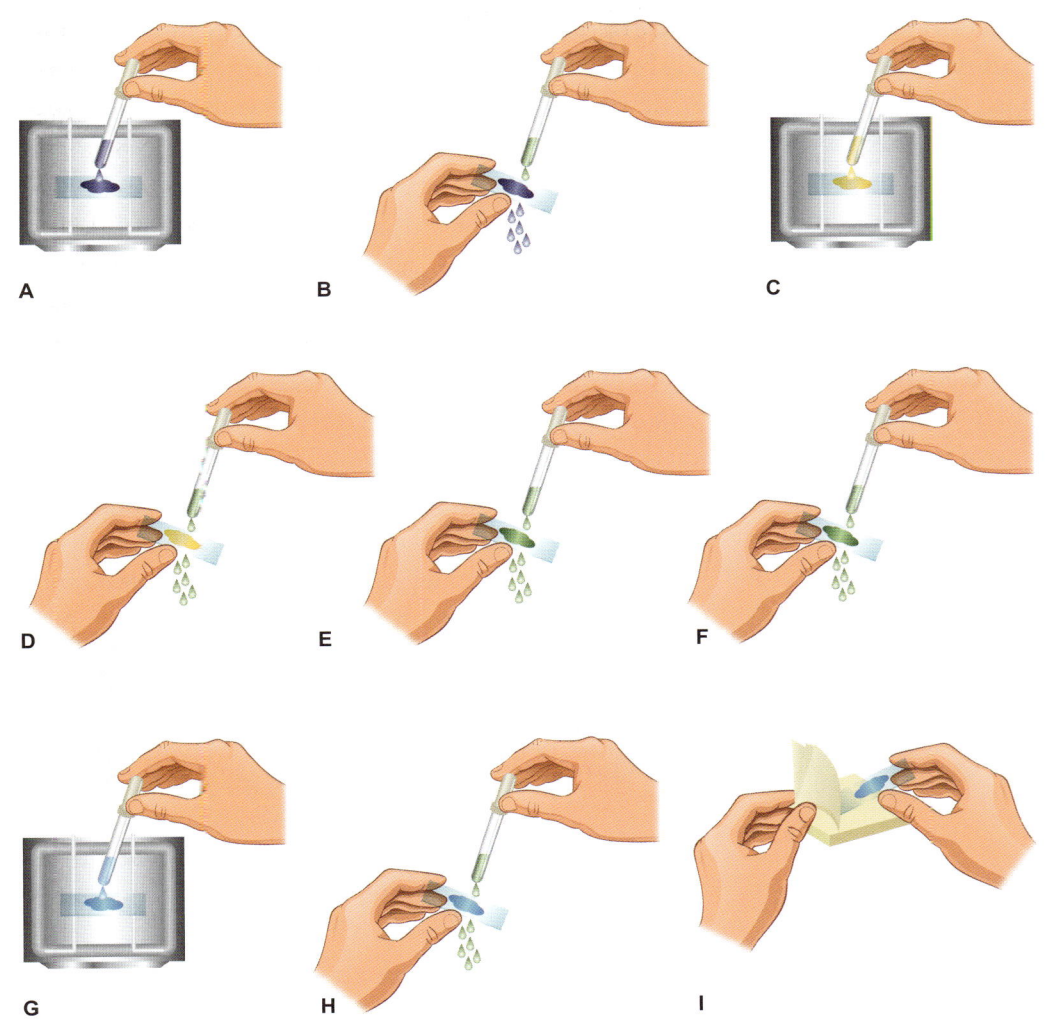

Figura 4.18 Sequência de procedimentos utilizados na coloração de Gram. **A.** Core o esfregaço com cristal violeta por **I** minuto. **B.** Remova o corante com água destilada. **C.** Coloque a solução de lugol sobre o esfregaço durante 1 minuto. **D.** Remova a solução de lugol com água destilada. **E.** Lave o esfregaço com etanol 95% até que o etanol que escorre da lâmina fique transparente. **F.** Remova o etanol com água destilada. **G.** Adicione a safranina durante 45 segundos. **H.** Remova a safranina com água destilada. **I.** Seque com papel-filtro.

uma solução de iodo que age como um mordente, que é qualquer substância que forma um complexo insolúvel quando se liga ao corante primário.

A seguir, as lâminas contendo o esfregaço de células são lavadas com etanol 95% (agente descolorante), que descora seletivamente alguns tipos de células. O álcool é então removido por lavagem em água, e as células são coradas por um segundo corante, a safranina, um *contracorante*, sendo sua coloração bem diferente daquela dada pelo cristal violeta. As bactérias denominadas gram-positivas adquirem cor púrpura (roxo), enquanto as gram-negativas apresentam coloração cor-de-rosa (ver Figura 4.16).

O princípio da técnica está baseado na diferença de composição da parede de diferentes bactérias e na capacidade de essas paredes reterem os corantes utilizados. Sabemos hoje que as bactérias gram-positivas possuem uma parede celular mais espessa e diferente da parede das bactérias gram-negativas. A princípio, os dois tipos de células se coram pelo cristal violeta associado ao iodo. O complexo formado pelo cristal violeta e pelo iodo se liga a componentes presentes na parede das bactérias positivas, que possuem na sua composição magnésio e ácidos ribonucleicos. Essa ligação forma um complexo (Mg-RNA-CV-I) de difícil remoção. Durante a utilização do álcool é que a diferença na composição da parede celular das bactérias será de extrema importância para definir os dois grupos de bactérias. O álcool terá duas funções: dissolver lipídios e desidratar as células. O corante associado à parede das bactérias gram-positivas e que possui alto peso molecular não consegue se difundir de volta para o meio externo durante a lavagem com o álcool – *a célula permanece corada na cor roxa*. No caso das gram-negativas, sabemos que a camada de parede é extremamente mais delgada e que sobre a parede encontramos outra membrana, a externa, de natureza lipídica. Ao utilizar o álcool, a membrana externa das bactérias gram-negativas é solubilizada e, como a camada de parede celular é mais fina, de composição diferente da parede das bactérias gram-positivas, o complexo cristal violeta/iodo é capaz de se difundir, deixando a célula descorada. Quando se aplica o contracorante safranina, *as células gram-negativas adquirem a cor rosada* do novo corante.

Coloração de resistência ao álcool-ácido (método de Ziehl-Neelsen)

Esta é a coloração de escolha para a identificação de bactérias do gênero *Mycobacterium*, por exemplo, as espécies *Mycobacterium tuberculosis* e *Mycobacterium leprae,* bem como para identificar cepas patogênicas de bactérias do gênero *Nocardia*. A parede de micobactérias possui uma espessa camada de lipídios (ácido micólico) que evita a penetração de diversos corantes. Por outro lado, quando o corante penetra alcançando o citoplasma da célula, ele não pode ser removido com facilidade, nem mesmo com o uso de agentes descolorantes (mistura álcool-ácido). A célula que permanece corada após a mistura álcool-ácido ter sido aplicada é denominada álcool-acidorresistente, enquanto aquelas que se descoram por não possuírem a mesma composição de parede celular são denominadas álcool-acidossensíveis (Figuras 4.19 e 4.20).

Uma vez que as espécies *M. tuberculosis* e *M. leprae* são patogênicas para humanos, essa coloração é de alto valor diagnóstico.

Algumas modificações e cuidados que devem ser observados durante a confecção de lâminas com micobactérias estão na Figura 4.20 e descritas a seguir.

No caso do esfregaço, nota-se que é difícil espalhar as micobactérias na gota de água sobre a lâmina, o que se deve à característica hidrofóbica de sua parede. O esfregaço deve ser seco ao ar por 15 a 30 minutos e fixado pelo calor da chama, sobre a qual se deve passar a lâmina de 3 a 5 vezes, por 3 a 4 segundos por vez.

O esfregaço deverá ser recoberto com o corante (carbolfucsina) e colocado sobre uma placa aquecedora morna ou sobre um recipiente com água quente. *Atenção para não deixar o corante evaporar.* Se necessário, colocar mais corante. A alta temperatura facilita a penetração deste pela parede da bactéria.

Após lavar a lâmina com água, deve-se resfriá-la rapidamente na geladeira ou passá-la sob jatos de água gelada. O resfriamento deixa a camada de lipídios das bactérias álcool-acidorresistentes mais consistente, evitando que o corante saia do citoplasma.

A lâmina é tratada com álcool-ácido que age como um agente descolorante, descorando um grupo de células. As células descoradas são então coradas em azul pelo azul de metileno. Duas

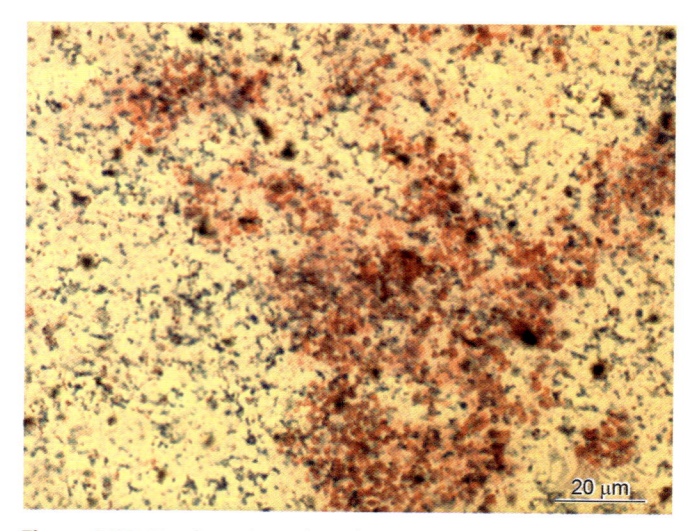

Figura 4.19 *Mycobacterium tuberculosis* corado em vermelho pelo método de Ziehl-Neelsen.

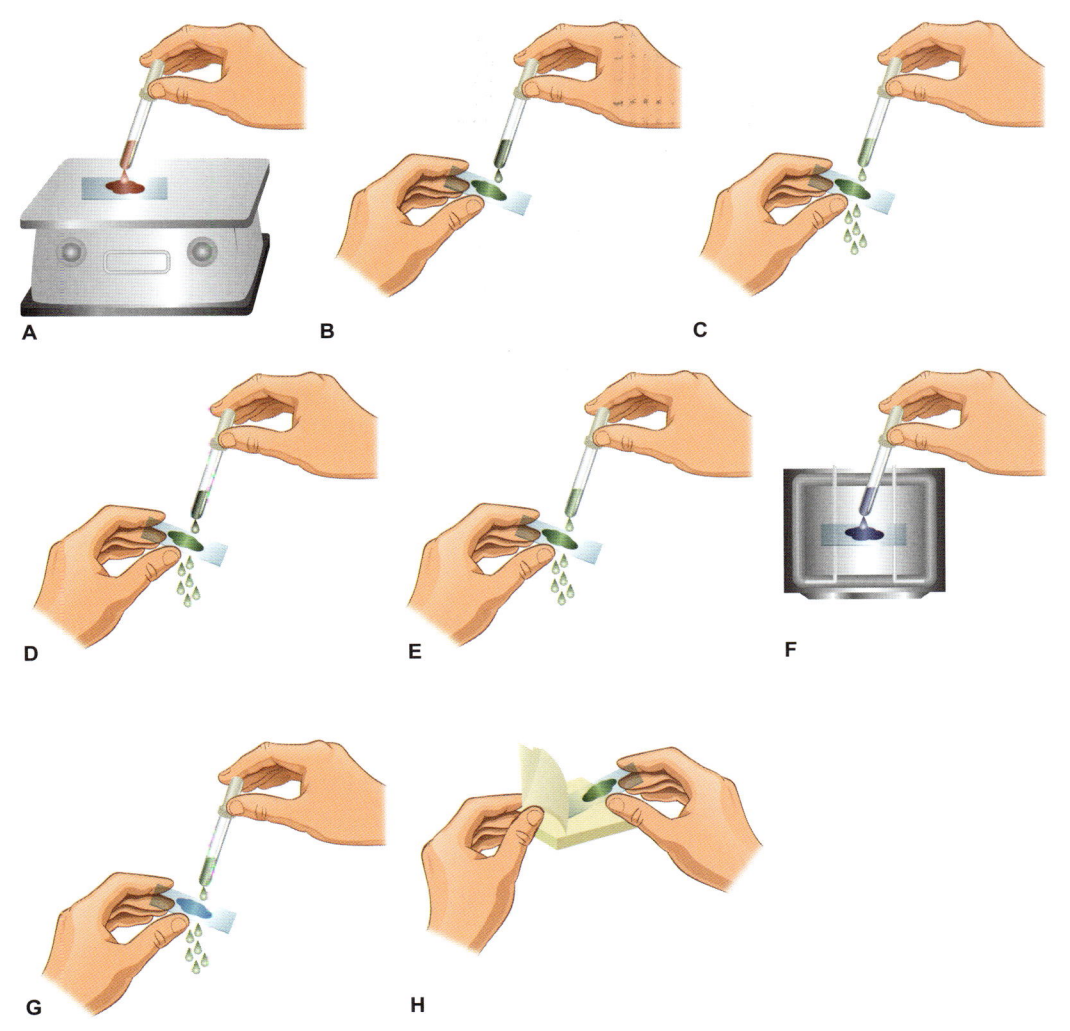

Figura 4.20 Sequência de procedimentos utilizados na coloração de Ziehl-Neelsen. **A.** Aplique carbolfucsina e aqueça por 5 minutos. Não deixe o corante ferver. **B.** O corante também pode ser colocado à temperatura ambiente; neste caso, deixe-o em contato com o esfregaço por 10 minutos. **C.** Resfrie e remova o corante com água destilada. **D.** Vá adicionando a solução de álcool-ácido gota a gota. A princípio ela removerá o corante. Pare de adicioná-la quando o líquido que escorre da lâmina se tornar transparente. **E.** Remova a solução de álcool-ácido com água destilada. **F.** Contracore com azul de metileno por 2 minutos à temperatura ambiente. **G.** Remova o azul de metileno com água destilada. **H.** Seque com papel-filtro.

populações de cores diferentes surgem após esse tipo de coloração: células vermelhas (álcool-acidorresistentes, como as bactérias do gênero *Mycobacterium*) e células azuis (álcool-acidossensíveis) (ver Figura 4.19).

Da mesma maneira como acontece na coloração de Gram, a composição da superfície das células é o fator preponderante na obtenção da coloração. O corante após a lavagem com o agente descolorante apenas continua impregnado em células em cuja composição da parede podem ser encontrados tipos especiais de lipídios.

As soluções utilizadas na coloração de Ziehl-Neelsen podem ser observadas na Figura 4.21.

▪ Coloração de endósporos (técnica de Schaeffer-Fulton)

Bactérias anaeróbicas dos gêneros *Clostridium* e *Desulfotomaculum* e aeróbicas do gênero *Bacillus* são exemplos de microrganismos que desenvolvem formas de resistência, denominadas endósporos, que se formam no interior da célula vegetativa, sendo liberados com seu rompimento. Uma das características mais importantes do endósporo

Carbolfucsina

Solução A	**Solução B**
• Fucsina básica – 0,3 g • Etanol 95% q.s.p. – 10 mℓ	• Fenol – 5 g • Água destilada q.s.p. – 10 mℓ

Solução de uso
- Misture 10 mℓ de solução A com 100 mℓ da solução B e agite vigorosamente
- Deixe descansar por vários dias e filtre antes de usar

Solução de álcool-ácido

Solução de uso
- Etanol 95% – 97,0 mℓ
- HCl concentrado – 4,0 mℓ
Misture os reagentes vagarosamente

Azul de metileno

Solução de uso
- Azul de metileno – 0,3 g
- Água destilada q.s.p. – 100 mℓ
Misture o azul de metileno na água e agite vigorosamente antes de usar

Figura 4.21 Preparo das substâncias utilizadas na coloração de Ziehl-Neelsen.

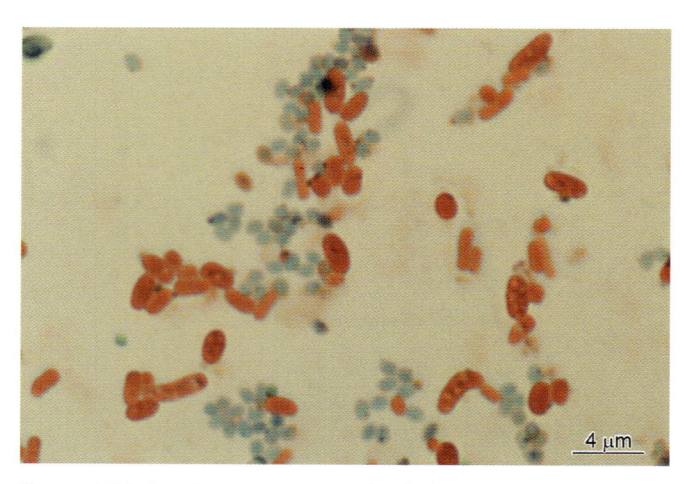

Figura 4.22 *Bacillus megaterium*. Coloração de Schaeffer-Fulton para evidenciação de endósporos.

é a resistência a altas temperaturas (resiste à água fervente por duas horas), congelamento, radiação, dessecação e agentes químicos. Tal resistência se deve à presença de peptideoglicanos no seu envelope externo, que é multilaminar, e de dipicolinato de cálcio no seu interior. Endósporos não se coram facilmente, e os métodos de coloração normalmente utilizam o calor como forma de facilitar a penetração do corante. Uma vez corado, o endósporo retém o corante, enquanto a lavagem remove a coloração das células vegetativas. A identificação de endósporos é muito importante para a indústria alimentícia, na qual normalmente o calor é utilizado como forma de esterilização (Figura 4.22).

Alguns cuidados que devem ser tomados para a confecção de lâminas para esta coloração estão descritos na Figura 4.23 e a seguir.

O esfregaço deverá ser feito da maneira usual, primeiramente seco ao ar e posteriormente fixado pelo calor. A lâmina contendo o esfregaço deverá ser recoberta com o corante verde malaquita e colocada sobre uma placa aquecedora morna ou sobre um recipiente com água fervente. *Atenção para não deixar o corante evaporar ou ferver.* Se necessário, adicionar mais corante. A alta temperatura facilita a penetração do corante através da parede do endósporo.

Após a coloração com o verde malaquita, tanto o endósporo quanto a célula vegetativa apresentarão cor verde. A água servirá como agente descolorante.

A safranina colorará somente a célula vegetativa de vermelho.

As soluções utilizadas na coloração de Schaeffer-Fulton podem ser observadas na Figura 4.24.

■ Coloração de cápsulas

Para corar a cápsula das bactérias, é necessário usar um corante, o cristal violeta, e um agente descolorante, que também age como contracorante, o sulfato de cobre. Por sua grande quantidade de polissacarídeos, a cápsula apresenta solubilidade em água um pouco elevada, o que exige alguns cuidados durante a fixação e a coloração desse material.

Na Figura 4.25 se encontram as principais recomendações para a coloração de cápsulas.

O esfregaço deve apenas ser seco ao ar, pois a fixação pelo calor causa encolhimento da cápsula, dificultando sua observação.

Após a coloração com o cristal violeta, tanto a célula quanto a cápsula apresentam a mesma coloração.

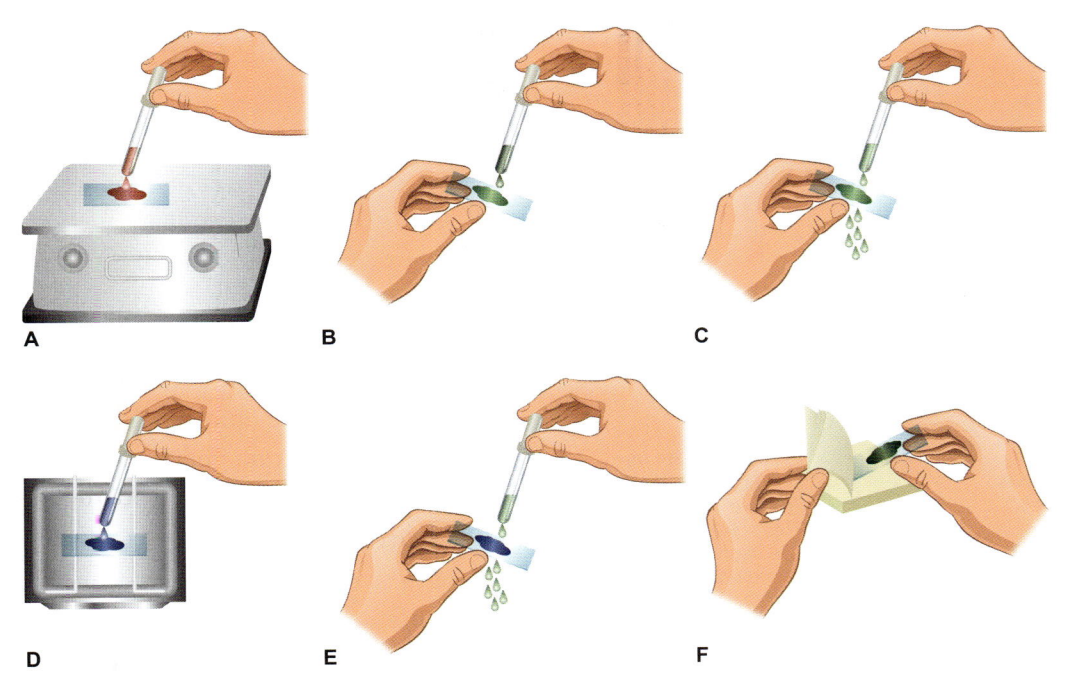

Figura 4.23 Sequência de procedimentos utilizados na coloração de Schaeffer-Fulton. **A.** Aplique a solução de verde malaquita e aqueça por 5 minutos. Não deixe o corante ferver. **B.** O corante também pode ser utilizado à temperatura ambiente; neste caso, deixe-o em contato com o esfregaço por 10 minutos. **C.** Resfrie e remova o corante com água destilada. **D.** Contracore com safranina por 30 segundos à temperatura ambiente. **E.** Remova a safranina com água destilada. **F.** Seque com papel-filtro.

Verde malaquita	**Safranina**
Solução de uso	**Solução de uso**
• Verde malaquita – 0,5 g • Água destilada q.s.p. – 100 mℓ Misture o verde malaquita na água e agite vigorosamente	• Safranina – 0,5 g • Água destilada q.s.p. – 100 mℓ Misture a safranina na água e agite vigorosamente

Figura 4.24 Preparo das substâncias utilizadas na coloração de Schaeffer-Fulton.

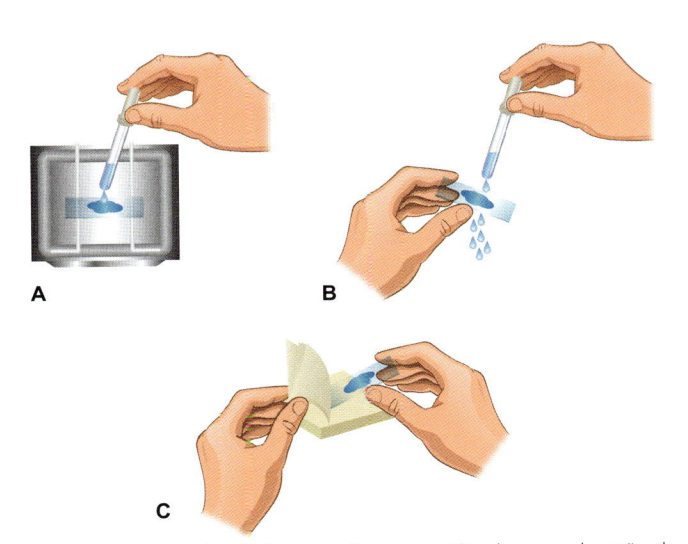

Figura 4.25 Sequência de procedimentos utilizados na coloração de cápsulas. **A.** Coloque a solução de cristal violeta sobre o esfregaço durante 5 a 7 minutos. **B.** Lave a preparação com a solução de sulfato de cobre. **C.** Seque com o papel-filtro.

Após a coloração em cristal violeta, não lavar em água destilada.

O sulfato de cobre é utilizado como agente descolorante e contracorante. Durante a lavagem o excesso do corante é removido juntamente com o corante que se encontra adsorvido à cápsula. Ao mesmo tempo, o sulfato de cobre se liga à cápsula, gerando uma coloração diferencial. A cápsula aparecerá na cor azul-clara, enquanto o restante das células e o meio a sua volta apresentarão cor púrpura dada pelo cristal violeta.

As soluções utilizadas na coloração para cápsulas estão discriminadas na Figura 4.26.

■ Método de Leifson para coloração de flagelos

A coloração de flagelos se baseia na deposição do corante na estrutura do flagelo. Isto é conseguido com o auxílio de um mordente que nesta técnica é o ácido tânico.

Para que a coloração surta o efeito desejado é necessário que o *esfregaço não seja fixado pelo calor*.

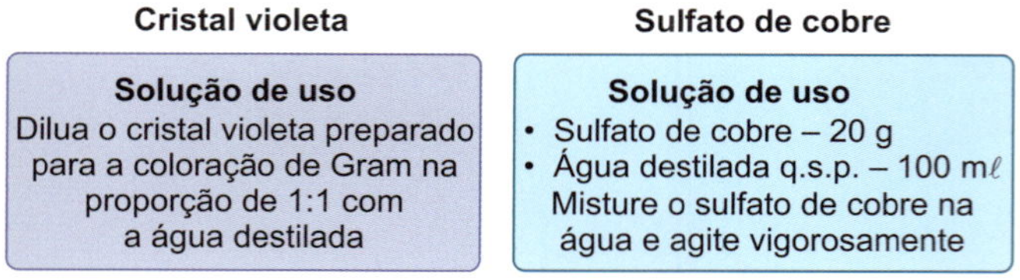

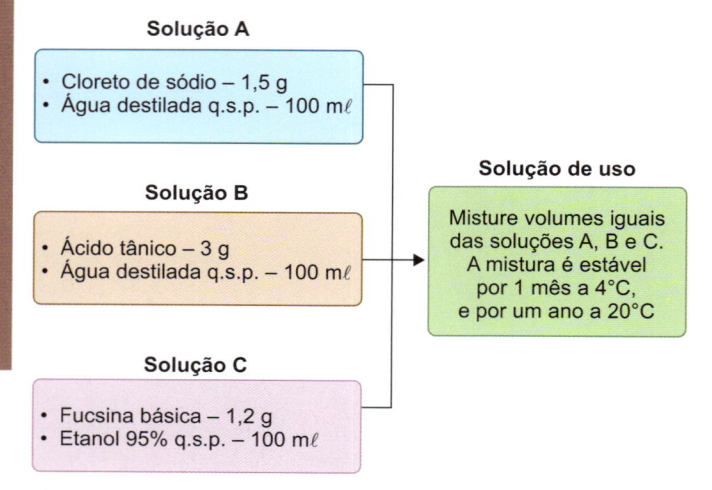

Cristal violeta

Solução de uso
Dilua o cristal violeta preparado para a coloração de Gram na proporção de 1:1 com a água destilada

Sulfato de cobre

Solução de uso
• Sulfato de cobre – 20 g
• Água destilada q.s.p. – 100 mℓ
Misture o sulfato de cobre na água e agite vigorosamente

Figura 4.26 Preparo das substâncias utilizadas na coloração de cápsulas.

Solução A

• Cloreto de sódio – 1,5 g
• Água destilada q.s.p. – 100 mℓ

Solução B

• Ácido tânico – 3 g
• Água destilada q.s.p. – 100 mℓ

Solução C

• Fucsina básica – 1,2 g
• Etanol 95% q.s.p. – 100 mℓ

Solução de uso

Misture volumes iguais das soluções A, B e C. A mistura é estável por 1 mês a 4°C, e por um ano a 20°C

Figura 4.27 Preparo das substâncias utilizadas na coloração de flagelos.

O corpo da célula e o flagelo aparecerão corados igualmente apresentando cor vermelho-escura ou azul muito escuro (quase negro). A deposição continuada do corante sobre a estrutura flagelar com o auxílio do mordente aumenta o seu diâmetro, tornando-o visível ao microscópio óptico.

As soluções utilizadas na coloração de Leifson estão ilustradas na Figura 4.27.

Microscopias de contraste

Existem diferentes tipos de microscopia óptica que utilizam os fenômenos de reflexão e de difração da luz para gerar imagens visíveis. As técnicas de contraste mais utilizadas em microbiologia são a de campo escuro, a de contraste de fase e a de contraste interferencial diferencial de Nomarsky. As técnicas de contraste são particularmente importantes para o estudo de células vivas. Para esses tipos de microscopias são necessárias alterações nos microscópios de luz convencionais, como lentes objetivas especiais, condensadores e prismas.

▶ Microscopia de campo escuro

Neste tipo de microscopia, a luz incidente direta é impedida de passar através do espécime. Isso se faz com o uso de um anel especial denominado *anel de campo escuro* que é colocado sob o condensador (Figura 4.28). A luz que passa por fora do anel é focada no objeto em um ângulo bastante oblíquo, e somente a luz que é refletida pelo objeto é capaz de alcançar a lente objetiva. A luz não refletida sai juntamente com o cone de iluminação e não alcança a objetiva. Temos assim uma imagem em que o fundo é negro e os detalhes aparecem brilhantes (Figura 4.29B).

A microscopia de campo escuro é indicada apenas para a observação da movimentação de microrganismos ou de objetos muito pequenos, uma vez que o próprio brilho gerado pelo sistema não permite a observação de detalhes da estrutura.

▶ Microscopia de contraste de fase

A microscopia de contraste de fase foi desenvolvida a partir da observação de que o material biológico era capaz de alterar a luz incidente sobre ele, provocando difração. A luz difratada pelo material biológico pode apresentar uma leve alteração do seu comprimento de onda, que gera um retardo

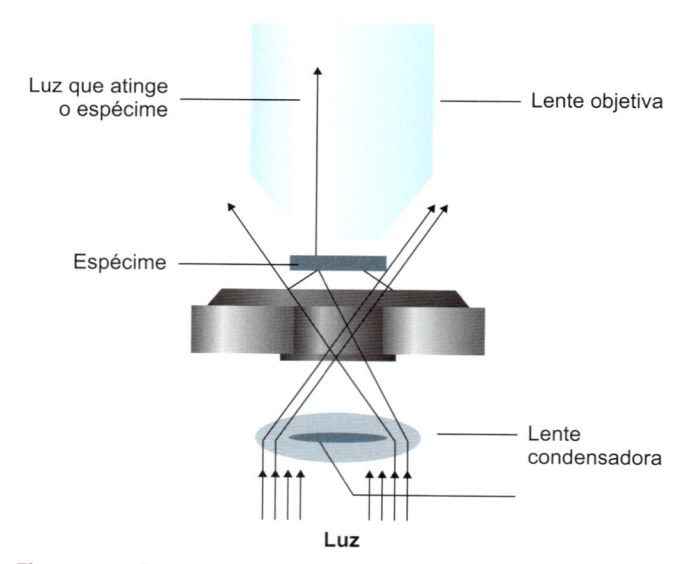

Luz que atinge o espécime
Lente objetiva
Espécime
Lente condensadora
Luz

Figura 4.28 Diagrama do microscópio de campo escuro. O anel de campo escuro impede a passagem da luz direta através do objeto, criando raios oblíquos que são concentrados pela lente condensadora sob o material a ser observado. Somente os raios refletidos alcançam a lente objetiva.

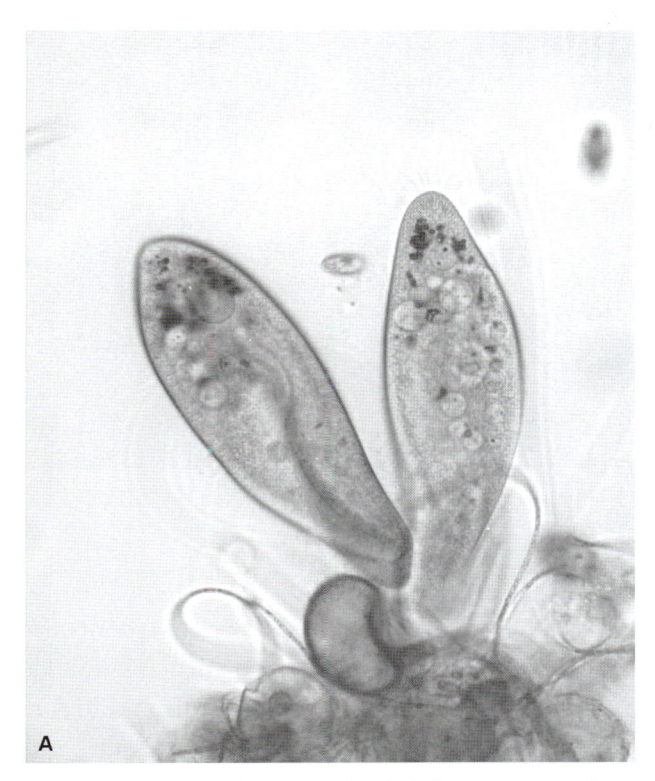
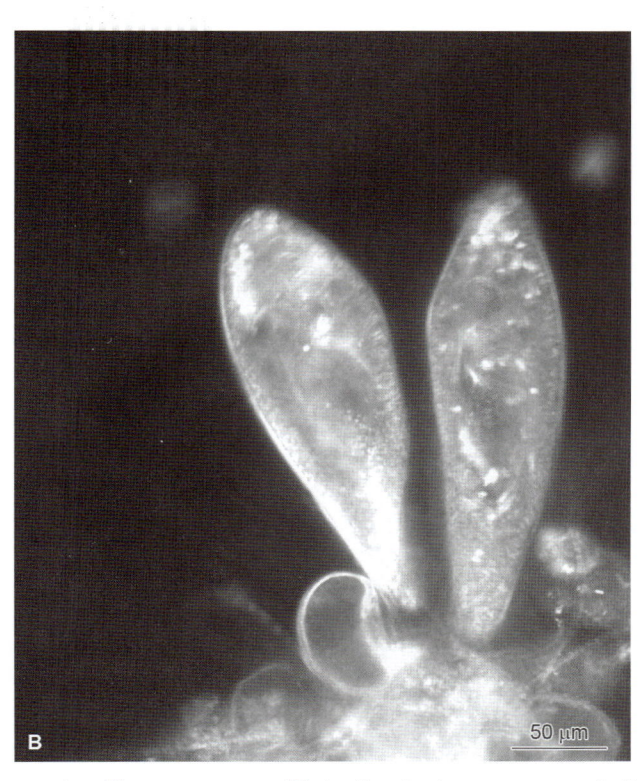

Figura 4.29 Comparação da imagem obtida de *Paramecium aurelia* em campo claro (**A**) e campo escuro (**B**). A utilização do campo escuro facilita a observação de detalhes da estrutura do microrganismo. (Foto: Inácio Domingos da Silva Neto.)

de fase de aproximadamente um quarto de comprimento de onda em comparação com a luz que passa através do meio à volta do material biológico e que não sofre desvio (Figura 4.30). Esse pequeno desvio, no entanto, não pode ser percebido pelos nossos olhos nem mesmo por câmeras fotográficas e filmadoras. A imagem é pálida e sem contraste.

Com base na constatação de que alguns materiais que retardam a onda de luz incidente em meio comprimento de onda podem ser facilmente observados ao microscópio óptico, pois apresentam um excelente contraste em relação ao meio que os envolve, o físico holandês Frits Zernike desenvolveu um método no qual a luz da fonte de iluminação do microscópio que não é difratada poderia ser acelerada ou atrasada em um quarto de comprimento de onda, gerando, desta maneira, uma diferença de meio comprimento de onda em relação à luz naturalmente refratada pelo material biológico. Com uma diferença de meio comprimento de onda, o material biológico passa a ser observável mesmo sem coloração (Figura 4.31).

Para se acelerar a fase da luz direta, são utilizados discos de fase feitos de materiais especiais. Para se fazer o contraste, é necessária a presença de dois discos de fase, também chamados de anéis de fase. O primeiro é colocado no plano focal anterior

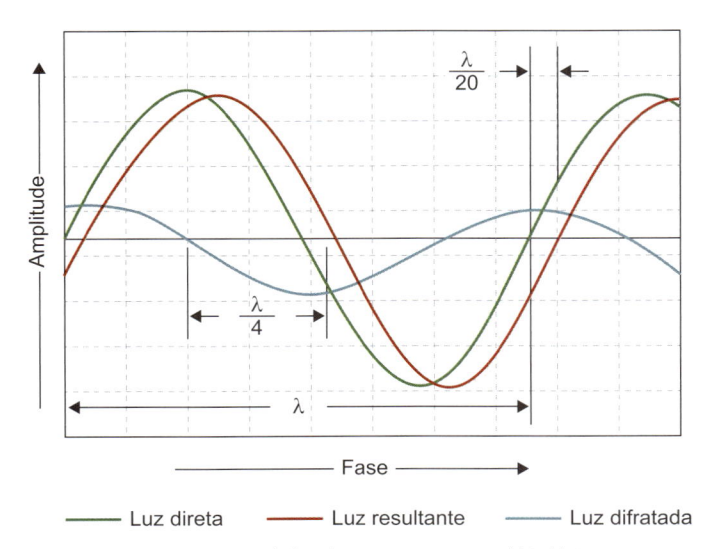

Figura 4.30 A interação da luz direta com o material biológico gera um retardo de fase de um quarto de comprimento de onda. A soma das duas ondas, no entanto, não é capaz de gerar um contraste visível.

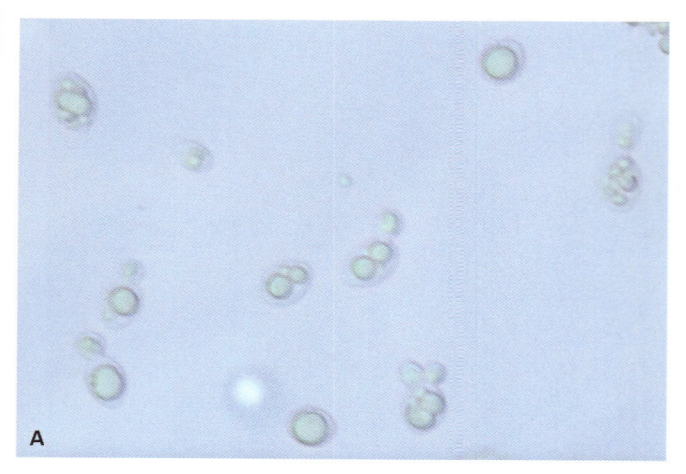
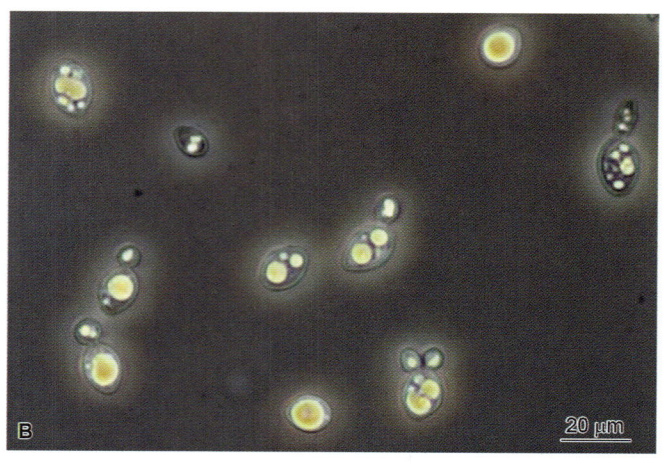

Figura 4.31 Observação de microrganismos (*Saccharomyces cerevisiae*) em um microscópio de campo claro (**A**) e em um microscópio dotado de um sistema de contraste de fase (**B**).

do condensador e é denominado *anulus*. A luz que passa por esse anel chega ao objeto, interage com ele e a luz que não sofre difração chega ao plano focal posterior da objetiva na forma de um anel de luz. A luz que interage com a amostra e é difratada se espalha pelo plano da objetiva e não passa pelo anel. O anel de luz não difratado é então direcionado para o segundo anel, denominado anel de fase, que é formado por regiões mais finas e mais espessas e se encontra no plano focal posterior da objetiva. (Figuras 4.32 e 4.33).

As lentes objetivas utilizadas para o contraste de fase possuem gravadas em seu corpo as iniciais Ph (*phase*) e um número ao seu lado que pode ser 1, 2 ou 3. Para cada objetiva de fase é necessário girar o anel que fica no condensador do microscópio para o número correspondente ao indicado na lente objetiva (Figura 4.32).

A grande vantagem da utilização do contraste de fase em relação à microscopia de campo claro é a facilidade na observação de material vivo ou mesmo fixado sem nenhuma coloração. No entanto,

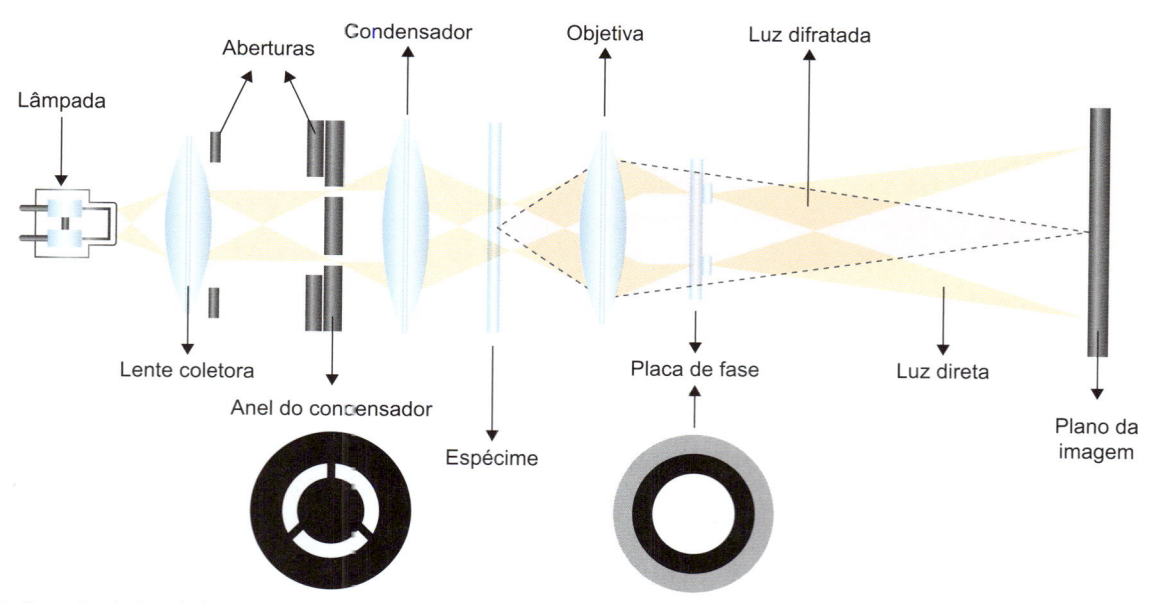

Figura 4.32 Caminho óptico da luz em um microscópio de contraste de fase. Os dois anéis colocados no caminho da luz separam e modificam a luz direta e a difratada, provocando um aumento de contraste na imagem final.

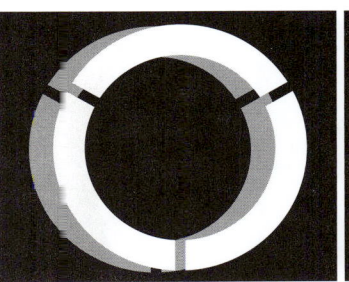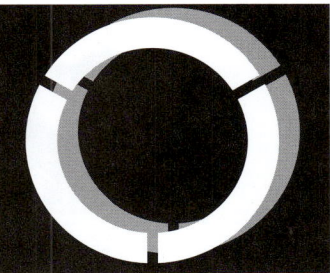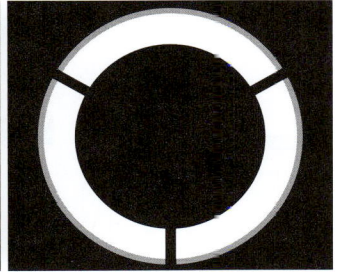

Figura 4.33 Alinhamento dos anéis de fase no microscópio de contraste de fase. Por meio de dois pequenos parafusos no condensador ajusta-se o anel brilhante em relação ao anel escuro que fica inserido na objetiva. A imagem mostrará o melhor contraste quando os anéis estiverem coincidentes.

a formação de um halo branco à volta da amostra pode dificultar a observação de detalhes da superfície das células.

► Microscopia de contraste interferencial diferencial

O contraste interferencial diferencial (DIC) une os conhecimentos sobre o poder de difração da luz pelo material biológico com os da polarização da luz. Juntos, fornecem um ótimo resultado que reverte em uma imagem aparentemente tridimensional e com excelente contraste.

Para obter uma imagem em DIC é preciso, primeiro, organizar o feixe luminoso que incide sobre a amostra. A fonte luminosa do microscópio emite luz com vários comprimentos de onda, em várias direções e diferentes planos de vibração. Para se formar a imagem em DIC utiliza-se apenas um plano de vibração da luz que é selecionado no microscópio com o uso de uma peça denominada polarizador que é colocada antes do condensador (Figura 4.34).

Ao sair do polarizador a luz encontra um prisma, também no condensador do microscópio, que funciona como um material birrefringente, ou seja, separa a luz polarizada em dois feixes perpendiculares entre si (planos) e que viajam em direções ligeiramente diferentes (Figura 4.35). São estes feixes de luz, trafegando com uma pequena defasagem entre si, que vão encontrar o material biológico cuja característica de difração já é bem conhecida. No espécime, a luz incidente é alterada de acordo com a sua espessura e o índice de difração, causando alterações em ambos os planos da luz incidente. A luz que sai do material apresentando diversas alterações alcança o plano posterior da objetiva, onde outro prisma remove a distância e as diferenças entre os comprimentos de onda que existiam originalmente entre os dois feixes incidentes. As diferenças que restam são aquelas inerentes ao material biológico. Acima do segundo prisma encontramos ainda um analisador que torna os planos de vibração da luz novamente paralelos.

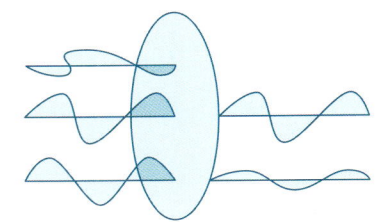

Raios de luz com planos de vibração orientados aleatoriamente

Raios de luz transmitidos pelo polarizador possuem o mesmo plano de vibração

Figura 4.34 A luz polarizada é aquela na qual a vibração das ondas ocorre em um único plano. Para se transformar luz não polarizada em polarizada, utilizam-se filtros de um material plástico especial capaz de bloquear um dos dois planos de vibração das ondas eletromagnéticas. Os filtros são confeccionados com moléculas de cadeias grandes alinhadas dentro no seu interior, na mesma direção vertical. Assim que a luz não polarizada alcança o componente da luz que vibra verticalmente, ele é absorvido pelo filtro, deixando passar o componente perpendicular.

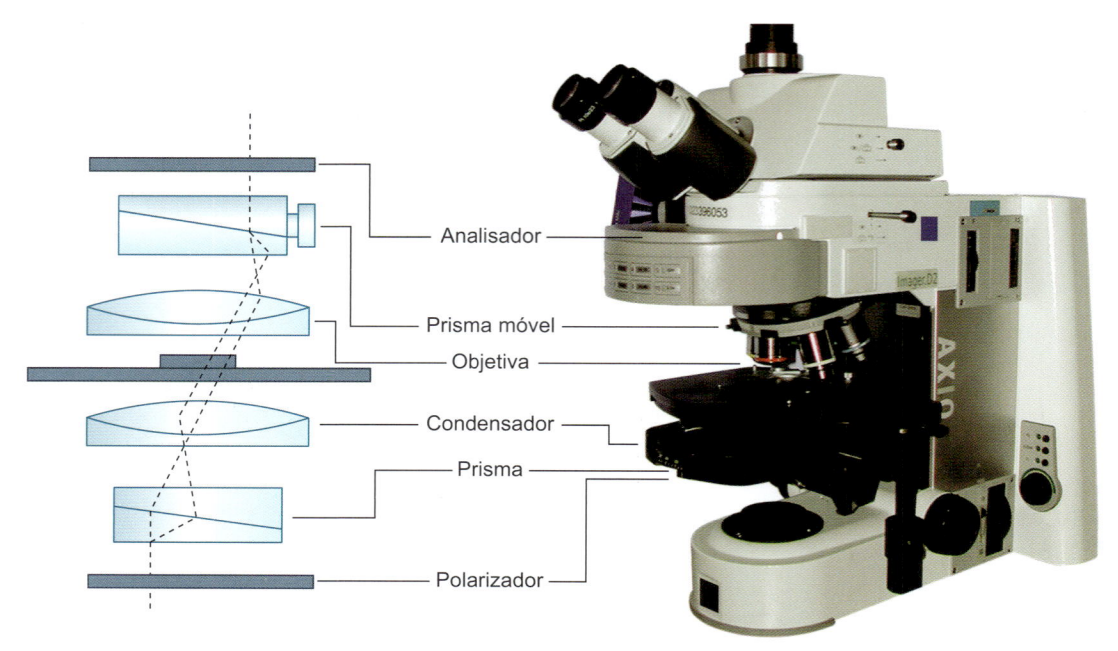

Analisador

Prisma móvel

Objetiva

Condensador

Prisma

Polarizador

Figura 4.35 Esquema de um microscópio óptico equipado com o sistema de contraste interferencial diferencial. As partes do microscópio indicadas na figura interferem diretamente na luz incidente, provocando mudanças no feixe de luz conforme descrito no texto. Observe as linhas pontilhadas no esquema à esquerda. O polarizador seleciona um único plano de vibração da luz. O primeiro prisma separa os dois planos de vibração da luz, formando um ângulo entre si. O condensador condensa os dois planos sobre a amostra. Note que os dois feixes são separados por uma pequena distância. Após passar pela objetiva, os raios ainda em planos diferentes alcançam o segundo prisma, que remove a distância entre os dois feixes e as diferenças de comprimento de onda que originalmente existem no feixe incidente. As alterações que restam são causadas pela amostra. Ao sair do prisma, a luz ainda vibrando em dois eixos entra no analisador que as coloca no mesmo plano, tornando visível a interferência entre eles.

A imagem aparentemente tridimensional obtida pelo método de DIC é provocada por um efeito estereoscópico produzido pela proximidade dos dois raios de luz selecionados. O grau de tridimensionalidade depende do índice de refração das diferentes regiões do espécime e principalmente do limite do espécime com o meio à sua volta. O efeito de borda é bastante notado, o que torna este tipo de microscopia especialmente interessante para a observação de compartimentos intracelulares (Figura 4.36).

Existem algumas vantagens do DIC em relação ao contraste de fase:

- Pode ser utilizado em material espesso
- Não há a formação do halo branco à volta da preparação que impossibilita a análise das extremidades
- A observação da amostra pode ser feita em diferentes planos de foco (cortes ópticos). A imagem em foco não sofre interferência dos planos acima ou abaixo

- O prisma colocado logo acima das objetivas pode ser regulado para variar o contraste, a profundidade de campo, o brilho e a cor do fundo da lâmina.

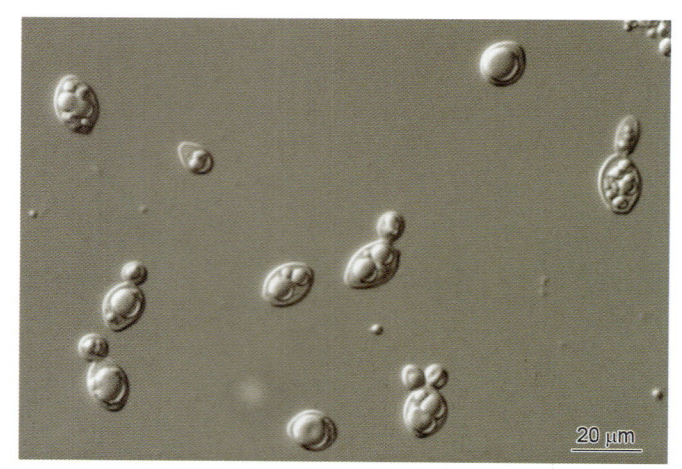

Figura 4.36 Microscopia óptica de contraste interferencial diferencial (DIC) Nomarski de leveduras de *Saccharomyces cerevisiae*. Ao se comparar esta imagem com as da Figura 4.31, percebe-se que aquelas obtidas em DIC mostram com facilidade os limites das células, assim como os seus compartimentos internos.

Microscopia de fluorescência

A microscopia de fluorescência tem sido amplamente utilizada na observação de microrganismos. Ela está baseada na utilização de corantes fluorescentes. Tais corantes são capazes de absorver luz de um determinado comprimento de onda, emitindo ao mesmo tempo luz em um comprimento de onda maior (Figura 4.37). Se a iluminação cessar, cessará também a emissão pelo corante fluorescente. Os corantes fluorescentes podem ser ligados a diversos tipos de moléculas, fazendo com que este complexo molécula–fluorocromo sirva de marcador para algum tipo particular de experimento. Como exemplo de moléculas ligadas a fluorocromos temos anticorpos com os quais são feitos os testes de imunofluorescência; moléculas como albumina e dextrana, que servem para marcar a via endocítica de diferentes tipos celulares; moléculas de natureza lipídica e marcadores de ácidos nucleicos. O uso de marcadores fluorescentes tem como vantagem a grande sensibilidade de marcação, visto que o material marcado pelo fluorocromo emite luz, o que permite pequenas quantidades do marcador serem observadas. Este é o mesmo princípio que explica como vemos partículas de poeira à luz do sol (o chamado efeito Tyndal) – a luz incidindo sobre o grão de poeira, que está abaixo do limite de resolução do nosso olho, é refletida pelo mesmo fazendo com que ele brilhe. O que vemos não é a poeira, mas o brilho da luz. É assim que também vemos as estrelas.

O microscópio capaz de detectar a luz emitida pelos corantes fluorescentes é denominado *microscópio de fluorescência*. Este microscópio é semelhante ao microscópio óptico convencional. Na verdade, na grande maioria dos casos, o sistema de fluorescência é adaptado a um microscópio óptico que contenha pelo menos o sistema de contraste de fase.

As diferenças básicas entre o microscópio de fluorescência e o de luz (convencional ou de contraste) estão na fonte de iluminação (Figura 4.38) e nos sistemas de filtros que selecionam tanto a luz que incide sobre o espécime quanto aquela que dele é emitida.

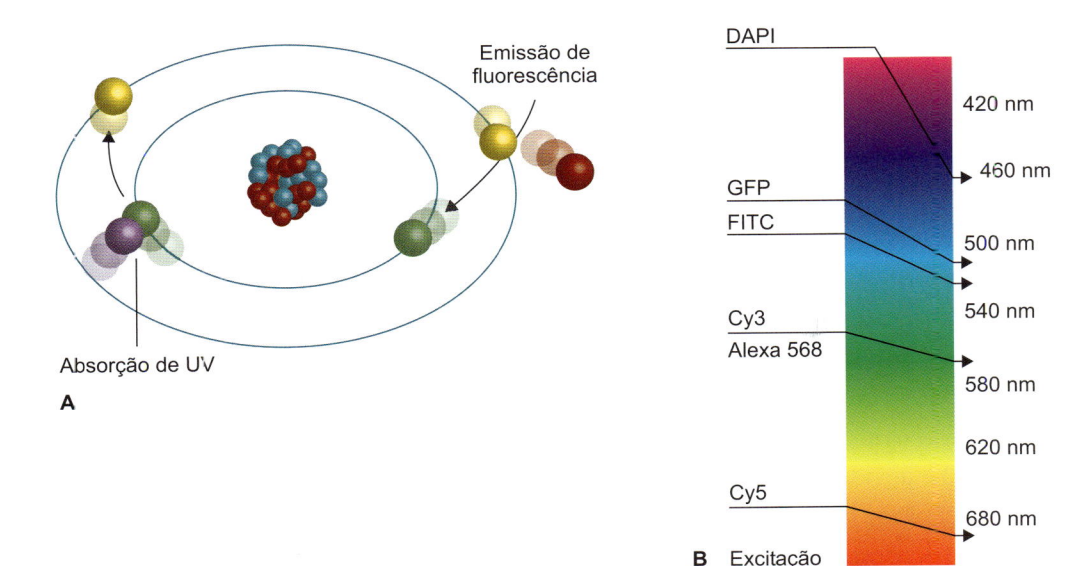

Figura 4.37 Microscopia de fluorescência. **A.** Modo como uma molécula emite fluorescência. Um fóton de uma radiação ultravioleta colide com um elétron do átomo de uma substância fluorescente, excitando-o e colocando-o em um nível de energia mais elevado. Quando o elétron perde a energia adquirida, ele volta à sua órbita original. A energia é perdida na forma de luz, que possui uma energia menor do que aquela que gerou a excitação do átomo. O intervalo de tempo entre a excitação e a emissão da fluorescência é extremamente pequeno, podendo ser menor que um milionésimo de segundo. **B.** Comprimentos de onda de excitação de diferentes fluorocromos. DAPI: marcador para DNA; GFP: proteína fluorescente verde; FITC, Cy3, Cy5 e Alexa Fluor: série de diferentes flourocromos que podem ser associados a diferentes tipos de moléculas.

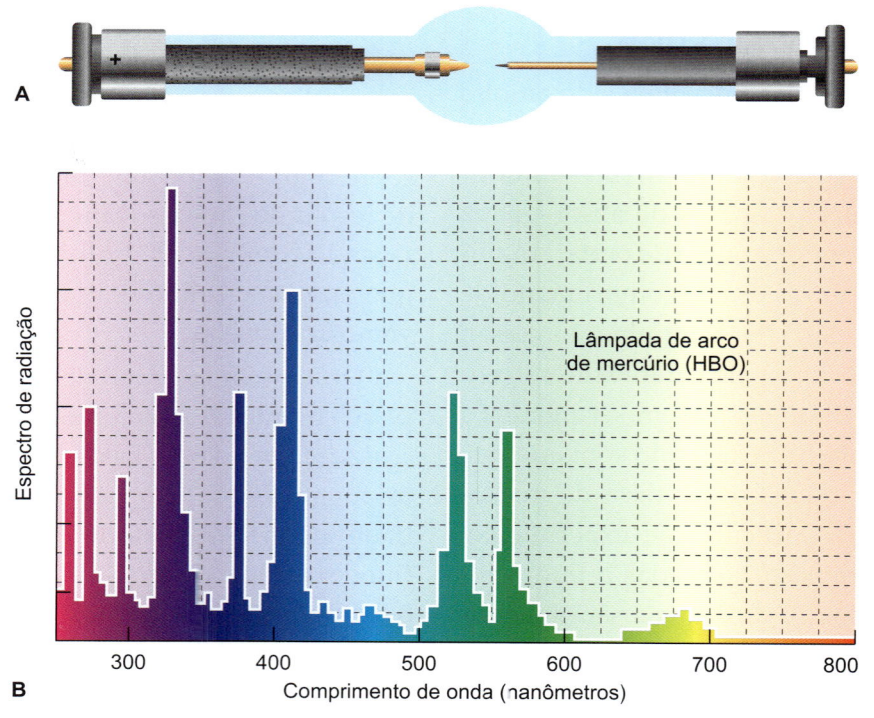

Figura 4.38 Fonte de iluminação em microscópios de fluorescência. Um dos tipos mais comuns de lâmpadas utilizadas em microscópios de fluorescência é a lâmpada de arco de mercúrio, também conhecida como HBO (**A**). Essa lâmpada emite luz com diferentes comprimentos de onda, e os principais picos de emissão são 313, 334, 365, 406, 435, 546 e 578 nm (**B**).

Os filtros que agem sobre a luz incidente sobre o espécime são denominados *filtro de excitação e de emissão* (Figura 4.39). O filtro de excitação seleciona dentre os vários espectros emitidos pela lâmpada do microscópio de fluorescência o comprimento de onda mais específico para a excitação de um determinado fluorocromo. O filtro de emissão que está localizado após a amostra bloqueia a luz incidente, deixando passar apenas o comprimento de onda emitido pelo fluorocromo. A presença de diferentes filtros em um mesmo microscópio permite que marcações de diferentes cores possam ser feitas sobre a mesma amostra. Os fluorocromos mais utilizados são a fluoresceína (que emite luz verde após excitação por luz azul) e a rodamina (que emite luz vermelha após excitação por luz verde) (ver Figura 4.37). Famílias de fluorocromos, por exemplo Alexa Fluor, foram desenvolvidas de forma a obter maior brilho e fotoestabilidade.

A modalidade de microscopia de fluorescência mais utilizada em laboratórios de diagnóstico é a imunofluorescência, na qual a marcação de uma determinada molécula é feita com o uso de anticorpos específicos conjugados a fluorocromos. Existem dois tipos de imunofluorescência: a direta e a indireta. Na imunofluorescência direta o fluorocromo é ligado diretamente ao anticorpo específico (*anticorpo primário*) que reconhece a molécula que se quer detectar. Na imunofluorescência indireta o anticorpo marcado é o *anticorpo secundário*, ou seja, é o anticorpo que reconhece o anticorpo primário (Figura 4.40).

Microscopia confocal

Durante a observação de uma amostra por microscopia de fluorescência podemos ter alguns problemas quanto à nitidez das imagens que obtemos. Muitas vezes, posicionamos o foco em um determinado aspecto do material, mas a fluorescência emitida de outras regiões da amostra acaba por interferir na resolução da imagem que mais interessa. Esta interferência é tão maior quanto mais espessa é a amostra observada (corte de tecido ou

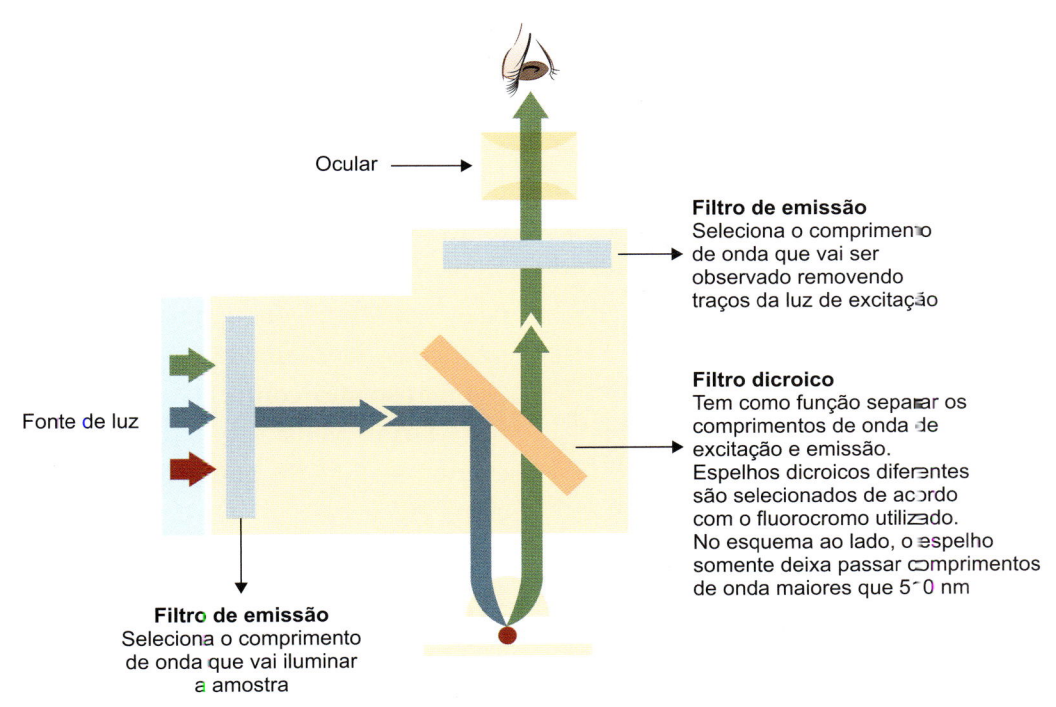

Ocular

Filtro de emissão
Seleciona o comprimento
de onda que vai ser
observado removendo
traços da luz de excitação

Fonte de luz

Filtro dicroico
Tem como função separar os
comprimentos de onda de
excitação e emissão.
Espelhos dicroicos diferentes
são selecionados de acordo
com o fluorocromo utilizado.
No esquema ao lado, o espelho
somente deixa passar comprimentos
de onda maiores que 510 nm

Filtro de emissão
Seleciona o comprimento
de onda que vai iluminar
a amostra

Figura 4.39 Esquema simplificado de um microscópio de fluorescência. Note que a luz que chega à amostra vem lateralmente, atinge o espelho dicroico e é, então, lançada sobre a amostra através da lente objetiva. Esse tipo de iluminação é denominado epi-iluminação. A luz gerada pela excitação do fluorocromo na amostra é projetada para cima, passando também por dentro da lente objetiva para alcançar o espelho dicroico e depois o filtro de emissão, chegando à ocular.

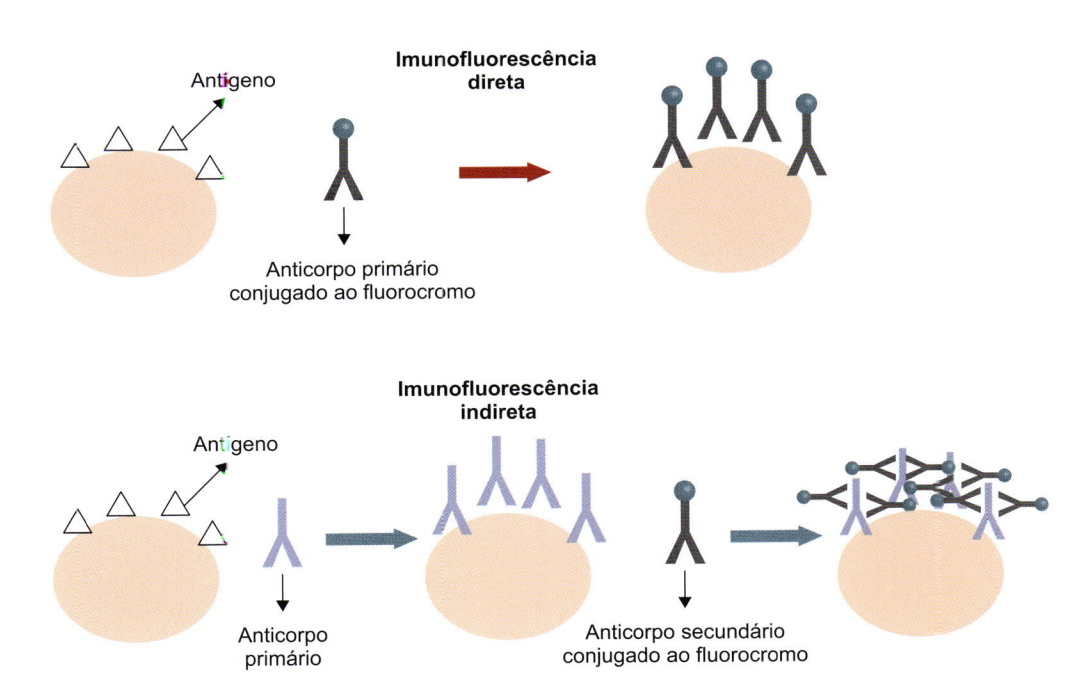

Imunofluorescência direta

Antígeno

Anticorpo primário
conjugado ao fluorocromo

Imunofluorescência indireta

Antígeno

Anticorpo
primário

Anticorpo secundário
conjugado ao fluorocromo

Figura 4.40 Na imunofluorescência direta, o anticorpo que reconhece o antígeno é diretamente ligado ao fluorocromo. A reação de marcação se faz com uma única incubação da amostra na presença do anticorpo primário. Na imunofluorescência indireta faz-se a incubação da amostra com o primeiro anticorpo e, em seguida, uma segunda incubação na presença de um anticorpo secundário previamente conjugado a um fluorocromo (que reconhece o anticorpo primário). Na maioria das vezes, as imunofluorescências são do tipo indireto, pois normalmente a quantidade de anticorpo primário é pequena e um pouco da sua atividade pode ser perdida durante o processo de marcação com o anticorpo. As marcações indiretas têm como vantagem o uso de um mesmo anticorpo secundário para revelar diferentes antígenos e a amplificação da reação (note que sobre um anticorpo primário existem pelo menos dois anticorpos secundários), o que facilita a observação das marcações em imunofluorescência.

espessura da célula). Para evitar esses problemas foi desenvolvido o microscópio confocal a *laser*. As vantagens sobre o microscópio de fluorescência convencional seriam a pequena profundidade de campo, que elimina a fluorescência das regiões fora de foco, a capacidade de colocalizar secções ópticas de amostras espessas e o aumento de resolução uma vez que a luz incidente sobre a amostra é um feixe de *laser* monocromático. A microscopia confocal tem ainda a vantagem de poder ser aplicada a amostras vivas ou fixadas e que podem ter sido marcadas com mais de um corante fluorescente.

O microscópio confocal tem como base para seu funcionamento um microscópio de fluorescência convencional. As amostras podem ser selecionadas da maneira convencional com o uso de lâmpada HBO. Após a seleção da região a ser analisada, acionam-se por um computador, acoplado ao microscópio, diversos tipos de função como seleção de objetiva, seleção do módulo confocal, correção de brilho e contraste, seleção das aberturas do microscópio (*pinhole*), seleção de cores, sistemas de filtros, velocidade de varredura, gravação das imagens etc.

O sistema de iluminação a *laser* promove um feixe de iluminação extremamente fino (Figura 4.41) que vai se deslocando sobre a amostra ponto por ponto, e por este motivo o microscópio confocal é corretamente denominado microscópio confocal de varredura a *laser* (LSCM – *laser scanning confocal microscopy*) (Figura 4.42). Uma das vantagens deste tipo de iluminação é que o feixe de *laser* percorre somente a região da amostra que está sob observação (o ponto de luz é focado sobre um único ponto

do espécime), conservando a fluorescência das outras regiões que não estão sendo observadas. A imagem produzida de cada plano de foco pelo sistema confocal não recebe a influência da marcação de regiões acima ou abaixo deste plano e recebe a denominação de *corte óptico*.

Os cortes ópticos só são conseguidos com a utilização de um sistema de aberturas extremamente pequenas denominadas *pinholes* (ver Figura 4.42). O microscópio confocal foi idealizado, em 1955, por Marvin Minsky, que desejava ver imagens de eventos biológicos que ocorriam no interior de tecidos vivos.

Microscópio eletrônico

O desenvolvimento do microscópio eletrônico tem suas raízes nos trabalhos de Abbe e Helmhotz, que, de maneira independente, em 1873, descobriram que a resolução de um microscópio dependia do comprimento de onda da fonte de energia. Foi uma ideia, sem dúvida, bastante inovadora, considerando que os elétrons ainda não haviam sido descobertos. Mais tarde demonstrou-se (Thompson, em 1897) que partículas carregadas negativamente (elétrons) faziam parte da matéria, que os elétrons tinham propriedades de uma onda (De Broglie, vencedor do Prêmio Nobel de Física em 1929) e que a trajetória de elétrons podia ser desviada por campos magnéticos da mesma maneira que a luz pode ser desviada por lentes (Bush, em 1926). Em 1932, Knoll e Ruska desenvolveram o primeiro microscópio eletrônico que então começou a ser

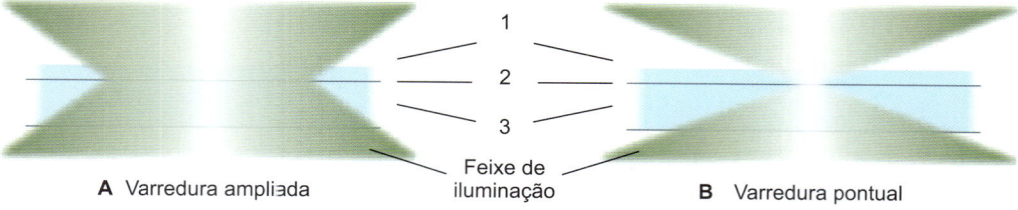

A Varredura ampliada   Feixe de iluminação   **B** Varredura pontual

Figura 4.41 Comparação de dois tipos de feixes de iluminação de amostras marcadas com fluorocromos. Em **A** o feixe é alargado, iluminando várias regiões da amostra ao mesmo tempo. Em **B** um feixe extremamente fino ilumina uma área muito mais limitada. A vantagem do segundo feixe sobre o primeiro é que regiões ao lado do ponto de iluminação não são mantidas sob excitação, fazendo com que a meia-vida do corante fluorescente se prolongue. 1: lamínula; 2: espécime; 3: lâmina de vidro.

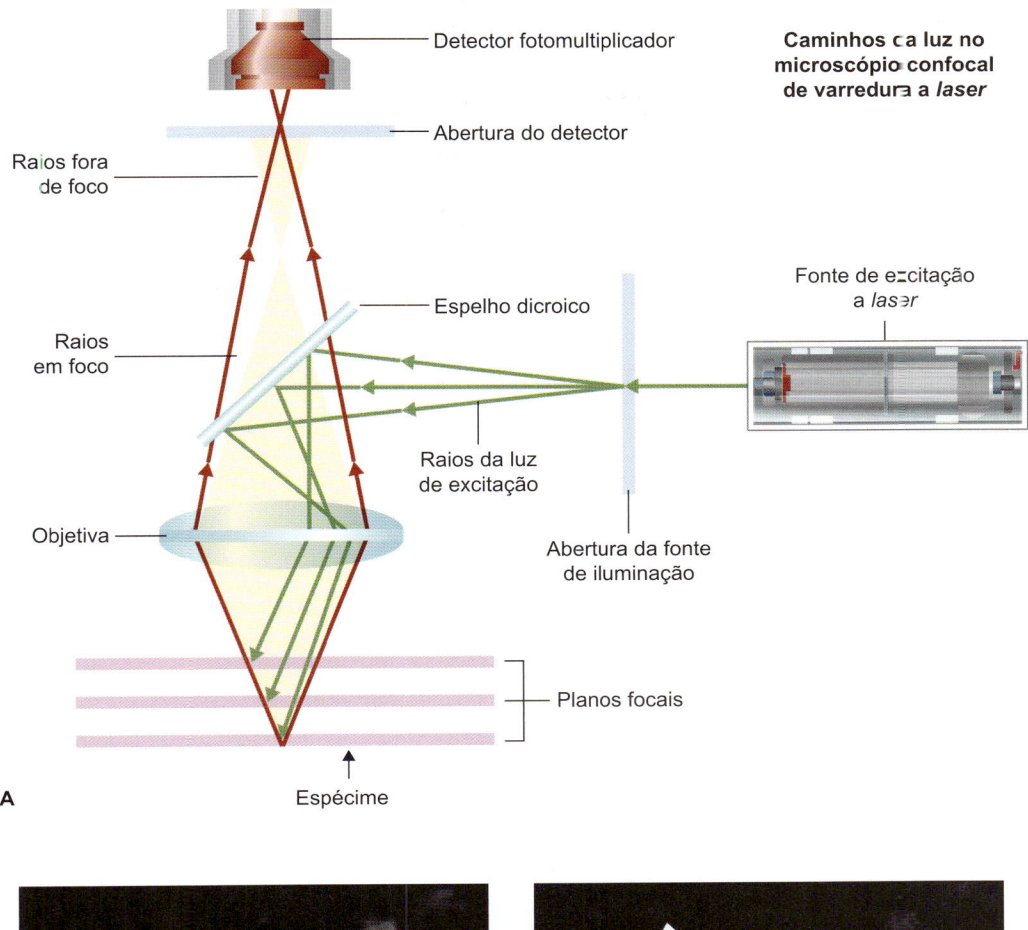

Caminhos da luz no microscópio confocal de varredura a *laser*

Detector fotomultiplicador

Abertura do detector

Raios fora de foco

Espelho dicroico

Raios em foco

Fonte de excitação a *laser*

Raios da luz de excitação

Objetiva

Abertura da fonte de iluminação

Planos focais

A

Espécime

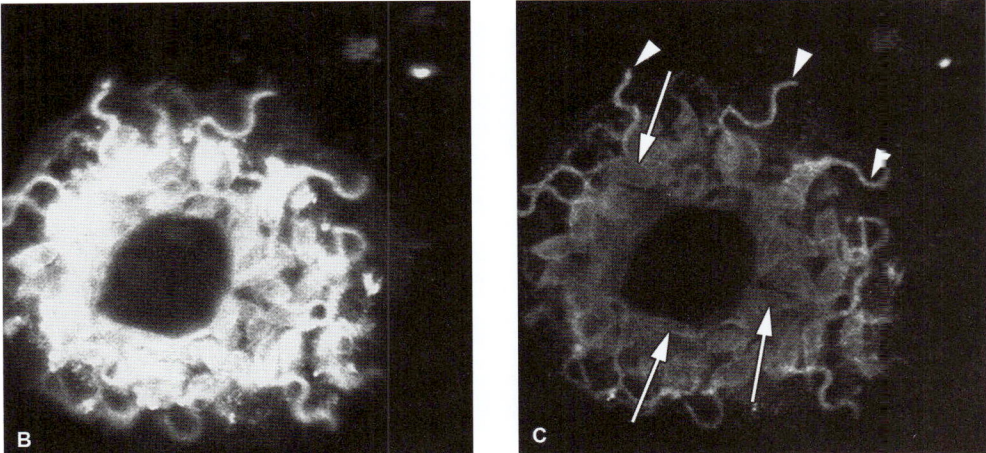

Figura 4.42 A. Esquema básico de um microscópio confocal de varredura a *laser*. Note que a fonte de iluminação envia o feixe de luz monocromático através de uma abertura extremamente pequena em direção ao espelho dicroico. Note também que foram representados 3 raios mostrando planos de focos diferentes. Cada um dos feixes chega ao espelho dicroico e é defletido em direção à objetiva, que concentra cada um dos feixes em locais diferentes da amostra. Ao excitar a amostra contendo o fluorocromo, gera-se fluorescência. O raio de luz fluorescente retorna para dentro da objetiva e é concentrado sob uma segunda abertura (*pinhole*) no detector, também denominada abertura confocal (no mesmo foco que a primeira). Somente os raios emitidos da região em foco conseguem passar através da segunda abertura. Os outros são eliminados e, dessa maneira, não interferem na formação da imagem. Os raios que saem da segunda abertura alcançam um detector e fotomultiplicador que gera a imagem que vai ser observada em um monitor de vídeo. **B.** Imagem em microscopia de fluorescência de uma célula de mamífero infectada com o protozoário parasito *Trypanosoma cruzi*. Em razão da grande intensidade de fluorescência é impossível observar os parasitos individualmente. Essa grande intensidade de fluorescência é obtida pela captação da luz emitida pelo fluorocromo em toda a espessura da amostra. **C.** Quando a mesma célula é analisada com o módulo confocal, registrando a fluorescência de apenas um plano focal, podemos observar os parasitos individualmente acompanhando a marcação em seu corpo celular (*setas*) e flagelo (*pontas das setas*). (Foto: Tecia Ulysses de Carvalho.)

comercializado em 1939. Somente em 1963 os microscópios eletrônicos de transmissão alcançaram o limite de resolução de 0,2 a 0,3 nm e de 10 nm para o microscópio eletrônico de varredura. Atualmente, o limite de resolução de microscópios eletrônicos de transmissão chega a ser inferior a 1 Å (0,1 nm), enquanto atinge valores próximos a 1 nm em microscópios eletrônicos de varredura.

Existem basicamente dois tipos de microscopia eletrônica: de transmissão e de varredura. Cada uma delas fornece um tipo de visão diferente do material a ser estudado, podendo, no entanto, ser utilizadas de maneira complementar.

Microscopia eletrônica de transmissão

A microscopia eletrônica de transmissão (MET) é muito semelhante à microscopia de luz no que diz respeito à formação da imagem. Os elétrons, assim como a luz no microscópio óptico, necessitam atravessar a amostra para gerar uma imagem visível (Figura 4.43). A fonte de elétrons de um microscópio de transmissão é um filamento de metal, geralmente tungstênio, também denominado catodo, o qual é aquecido, fazendo com que seus elétrons se desprendam. Este filamento está posicionado no alto e no centro de uma coluna de metal oca denominada coluna do microscópio. Os elétrons que se desprendem do catodo são acelerados em direção ao anodo, em virtude de uma grande diferença de potencial entre esses dois polos: pode variar de 20 kV a 1.000 kV, dependendo do tipo de microscópio de transmissão. A diferença de potencial confere aos elétrons uma aceleração, e eles então migram pela coluna na forma de um *feixe de elétrons*, atravessando a amostra e gerando uma imagem visível. Para garantir que o feixe de elétrons não sofra desvios pela interação com moléculas de ar, a coluna dos microscópios eletrônicos está sempre em alto vácuo. Para modificar o caminho dos elétrons, garantindo a formação da imagem com diferentes aumentos e a correção das aberrações que são semelhantes às descritas na microscopia de luz, o microscópio eletrônico possui uma série de "lentes" que, na verdade, são bobinas eletromagnéticas. A amostra a ser analisada no

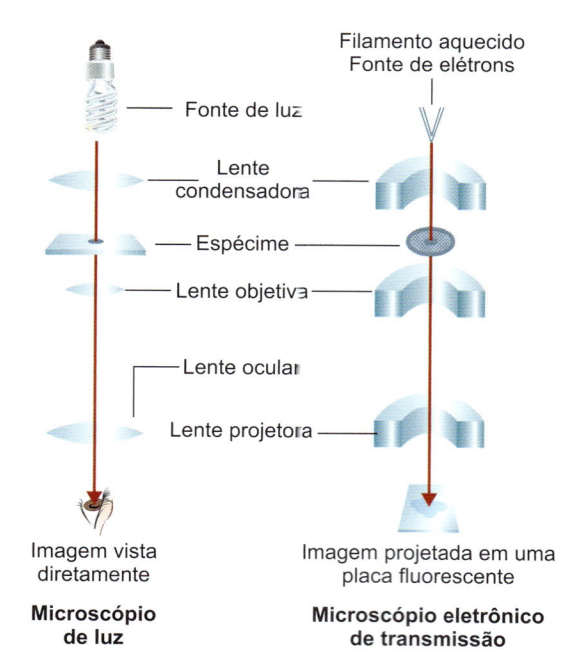

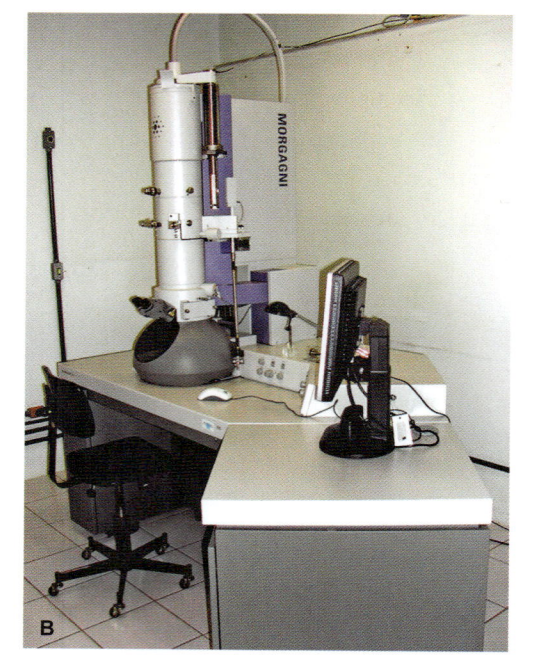

Figura 4.43 A. Comparação entre diferentes microscópios. No esquema podem ser reconhecidas algumas diferenças entre o microscópio de luz e o microscópio eletrônico de transmissão. As lentes do microscópio de luz são feitas de vidro, enquanto as dos microscópios eletrônicos são bobinas eletromagnéticas. As amostras são inseridas no interior dos microscópios eletrônicos, o qual se encontra em vácuo. **B.** Microscópio eletrônico de transmissão.

microscópio de transmissão é inserida no interior da coluna no caminho dos elétrons. Três considerações devem ser feitas aqui:

- Não se analisa material vivo ao microscópio eletrônico de transmissão, pois a coluna está em alto vácuo
- A imagem é formada pela interação dos elétrons com as diferentes regiões da amostra a ser analisada. Quanto mais espessa ou mais densa for uma região de uma amostra, mais elétrons vão ser absorvidos ou mais desvios o feixe de elétrons deve sofrer. Os elétrons que conseguem atravessar a amostra chegam a uma tela fosforescente, gerando uma imagem que varia do branco até o preto, com vários tons de cinza intermediários. As diferentes tonalidades refletem a capacidade de bloqueio dos elétrons exercida pelas diferentes regiões da amostra. As que aparecem escuras na imagem são denominadas regiões eletrondensas, enquanto as mais claras são chamadas de eletronlucentes. Vários livros-texto mostram imagens de MET coloridas digitalmente que têm apenas o intuito de facilitar a identificação de regiões da célula ou de organelas
- A passagem dos elétrons pela amostra gera alterações devido ao aquecimento desta. Por esse motivo, imagens de amostras biológicas observadas ao microscópio eletrônico de transmissão devem ser adquiridas o mais rapidamente

possível. A aquisição de imagens pode ser feita por negativos fotográficos ou por câmeras digitais acopladas ao equipamento.

Para que amostras biológicas sejam analisadas ao microscópio eletrônico de transmissão é necessário que elas sejam fixadas, desidratadas e incluídas em uma resina plástica que servirá como suporte para a obtenção dos cortes a serem inseridos no microscópio. A função da resina plástica é a mesma atribuída à parafina na microscopia óptica. A fixação e a desidratação são necessárias em virtude de a amostra ser inserida em alto vácuo, como relatado anteriormente. A fixação é feita com glutaraldeído ou mistura de glutaraldeído e formaldeído, que garantem uma boa estabilização das proteínas da amostra e do tetróxido de ósmio que estabiliza os lipídios de membrana assim como as proteínas. As amostras são então desidratadas, incluídas em resinas plásticas que, ao se solidificarem, permitem o corte das amostras em seções ultrafinas de 50 a 100 nm de espessura. Os cortes são colocados sobre grades circulares de metal, geralmente cobre, que são inseridas na coluna do microscópio eletrônico (Figura 4.44).

Para aumentar o contraste de determinadas áreas da amostra, uma vez que o material biológico é pouco eletrondenso, as seções ultrafinas obtidas são contrastadas com soluções contendo metais pesados como o acetato de uranila, que se deposita preferencialmente sobre DNA e RNA, e o citrato de chumbo, que se deposita sobre membranas. O alto

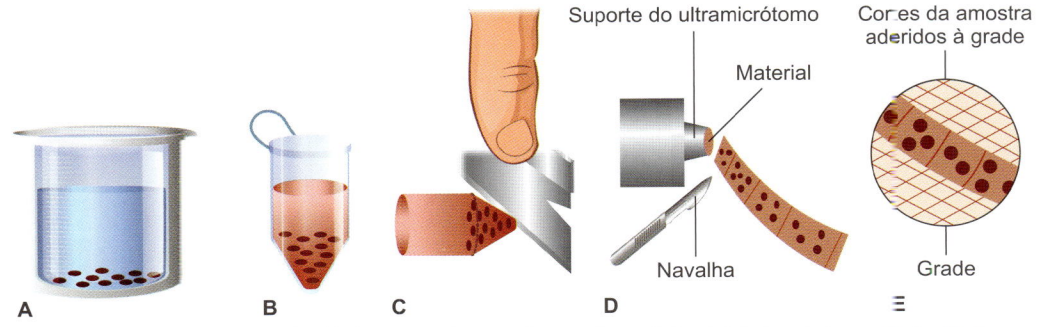

Figura 4.44 Processamento básico de amostras biológicas para observação ao microscópio eletrônico de transmissão. **A.** As amostras são fixadas em fixadores como o glutaraldeído ou formaldeído. **B.** Incluídas em resinas plásticas do tipo epóxi. **C.** O bloco de resina plástica, juntamente com as amostras incluídas, sofre um primeiro processamento visando selecionar a área de corte. **D.** A região selecionada no bloco de resina plástica é então cortada em ultramicrótomo, em seções ultrafinas de 60 a 70 nm de espessura. **E.** As seções ultrafinas são colocadas sobre grades e levadas ao microscópio eletrônico de transmissão.

número atômico desses metais garante o desvio dos elétrons do feixe, criando áreas mais escuras na amostra. Por isso, qualquer tipo de reação citoquímica (para detecção de atividade enzimática, localização de diferentes componentes da célula) e marcações imunocitoquímicas devem gerar ou utilizar compostos eletrondensos que não estão presentes nas amostras-controle. A Figura 4.45 mostra a imagem obtida por MET de uma bactéria após a preparação convencional descrita anteriormente.

Microscopia eletrônica de varredura

A microscopia eletrônica de varredura (MEV) fornece uma visão das células completamente diferente da daquela observada na MET. Neste tipo de microscopia os elétrons não atravessam a amostra. A imagem é formada pela interação dos elétrons com a superfície da amostra, gerando uma imagem com aspecto tridimensional indicada para a visualização de células inteiras e tecidos (Figura 4.46).

Da mesma maneira como visto para a MET, a amostra deve ser fixada e desidratada. A fixação é idêntica à mencionada para a microscopia de transmissão, porém, após a desidratação, a secagem da amostra depende de um método especial denominado *ponto crítico*. Nele, após a amostra ter

sofrido desidratação com o uso de álcool ou acetona, ela é colocada no interior de uma câmara na qual todo o líquido desidratante é substituído por CO_2 líquido, que, então, a uma temperatura de aproximadamente 31°C e a uma pressão de 73 atmosferas, passa do estado líquido para o gasoso tão rapidamente que a célula é seca, permanecendo com a sua arquitetura original. Após a completa secagem pelo ponto crítico, a amostra recebe sobre toda a sua superfície uma camada de ouro de aproximadamente 20 nm de espessura.

A amostra é então inserida no interior da coluna do microscópio que se encontra em alto vácuo, onde um feixe muito fino de elétrons percorre pontualmente a amostra, ou seja, passa lentamente sobre ponto por ponto da sua superfície. A interação dos elétrons do feixe com a camada de ouro da superfície da amostra gera dois tipos de elétrons (ver Figura 4.46): (a) elétrons secundários – elétrons dos átomos de ouro que, excitados pelo feixe de elétrons do microscópio, projetam-se para fora da camada e são captados por um coletor; (b) elétrons

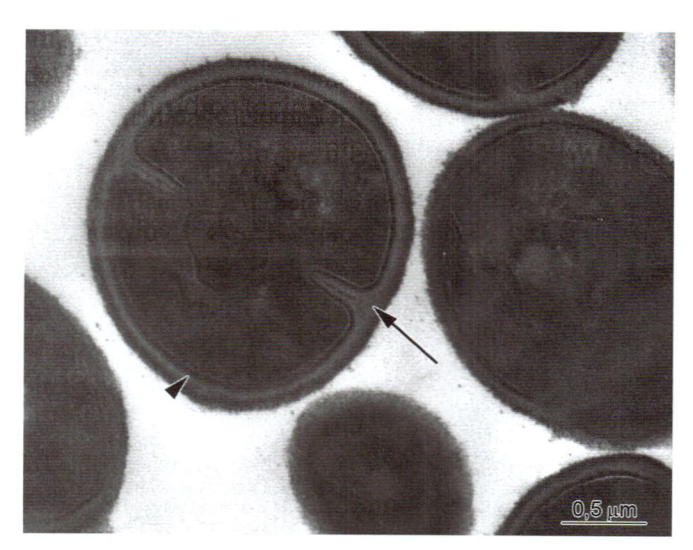

Figura 4.45 Imagem em MET da bactéria gram-positiva *Staphylococcus aureus*. Notar a espessura da parede celular (*ponta da seta*), assim como a formação do septo durante a divisão celular (*seta*).

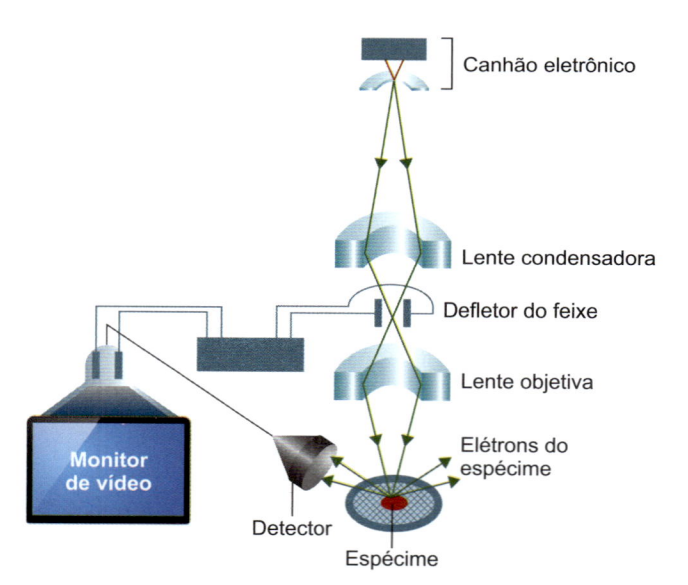

Figura 4.46 Para observação ao microscópio eletrônico de varredura, o espécime recebe uma camada de metal muito fina e é percorrido ponto a ponto pelo feixe de elétrons do microscópio. Os elétrons do feixe interagem com a amostra, provocando a emissão de elétrons da camada metálica que a recobre (elétrons secundários) ou o desvio de elétrons do próprio feixe (elétrons retroespalhados). Detectores específicos para cada tipo de elétron os recolhem e geram uma imagem no monitor de vídeo acoplado ao microscópio. O microscópio de varredura gera imagens em três dimensões com grande profundidade de foco e com uma resolução que varia de 3 a 20 nm.

retroespalhados – elétrons do próprio feixe que, após interagirem com os átomos de ouro da superfície da amostra, sofrem desvios de rota e voltam em direção ao feixe. Da mesma maneira são captados por um coletor especial. Qualquer que seja o tipo de elétron captado, eles excitam um cintilador que gera fótons, os quais são então conduzidos por uma fibra óptica para um fotomultiplicador e daí para uma tela (tubo de raios catódicos). As imagens obtidas no microscópio de varredura podem ser observadas na Figura 4.47.

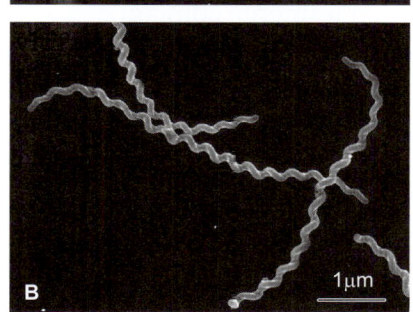
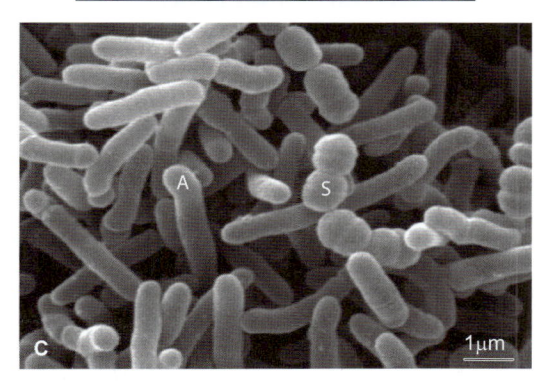

Figura 4.47 Imagem em MEV. **A.** Bactérias multicelulares magnetotáticas não cultivadas isoladas da Lagoa de Araruama, RJ. (Foto: Ulysses G. C. Lins.) **B.** *Leptospira interrogans.* (Foto Gustavo M. Rocha.) **C.** Associação entre bactérias *Streptococcus salivarius* (*S*) e *Actinomyces naseslundii* (*A*) em placas bacterianas encontradas em dentes.

SEÇÃO 2 | PRÁTICA

Observação de microrganismos por microscopia óptica

Objetivos

- Manusear adequadamente um microscópio óptico
- Conhecer os principais métodos de observação microscópica de microrganismos
- Distinguir, morfologicamente, bactérias, leveduras, bolores e protozoários
- Identificar os principais tipos morfológicos das bactérias
- Discutir a importância do método de Gram na identificação de microrganismos.

Material

- Lâminas prontas com coloração de esporos de *Bacillus megaterium*
- Lâminas prontas com bactérias gram-positivas (*Staphylococcus aureus, Bacillus subtilis*) e gram-negativas (*Escherichia coli, Pseudomonas aeruginosa*)
- Cultura de *E. coli* em caldo simples
- Cultura de *Saccharomyces cerevisiae* em ágar Sabouraud
- Cultura de *Aspergillus versicolor* em ágar Sabouraud
- Cultura de *Herpetomonas* sp. em meio líquido de BHI (*brain heart infusion*)
- Cultura de *E. coli* em ágar simples
- Cultura de *S. aureus* em ágar simples
- Cultura de *B. subtilis* em ágar simples
- Lâminas limpas
- Lamínulas limpas
- Baterias para Gram (solução de cristal violeta, lugol, álcool a 95%, solução de safranina ou fucsina)
- Óleo de imersão

- Solução salina estéril
- Microscópios ópticos
- Placas com microrganismos do ambiente (ver Capítulo 1, *Mundo dos Microrganismos*)
- Alças e agulhas de inoculação.

Procedimentos

▸ **1ª etapa.** Observação microscópica de lâminas prontas:

- Esporos de *B. megaterium* (cultura com mais de 48 horas de crescimento), corados pelo método de Schaeffer-Fulton

- Bactérias coradas pelo método de Gram: *B. subtilis* (gram-positiva), *S. aureus* (gram-positiva) e *E. coli* (gram-negativa)

- Observar ao microscópio óptico com objetiva de 10×, focalizando a amostra. Adicionar sobre o esfregaço das lâminas prontas uma pequena gota de óleo de imersão e examinar ao microscópio óptico com objetiva de imersão (100×).

▸ **2ª etapa.** Preparação de lâminas para observações microscópicas. (O aluno deverá escolher um microrganismo para preparação a fresco e um microrganismo para coloração de Gram.)

- Preparação a fresco de *E. coli*: após flambar a alça de inoculação, colocar uma gota de suspensão bacteriana em uma lâmina e cobrir com uma lamínula. Adicionar uma pequena gota de óleo de imersão e observar em microscópio óptico com objetiva de imersão (100×)

- Preparação a fresco de *S. cerevisiae*: retirar, com uma alça de inoculação flambada, uma porção do crescimento da levedura e suspender em uma gota de solução salina em uma lâmina. Cobrir com lamínula e observar ao microscópio óptico com objetiva de 40×

- Preparação a fresco de *A. versicolor*: cuidadosamente, para não alterar as estruturas fúngicas, retirar com alça flambada uma porção do crescimento do fungo e suspender em uma gota de solução salina em uma lâmina. Observar ao microscópio óptico, entre lâmina e lamínula, com objetiva de 40×

- Preparação a fresco de *Herpetomonas*: Retirar, com uma alça flambada, uma porção do crescimento em meio líquido do protozoário e colocar sobre uma lâmina. Cobrir cuidadosamente com uma lamínula. Observar ao microscópio óptico com objetiva de 40×.

▸ **3ª etapa.** Coloração de Gram:

- Colocar uma pequena gota de solução salina sobre uma lâmina de microscópio. Flambar uma alça e com ela retirar uma pequena porção do crescimento bacteriano (*E. coli, B. subtilis, P. aeruginosa* ou *S. aureus*). Colocar a porção sobre a gota de salina e espalhar, obtendo assim o esfregaço. Deixar secar espontaneamente.

- Fixar o esfregaço à lâmina, segurando-a com um pregador de madeira e passando-a três vezes sobre a chama do bico de Bunsen com a parte do esfregaço para cima. A Figura 4.11 ilustra o procedimento da obtenção de um esfregaço.

- Proceder à coloração de Gram:
  - Tratar o esfregaço com uma solução de cristal violeta durante 1 a 2 minutos
  - Lavar ligeiramente com água. Escorrer
  - Cobrir o esfregaço com lugol durante 1 a 2 minutos
  - Descorar rapidamente pelo álcool a 95%
  - Lavar ligeiramente com água. Escorrer
  - Cobrir com uma solução de safranina ou de fucsina, durante 30 segundos, para contracorar
  - Lavar e enxugar entre dois papéis-filtro, com cuidado, sem esfregar
  - Adicionar sobre o esfregaço corado uma pequena gota de óleo de imersão e examinar ao microscópio óptico com objetiva de imersão (100×).

▸ **4ª etapa.** Observação de microrganismos do ambiente. A partir das placas expostas ao ar, bem como de outras placas contendo microrganismos de diversas origens (bancada, dedo, cabelo etc.), mencionadas no Capítulo 1 *Mundo dos Microrganismos*, observar os diversos tipos de colônias crescidas. Com auxílio do professor, escolher uma colônia de bactéria e outra de fungo para estudo.

- Colônia bacteriana: realizar a coloração de Gram, como descrito na 3ª etapa. Observar:

- Colônia fúngica: preparar lâmina a fresco com solução salina, como descrito na 2ª etapa. Observar.

Interpretação dos resultados

▶ **1ª etapa.** Observação de lâminas prontas:

- Observar lâminas de *B. megaterium* (Figura 4.48 G). Distinguir os esporos, corados em verde, das células vegetativas, coradas em vermelho. Observar esporos dentro e fora da célula

- Observar lâminas de bactérias coradas pelo método de Gram (Figura 4.48D a F). Distinguir o tamanho, a forma (coco ou bastonete) e a reação ao Gram: roxas, gram-positivas; vermelhas ou rosadas, gram-negativas. Observar alguns arranjos característicos.

▶ **2ª etapa.** Observação de lâminas preparadas pelo aluno:

- Observar, na preparação a fresco de *E. coli*, seu tamanho relativo, sua forma e sua locomoção

- Observar *S. cerevisiae* (Figura 4.48A) quanto a forma, tamanho relativo e presença ou ausência de brotamento

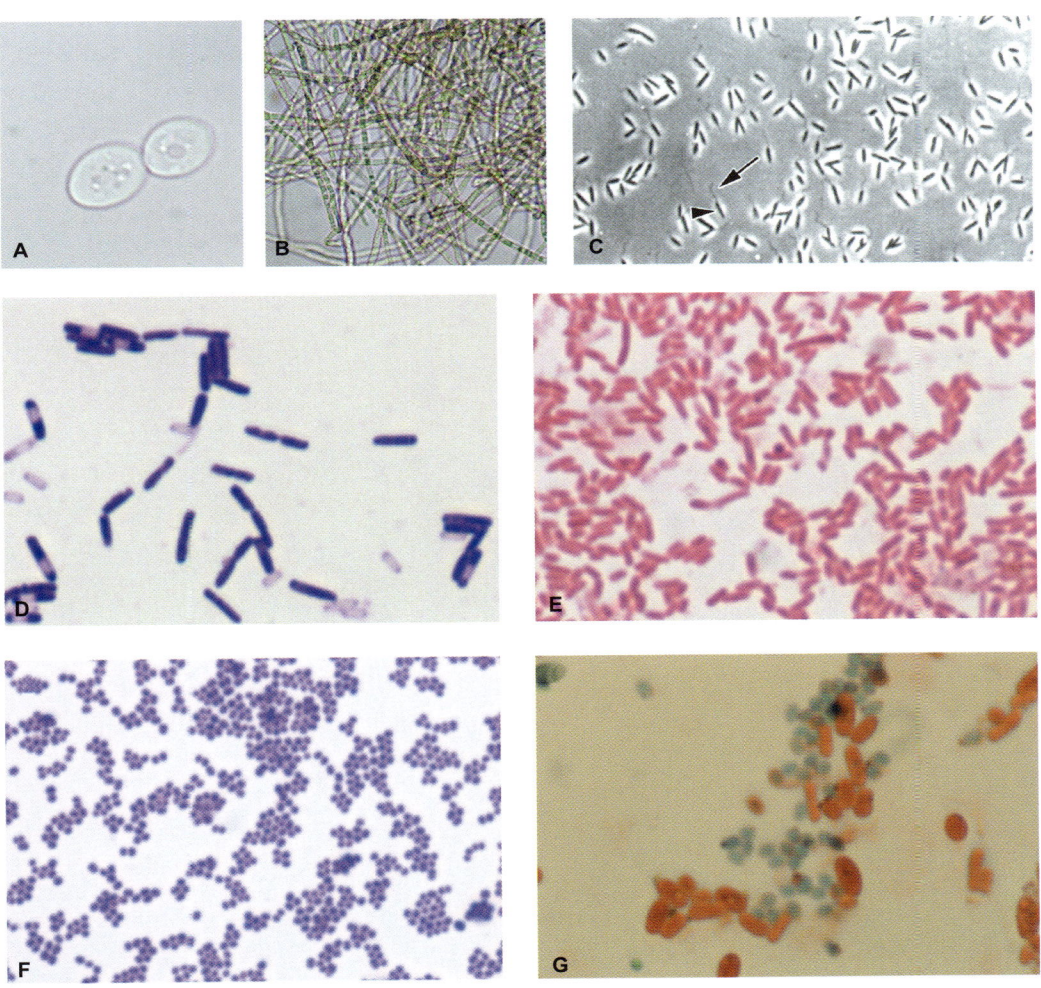

Figura 4.48 Exemplos de preparações em lâminas. **A.** Preparação a fresco em microscopia óptica de campo claro da levedura *S. cerevisiae* 1.000×. **B.** Microscopia óptica de contraste diferencial interferencial do fungo *F. pedrosoi* 400×. (Foto: Daniela Sales Alviano.) **C.** Microscopia óptica de contraste de fase do protozoário *Herpetomonas samuelpessoai* 100× mostrando o flagelo (*seta*) e o corpo da célula (*ponta da seta*). (Foto: André Luiz de Souza Santos.) **D.** Microscopia de campo claro de amostras coradas pelo método de Gram; bastonete gram-positivo *B. subtilis* 1.000×. **E.** Microscopia de campo claro de amostras coradas pelo método de Gram; bastonete gram-negativo *E. coli* 1.000×. **F.** Microscopia de campo claro de amostras coradas pelo método de Gram; cocos gram-positivos *S. aureus* 1.000×. **G.** Microscopia óptica de campo claro, coloração de esporos de *B. megaterium*, esporos em verde e células em vermelho 1.000×.

- Observar *A. versicolor* quanto ao tamanho. Identificar o micélio (Figura 4.48B), hifas septadas ou não e, se possível, as estruturas que contêm os esporos

- Observar *Herpetomonas* sp. quanto ao tamanho e à capacidade de locomoção. Distinguir os flagelos (Figura 4.48C)

- Observar as lâminas coradas pelo método de Gram, como descrito no segundo item da 1ª etapa.

  ▸ **3ª etapa.** Observação de colônias desconhecidas de microrganismos do ambiente.

Observar ao microscópio as lâminas preparadas pelo próprio aluno. De acordo com as características observadas, tais como tamanho, forma, reação ao Gram, presença de hifas etc., confirmar se se trata de bactéria, levedura ou fungo.

Bibliografia

ATLAS, R. M. *Principles of Microbiology*. 3. ed. Dubuque, IA: Wm.C Brown Publishers, 1997.

5 Técnicas de Isolamento e Contagem de Microrganismos

Rosalie Reed Rodrigues Coelho

SEÇÃO 1 | TEORIA

Introdução

Nos ambientes naturais os microrganismos se encontram, quase sempre, sob forma de populações mistas, formando comunidades microbianas. Assim sendo, para que seja possível estudar as características das espécies que compõem essas misturas, é necessário fazer seu isolamento em cultura pura. Para isso, necessitamos de um meio de cultura e de condições de incubação que facilitem o crescimento do microrganismo desejado. Após o seu crescimento, precisamos, ainda, confirmar sua pureza, de modo a garantir que a cultura obtida contenha apenas o microrganismo de interesse.

Todos os microrganismos necessitam de uma fonte de energia para seu crescimento, que pode ser química (seres quimiotróficos) ou luminosa (seres fototróficos). Além disso, os fatores necessários para o crescimento microbiano podem ser divididos em duas categorias principais: os fatores físicos, tais como temperatura, pH e pressão osmótica, e os fatores químicos. Dentre estes, temos a água e as diversas fontes de carbono (C), de nitrogênio (N), de fósforo (P), de enxofre (S) e de sais minerais, além dos chamados fatores de crescimento, para o caso de microrganismos mais exigentes. Quando a fonte de C é orgânica, temos os seres heterotróficos, e quando esta é inorgânica temos os seres autotróficos. Segundo essa classificação, os microrganismos fotossintéticos, por exemplo, são principalmente seres fotoautotróficos.

Meio de cultura

O meio de cultura consiste em um material nutritivo, preparado em laboratório, que se destina ao cultivo artificial dos microrganismos, devendo, portanto, fornecer os nutrientes indispensáveis a seu crescimento. Pode ser líquido, sólido ou semissólido.

Os meios líquidos são preparados com seus ingredientes em água purificada (destilada, deionizada ou osmolizada) e podem ser acondicionados em balões, Erlenmeyers (ver Figura 2.1A), ou tubos de vidro (ver Figura 2.1D). Os meios sólidos são acrescidos de um agente solidificante, o ágar, normalmente na concentração de 1 a 2%. Este consiste em um polímero, o ácido poligalacturônico, extraído de algas marinhas, que é capaz de se fundir a cerca de 100°C e, ao se resfriar, solidificar a cerca de 40 a 45°C. Geralmente são acondicionados em tubos de vidro na forma de ágar inclinado (ver Figura 2.1B, ou em placas de Petri (ver Figura 2.1C). No preparo do meio sólido, após adição do ágar a seus componentes, faz-se a esterilização normal, em autoclave, durante a qual o ágar é fundido, sendo então o meio vertido nas placas previamente esterilizadas, e sua solidificação então aguardada, o que ocorre quando a temperatura ambiente é alcançada. Já os meios semissólidos contêm ágar em concentrações menores, em torno de 0,3 a 0,5%, e normalmente são distribuídos em tubos de vidro na posição vertical.

Meios sintéticos e meios complexos

Dependendo do tipo de microrganismo que será cultivado, o meio de cultura poderá ser sintético, também chamado de quimicamente definido. Neste caso, todos os ingredientes são conhecidos, possuindo composição química exata. São bastante úteis em trabalhos experimentais de laboratório. Um exemplo deste tipo de meio é o de caldo de glicose-sais minerais, descrito no Quadro 5.1. Esse meio contém uma fonte de C orgânica, a glicose, uma fonte de N inorgânica, o $NaNO_3$, uma fonte

de P inorgânica, o K_2HPO_4, uma fonte de S inorgânica, o $MgSO_4.7 H_2O$, NaCl e água. É considerado um meio pobre em nutrientes, já que contém apenas o mínimo de ingredientes necessários ao desenvolvimento do microrganismo. Várias espécies microbianas do grupo dos quimioeterotróficos prototróficos são capazes de crescer neste tipo de meio. Os microrganismos quimioeterotróficos são aqueles que necessitam de uma fonte de carbono orgânica e uma fonte de energia química, e no caso do meio de cultura descrito do Quadro 5.1 a glicose desempenha esse duplo papel. Já os seres prototróficos são aqueles capazes de crescer sem nenhuma exigência nutritiva em termos de vitaminas, ou qualquer outra molécula orgânica que não sejam capazes de sintetizar a partir da fonte de C orgânica simples, como é o caso de alguns aminoácidos. Essas substâncias essenciais ao desenvolvimento do microrganismo são chamadas de fatores de crescimento.

Diferentemente do exemplo do Quadro 5.1, no qual o meio de cultura é composto de apenas seis substâncias, alguns meios quimicamente definidos podem conter um número bastante grande de ingredientes. Este é o caso do meio descrito no Quadro 5.2, que possui ao todo 48 ingredientes, incluindo aí duas fontes de C, uma fonte de N, duas fontes de P, uma fonte de S, água, além de aminoácidos, purinas e pirimidinas, vitaminas e elementos-traço. O microrganismo que exige esse tipo de meio de cultura para crescer também é quimioeterotrófico, sendo auxotrófico para vários fatores de crescimentos (os aminoácidos, as purinas

Quadro 5.1 Meio sintético simples, de caldo de glicose-sais minerais, para crescimento de diversas bactérias quimioeterotróficas.

Ingredientes	Quantidade
Glicose	5,0 g
$NaNO_3$	1,0 g
K_2HPO_4	2,0 g
$MgSO_4.7 H_2O$	1,0 g
NaCl	0,5 g
Água purificada destilada, q.s.p.	1.000 mℓ

Quadro 5.2 Meio sintético mais elaborado, típico para crescimento de microrganismos nutricionalmente mais exigentes, chamados fastidiosos.

Ingredientes	Quantidade
Glicose	25 g
Acetato de sódio	20 g
K_2HPO_4	0,6 g
KH_2PO_4	0,6 g
NH_4Cl	3 g
$MgSO_4.7 H_2O$	0,1 g
Aminoácidos: alanina, arginina, asparagina, aspartato, cisteína, glutamato, glutamina, glicina, histidina, isoleucina, leucina, lisina, metionina, fenilalanina, prolina, serina, treonina, triptofano, tirosina, valina	100 a 200 mg cada
Purinas e pirimidinas: adenina, guanina, uracila, xantina	10 mg cada
Vitaminas: biotina, folato, ácido nicotínico, piridoxal, piridoxamina, piridoxina, riboflavina, tiamina, pantotenato, ácido p-aminobenzoico	10 a 20 mg cada
Elementos-traço: Fe, Co, Mn, Cu, Ni, Mo	2 a 10 mg cada
Água purificada destilada, q.s.p.	1.000 mℓ

e pirimidinas e as vitaminas), ou seja, dependente desses vários fatores de crescimento para sobreviver. Esse tipo de microrganismo, nutricionalmente mais exigente, é comumente conhecido como fastidioso.

No entanto, o meio de cultura também poderá ser complexo e conter ingredientes complexos, como extrato de carne, rico em vitaminas e outros fatores de crescimento orgânicos, e cuja composição química exata não seja conhecida. Além do extrato de carne, que compreende um pó, obtido da digestão de carne bovina, vários outros extratos também são muito utilizados nos meios de cultura complexos: os extratos de levedura e de malte, fabricados da mesma maneira, bem como as peptonas e outros hidrolisados parciais de proteínas, como a caseína, que é a proteína encontrada no leite. Todos esses ingredientes são encontrados comercialmente no mercado e podem ser utilizados facilmente para o preparo de meios. Em geral os meios complexos são adequados ao crescimento de microrganismos heterotróficos auxotróficos, como algumas bactérias comensais e patogênicas para homens e animais. A grande vantagem dos meios complexos é que a adição de um único ingrediente já garante a presença de uma ampla gama de substâncias necessárias ao crescimento do microrganismo.

No Quadro 5.3 encontramos a composição do meio de caldo simples, ou caldo nutriente, bastante utilizado no cultivo de bactérias heterotróficas, por exemplo, as enterobactérias. Neste caso, são utilizados apenas quatro ingredientes que vão suprir adequadamente as exigências nutritivas da maioria dos microrganismos fastidiosos.

Quadro 5.3 Meio complexo de caldo simples, para o cultivo de bactérias heterotróficas.

Ingredientes	Quantidade
Peptona	5,0 g
Extrato de carne	3,0 g
Cloreto de sódio	8,0 g
Água destilada, q.s.p.	1.000 mℓ

Meios seletivos e diferenciais

Os meios seletivos são utilizados para o isolamento de um grupo particular de microrganismos, ou seja, são meios de cultura adicionados de substâncias químicas que vão propiciar o desenvolvimento dos microrganismos de interesse e inibirão o desenvolvimento dos microrganismos acompanhantes ("microbiota de acompanhamento"). Essa inibição pode ser obtida por diferentes substâncias, tais como os antibióticos, os corantes, a bile ou os sais biliares. Um meio adicionado do antibacteriano estreptomicina possibilitará o isolamento de fungos, da mesma forma que a adição do antifúngico ciclo-heximida ao meio permitirá o isolamento de bactérias. Em outros meios, o sistema de seleção do microrganismo de interesse é mais complexo, por exemplo o meio de Thayer-Martin, utilizado no isolamento de bactérias patogênicas do gênero *Neisseria*, que pode ser adicionado de uma mistura de inibidores, composta por vancomicina para inibição de bactérias gram-positivas, colistina para inibição de bactérias gram-negativas e nistatina para inibição de fungos. Muitas vezes, para a seleção do microrganismo de interesse, pode-se lançar mão de outros recursos, por exemplo, a utilização de um meio cuja única fonte de carbono seja a celulose ou o amido, de modo a isolar somente os microrganismos celulolíticos ou amidolíticos, respectivamente.

Já os meios diferenciais são formulados para evidenciar uma característica bioquímica ou fisiológica do microrganismo de interesse, possibilitando diferenciar suas colônias das de outros microrganismos que se desenvolvam na mesma placa. A adição de um carboidrato e um indicador de pH ao meio de cultura permite evidenciar as colônias de microrganismos que produzam ácidos a partir da utilização daquele carboidrato, pois a cor do indicador vai se modificar em função da acidificação do meio ao redor da colônia.

Alguns meios de cultura podem ter um objetivo combinado: o de serem seletivo-diferenciais. Um bom exemplo seria o ágar MacConkey, um meio bastante utilizado para o isolamento de enterobactérias e outros bastonetes gram-negativos relacionados. Este meio contém como agentes seletivos sais biliares e cristal violeta, com o objetivo de inibir o crescimento das bactérias gram-positivas e algumas gram-negativas fastidiosas, e lactose e vermelho neutro, com o objetivo de diferenciar colônias de bactérias que utilizem esse carboidrato. Quando as bactérias chamadas de lactose-positivas utilizam a lactose, suas colônias apresentam tons variados de vermelho em função da mudança da cor do indicador de pH. Já as bactérias lactose-negativas formam colônias incolores ou transparentes (Figura 5.1A). Um outro meio interessante, para a mesma finalidade, é o meio CLED (cisteína, lactato, eletrólito deficiente), que contém o indicador azul de bromo timol. Neste caso, as bactérias lactose-positivas conseguem virar o indicador, originalmente verde em pH neutro, para amarelo em decorrência da produção de ácidos (Figura 5.1B).

Outro meio seletivo-diferencial é o ágar *Salmonella-Shigella*, ou ágar-SS, que, em virtude da presença de altas concentrações de sais biliares e

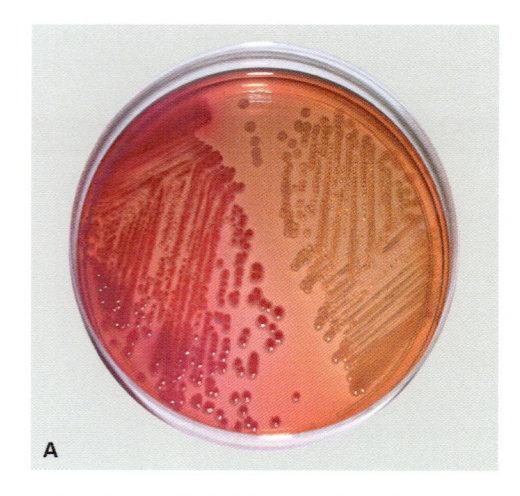

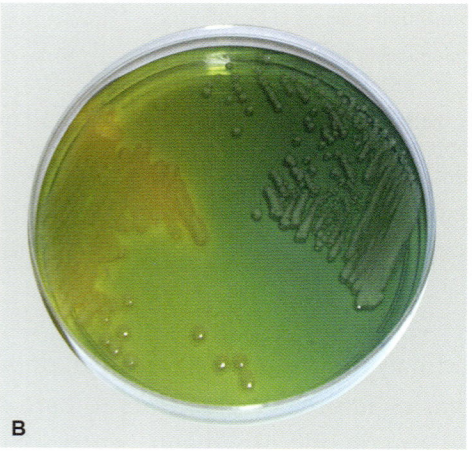

Figura 5.1 A. No meio de MacConkey, as colônias de *E. coli*, lactose (+), se apresentam vermelhas, consequência da produção de ácidos e da mudança do indicador para vermelho, enquanto colônias da espécie lactose (–), como *Proteus mirabilis*, mantêm sua cor original. **B.** Já no meio CLED, os ácidos produzidos pelas colônias de *E. coli*, lactose (+), viram o indicador azul de bromo timol para amarelo, enquanto as de *Proteus mirabilis*, lactose (–), não são capazes de modificar a cor original verde do meio. (Foto: Rubem Clayton da Silva Dias.)

citrato de sódio, é altamente seletivo para esses dois gêneros de bactérias enteropatogênicas e permite a diferenciação das suas colônias das de outras bactérias gram-negativas intestinais que eventualmente se desenvolvam. Isso porque esse meio contém lactose e um indicador de pH (vermelho neutro) que permite identificar presuntivamente as colônias de bactérias desses gêneros, pois eles tipicamente não utilizam esse carboidrato. Além disso, é possível a diferenciação das colônias desses dois gêneros, pois as salmonelas formam colônias que apresentam um centro negro, em função da reação do sulfeto de hidrogênio (H₂S) produzido pelas bactérias a partir da utilização do tiossulfato de sódio como fonte de enxofre (S), com íons ferro, do citrato férrico, um outro componente desse meio de cultura.

O ágar-sangue é um ágar nutriente acrescido de sangue desfibrinado de carneiro, com o objetivo de enriquecer sua composição e propiciar o desenvolvimento da maioria das bactérias patogênicas de importância médica. O sangue, além de conter nutrientes considerados fatores de crescimento para muitos microrganismos fastidiosos, confere uma característica diferencial ao meio, que é a de identificar bactérias produtoras de hemolisinas, ou seja, substâncias extracelulares capazes de lisar as hemácias do meio de cultura, provocando o aparecimento de um anel claro ao redor da colônia (Figura 5.2).

Meios de enriquecimento

São meios preparados para favorecer a multiplicação dos microrganismos de interesse, quando estes estão presentes em pequeno número em relação à microbiota de acompanhamento que se encontra em maior número. Alguns desses meios são chamados de meios de enriquecimento seletivo, pois, além de propiciarem o desenvolvimento

do microrganismo de interesse, inibem total ou parcialmente a microbiota de acompanhamento. Esses meios de cultura são amplamente utilizados em microbiologia médica e de alimentos, como o caldo tetrationato empregado no isolamento de importantes enteropatógenos a partir de amostras de fezes ou de alimentos. O caldo tetrationato possui bile, que estimula o crescimento das salmonelas, e vários agentes seletivos com diferentes funções, como o verde-brilhante, que inibe as bactérias gram-positivas, e o tetrationato, que inibe os coliformes e outras bactérias entéricas. Após a incubação da amostra nesse meio de enriquecimento seletivo, pequenas porções deste são repicadas em meios seletivos ou seletivo-indicadores, como o ágar-SS citado anteriormente, sendo observado que esse enriquecimento prévio aumenta consideravelmente a possibilidade de achado de colônias sugestivas de serem salmonelas.

Na área de microbiologia do solo também é comum o uso dos meios de enriquecimento. Um exemplo fácil de ser entendido é quando se pretende isolar do solo microrganismos capazes de degradar a celulose. Neste caso pode ser utilizado um meio de cultura contendo uma solução de sais minerais e uma tira de papel de filtro de celulose como única fonte de carbono. Os tubos que contêm o meio são inoculados com grumos de solo e são incubados a uma temperatura adequada. Após certo período de tempo, é possível observar a colonização do papel de filtro com microrganismos celulolíticos. O método é fundamentado no princípio de que apenas os microrganismos celulolíticos serão capazes de crescer no meio que contém a tira de papel de filtro como única fonte de carbono e energia.

Isolamento de microrganismos em cultura pura

Dentre as técnicas conhecidas para o isolamento de microrganismos em cultura pura, as mais comumente utilizadas são a técnica do esgotamento

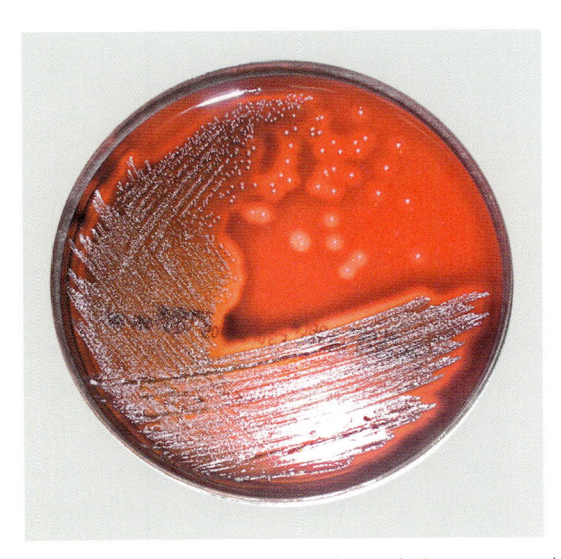

Figura 5.2 Meio de ágar-sangue, com colônias de *Streptococcus* do grupo G apresentando halo de hemólise ao seu redor. (Foto: Ivi Cristina M. de Oliveira.)

e a técnica das diluições em placas. Ambas se baseiam no princípio de que uma célula microbiana isolada, ou um único esporo, quando depositados em meio de cultura sólido adequado, darão origem a um agrupamento macroscopicamente visível chamado de colônia. Assim sendo, a colônia é um conjunto de células idênticas que tem como origem uma única célula ou esporo. No caso particular de bactérias que formam agrupamentos, como os estafilococos e os estreptococos, a colônia pode ser proveniente de um desses agrupamentos de células semelhantes, ao passo que no caso específico de microrganismos filamentosos, como algumas bactérias ou fungos, a colônia também poderá ser proveniente de um fragmento de hifa.

A técnica das diluições em placa tem uma dupla aplicação, podendo ser utilizada tanto para o isolamento como para a contagem de microrganismos (ver adiante tópico "Método das diluições em placas"). Já a técnica do esgotamento consiste em semear, com o auxílio de uma alça de inoculação, uma porção da suspensão de microrganismos, fazendo na superfície do meio uma sequência de estrias não sobrepostas, que vão das bordas para o centro da placa, em três setores distintos, conforme esquematizado na Figura 5.3A, de modo que a quantidade de material contida na alça seja progressivamente menor. Desta maneira, ao final do procedimento, as células microbianas contidas na alça vão se depositar na superfície do meio separadamente umas das outras. Após incubação por tempo e temperatura adequados, cada célula isolada dará origem a uma colônia isolada. Na Figura 5.3B observa-se o aspecto da placa estriada após incubação.

O sucesso do procedimento será garantido levando-se em conta as seguintes observações:

- Realizar o maior número de estrias possível
- Não perfurar ou rasgar o meio de ágar
- Não voltar com a alça sobre as estrias, sobrepondo-as
- Iniciar a semeadura com uma pequena quantidade de material na alça de inoculação.

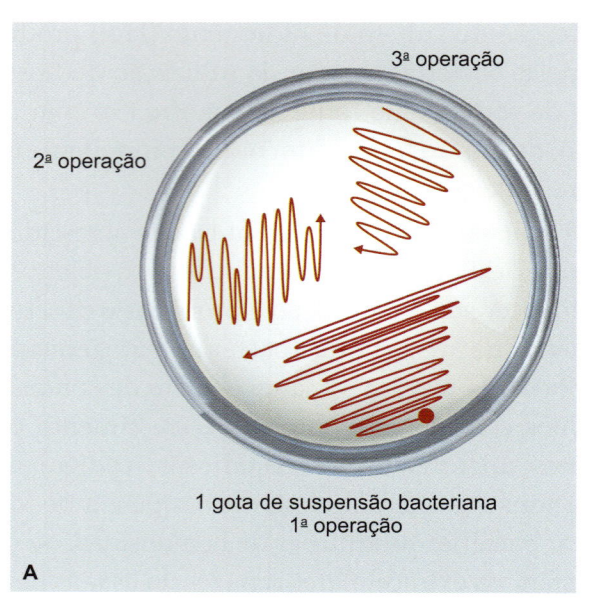

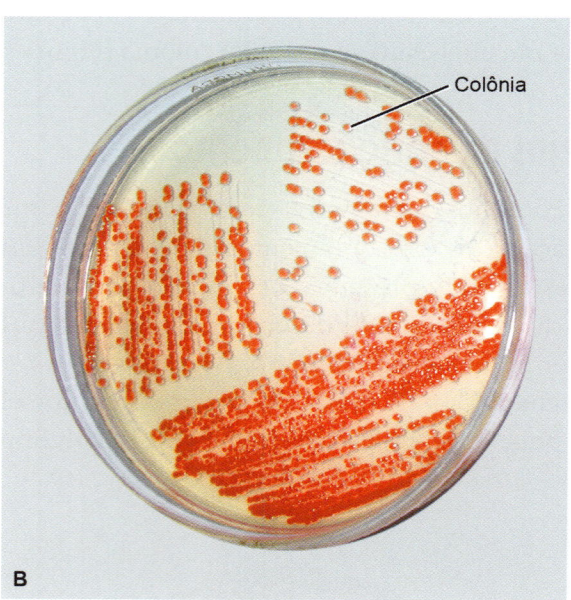

Figura 5.3 Técnica do esgotamento para a obtenção de cultura pura. **A.** Modo de espalhamento do inóculo. **B.** Aspecto da placa estriada após incubação. Notar a presença de crescimento confluente na região correspondente ao início do procedimento e de colônias isoladas no final do processo.

Existem algumas variantes desta técnica, porém o princípio básico é sempre o mesmo: tentar esgotar o material ao longo das estrias, de modo a depositar células isoladas no meio sólido, que darão origem a colônias isoladas. Cada colônia isolada obtida poderá ser então passada para um meio de cultura novo, de modo a se obter uma cultura pura, contendo células idênticas que, por exemplo, quando coradas ao Gram, deverão apresentar a mesma morfologia celular e tintorial (ver Figura 5.11, adiante).

Contagem de microrganismos

Os diversos métodos existentes para a contagem de microrganismos podem ser divididos em dois grupos principais: aqueles que quantificam o número de células e aqueles que quantificam a massa celular. Além disso, alguns métodos determinam as células viáveis (somente as vivas), enquanto outros determinam as células totais (vivas e mortas). Alguns dos principais métodos serão descritos a seguir.

Contagem em placas

Este é o principal método de contagem de células viáveis, ou seja, células capazes de se dividir, originando células-filhas e formando uma colônia. É um método demorado, visto que é necessário aguardar a multiplicação de uma célula isolada no meio sólido, de modo que esta forme uma colônia macroscopicamente visível, a ser contada. Pode ser utilizado tanto para materiais com alta concentração microbiana, neste caso sendo utilizado o método das diluições seriadas, como também para materiais líquidos com pouca concentração microbiana, nos quais o método da filtração é o mais apropriado.

▶ Método das diluições em placas

Também conhecido como método das diluições seriadas, serve tanto para o isolamento quanto para a contagem de microrganismos. Pode-se partir de uma determinada amostra, como solo, alimento, urina ou outro material qualquer. Inicialmente, no caso de amostras sólidas, em pó ou muito viscosas, é feita uma homogeneização inicial, e a partir desta são preparadas diluições sucessivas em tubos (Figura 5.4). Essas diluições são feitas geralmente em salina ou soluções tamponadas, e são diluições sequenciais, na razão de 1 para 10, de modo

a se obterem diluições 1/10 ou 10^{-1}, 1/100 ou 10^{-2}, 1/1.000 ou 10^{-3} ou superiores. A cada diluição obtida, procede-se à homogeneização do líquido contido no tubo, em vórtex (aparelho agitador de tubos), antes de proceder-se à diluição seguinte. Em seguida procede-se ao plaqueamento, ou seja, distribuição homogênea de uma alíquota da referida diluição em meio sólido adequado, de modo que, após incubação, por tempo e temperatura adequados, as células, ou pedaços de hifas, ou pequenos agrupamentos de células idênticas espalhadas, cresçam isoladamente dando origem a colônias que serão contadas na diluição apropriada e, portanto, chamadas de unidades formadoras de colônias (UFC). Evidentemente, nos tubos muito diluídos não teremos células suficientes, ao mesmo tempo que nos tubos muito concentrados teremos excesso de células, de modo que não será possível se fazer uma contagem adequada nas respectivas placas. O ideal é que cada placa escolhida para a contagem contenha um número considerado significativo no método em questão, o que para bactérias, em geral, é de no mínimo 20 a 30 colônias e no máximo 200 a 300 colônias. Para que os resultados obtidos sejam estatisticamente válidos, sugere-se que sejam preparadas pelo menos três placas-réplica para cada diluição. Após os cálculos adequados, levando-se em conta os volumes utilizados, e as diluições empregadas, determina-se o número de microrganismos presentes em um determinado peso ou volume do material inicial (Figura 5.4).

O método das diluições em placas permite duas variantes: inoculação em superfície, também chamado método do espalhamento, e inoculação em profundidade. No método do espalhamento em superfície, o inóculo, geralmente de 0,1 mℓ, é espalhado uniformemente na superfície do meio já solidificado, com o auxílio da alça de Drigalsky, de modo a separar ao máximo as células microbianas presentes. Neste caso só crescerão colônias na superfície do meio sólido (Figura 5.5A). A superfície do meio de cultura não deve estar muito úmida, para que o inóculo seja absorvido e as células não se desloquem. Volumes de inóculo de líquido não absorvido promovem a junção de colônias, à medida que se formam.

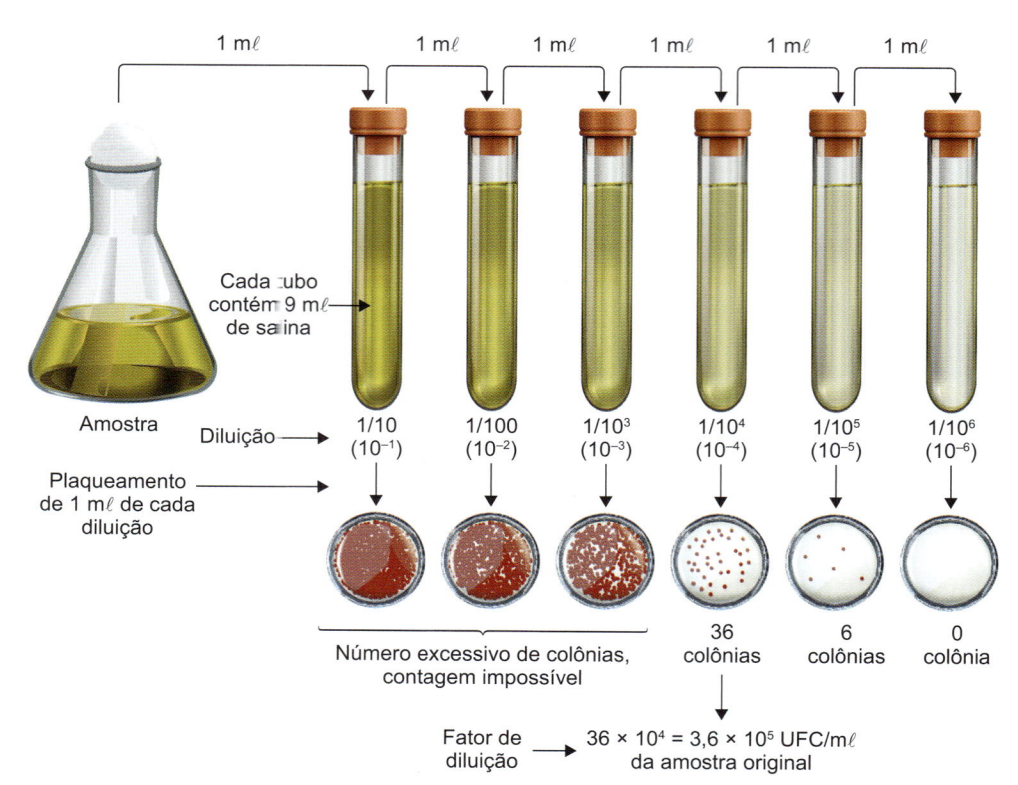

Figura 5.4 Método das diluições em placas – a partir de uma amostra líquida (água, leite, urina ou outra) ou da homogeneização inicial da amostra em um diluente apropriado (solo, talco, carne ou outro), são realizadas diluições sucessivas, nas quais 1 mℓ de cada diluição é adicionado a 9 mℓ de salina, em sequência. Após plaqueamento e incubação, é feita a contagem na placa onde o número de colônias é mais apropriado. No exemplo da figura, a contagem foi na diluição de 10^{-4}, onde foram contadas 36 colônias, o que corresponde a 36×10^4 UFC/mℓ da suspensão original.

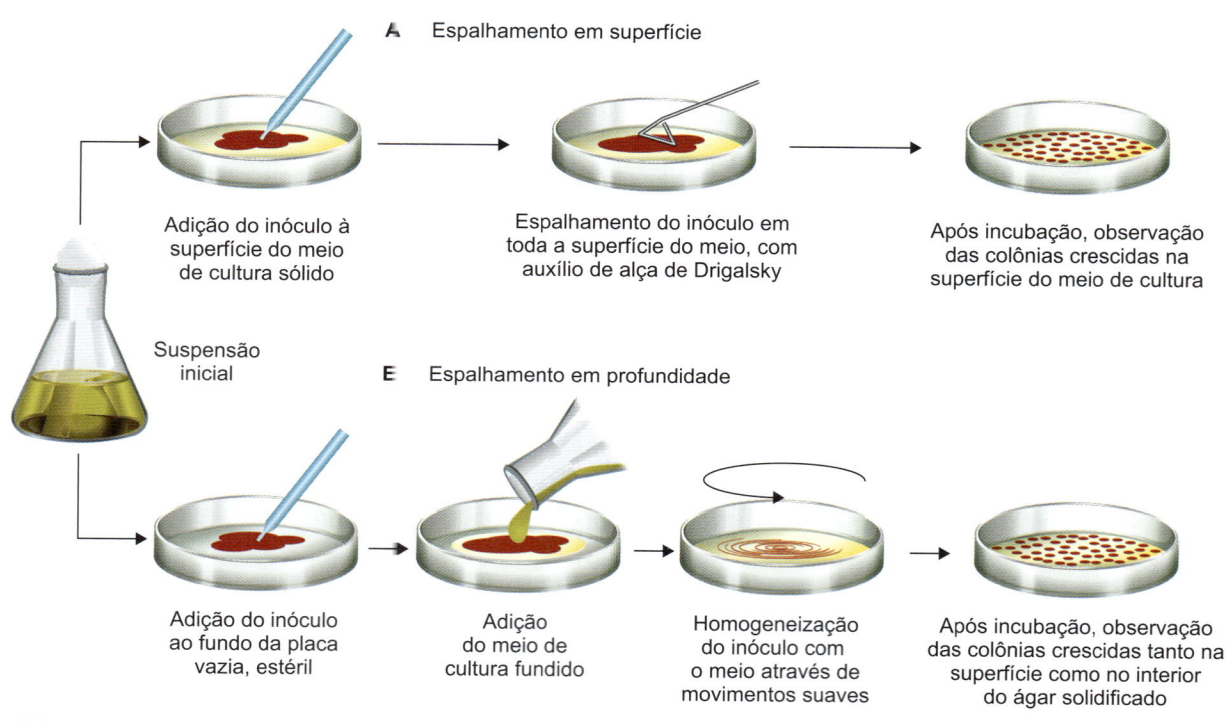

Figura 5.5 Técnicas de inoculação das suspensões microbianas para contagem e isolamento de microrganismos. **A.** Método de espalhamento em superfície. **B.** Método de espalhamento em profundidade (*pour plate*), apropriados para a contagem de microrganismos viáveis em placa. O inóculo é obtido como descrito na Figura 5.4.

Já no método de inoculação em profundidade (*pour plate*), também chamado incorporação em placa, o inóculo, geralmente de 1,0 mℓ, é adicionado ao fundo da placa estéril, vazia, e o meio de cultura contendo ágar, ainda líquido, mantido a cerca de 40 a 45°C, é vertido sobre ele. A homogeneização do inóculo com o meio é feita por intermédio de movimentos rotacionais suaves (Figura 5.5B). É preciso garantir que o meio não solidifique antes da homogeneização nem fique muito quente para não matar as células microbianas. As colônias crescerão não só na superfície como também no interior do meio de cultura.

▶ Método da filtração

É utilizado para materiais líquidos onde se espera uma pequena quantidade de microrganismos, como a água de abastecimento das cidades, que apresenta um baixo número de bactérias pois é previamente tratada com cloro. Nesse método, volumes de cerca de 100 mℓ da amostra são filtrados em uma membrana porosa adequada, que deverá reter os microrganismos. Em seguida, ela é colocada na superfície de uma placa contendo meio de cultura. A difusão dos nutrientes pela membrana permite que os microrganismos retidos se multipliquem e formem colônias, que poderão então ser contadas. Nessa técnica, em virtude do tamanho da membrana filtrante, são consideradas significativas as contagens em placas que apresentem de 20 a 200 colônias. É um método bastante utilizado para detecção de bactérias coliformes, que são indicadoras de contaminação fecal em alimentos e água (Figura 5.6). É importante lembrar que, também nesse caso, o método exige que se trabalhe com réplicas para que os resultados possam ser estatisticamente válidos.

▶ Contagem de microrganismos do ar

Diferentes metodologias são propostas para quantificação dos microrganismos no ar. Alguns métodos são bastante simples, como o "método da exposição de placas". Nele, as placas, contendo o

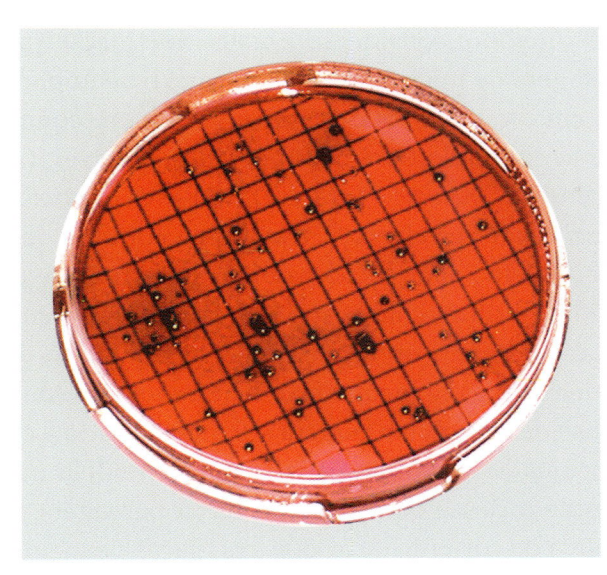

Figura 5.6 Método da filtração para a contagem de bactérias. Neste exemplo, uma amostra de 100 mℓ de água foi filtrada, e a membrana utilizada colocada na superfície de um meio sólido diferencial apropriado. As bactérias retidas na membrana se desenvolveram e formaram colônias vermelho-escuras com brilho metálico, sugestivas de coliformes. (Foto: Baktron Microbiologia Ltda.)

meio de cultura sólido, são expostas ao ar do ambiente por um determinado período de tempo, quando os microrganismos se depositam pela ação da gravidade sobre o meio de cultivo. As colônias que se desenvolverem poderão, então, ser contadas. Apesar da sua simplicidade, esse método, por todas as suas imprecisões técnicas e por não quantificar os microrganismos em relação ao volume de ar, não é muito recomendável. É possível também fazer a impactação, ou borbulhamento, de um volume definido de ar em um diluente, e depois quantificar os microrganismos capturados pelo líquido pelo método de contagem em placa. Embora apresente vantagens em relação ao anterior, o método é muito trabalhoso, sendo também, pouco utilizado. Outro método sugerido é a filtração de um volume definido de ar através de uma membrana, e a posterior quantificação dos microrganismos de forma semelhante ao método descrito no tópico "Método da filtração". Contudo, esse método apresenta a desvantagem de expor os microrganismos capturados na membrana a um fluxo elevado de ar, que, por sua ação desidratante, pode determinar a morte de muitos deles.

O método considerado mais adequado para contagem de microrganismos no ar é o de impactação em um meio sólido, que emprega um equipamento chamado de amostrador de Andersen (ver Capítulo 3, *Métodos Físicos e Químicos de Controle do Crescimento Microbiano*). Neste, uma corrente de ar de alta velocidade incide sobre a superfície de um meio de cultura sólido que capturará as partículas de ar contendo os microrganismos. A placa que contém o meio é incubada, e o número de colônias que se desenvolvem poderá ser quantificado e correlacionado ao volume analisado. O modelo mais completo desse equipamento faz a passagem sucessiva da corrente de ar por seis placas de meio de cultura, e, como em cada um desses estágios são capturadas partículas com tamanhos diferentes, é possível correlacioná-las com a sua penetração no trato respiratório, ou seja, partículas "grandes" ficariam retidas nas fossas nasais, enquanto partículas muito pequenas chegariam até os alvéolos pulmonares. Com isso, é possível avaliar o risco à saúde dos indivíduos expostos ao ar desses ambientes, sendo esse método muito utilizado na investigação e no controle de doenças relacionadas à baixa qualidade do ar, como a "síndrome dos edifícios doentes".

Contagem direta em câmara de contagem

Neste método, utilizado para a contagem de células totais, a suspensão microbiana em questão, que deverá ser bastante densa para garantir resultados significativos, é colocada em uma lâmina especial, dentro de um poço com dimensões conhecidas, cujo fundo é quadriculado. Após a adição de uma lamínula, ela é levada ao microscópio para a realização da contagem direta das células em vários campos visuais. O número de células totais será a média das contagens obtidas nos diversos campos, multiplicada por um fator que correlaciona a contagem obtida ao volume de suspensão analisado. Esse método fornecerá a contagem total de células vivas e mortas, e não se aplica a qualquer

microrganismo. Assim sendo, não será possível utilizá-lo para a contagem de fungos ou bactérias filamentosas. Há também dificuldade em realizar contagem de seres móveis, como certas bactérias e protozoários, porém a grande vantagem é a rapidez do resultado, que é imediato, dispensando incubações. Um dos exemplos mais comuns de câmaras de contagem é a câmara de Petroff-Hausser, exemplificada na Figura 5.7.

A contagem direta também pode ser realizada utilizando-se contadores eletrônicos de partículas, do tipo Coulter, muito conhecidos em laboratórios clínicos, por serem utilizados para contagem de células do sangue. Esse equipamento pode registrar a magnitude e a duração de mudanças de condutividade de uma suspensão de células bacterianas à medida que elas passam através de um pequeno orifício. Dessa maneira podem ser registrados o número e a distribuição do tamanho de uma população de células. É um método rápido, porém apresenta como inconveniente a possibilidade de partículas inanimadas poderem ser tratadas erroneamente como células.

Método do número mais provável

O método do número mais provável (NMP) trata-se de uma técnica estatística, baseada no princípio de que, quanto maior o número de bactérias em uma amostra, maior o número de diluições necessárias para reduzir a densidade bacteriana a zero. Volumes da amostra original, em geral 10 e 1 mℓ, ou volumes correspondentes às suas diluições decimais, em geral 0,1 e 0,01 mℓ, são inoculados em séries de tubos contendo um meio de cultura líquido apropriado. Comumente são empregadas três ou cinco séries, de cinco tubos cada, nas quais são inoculadas réplicas correspondentes de cada volume ou diluição da amostra original. Após incubação pelo tempo apropriado, conta-se o número de tubos nos quais é observado crescimento ou uma reação diferencial típica, como a mudança da cor do indicador de pH ou a produção de gás, em cada um dos tubos de cada série. Com o número obtido pela combinação do número de tubos positivos

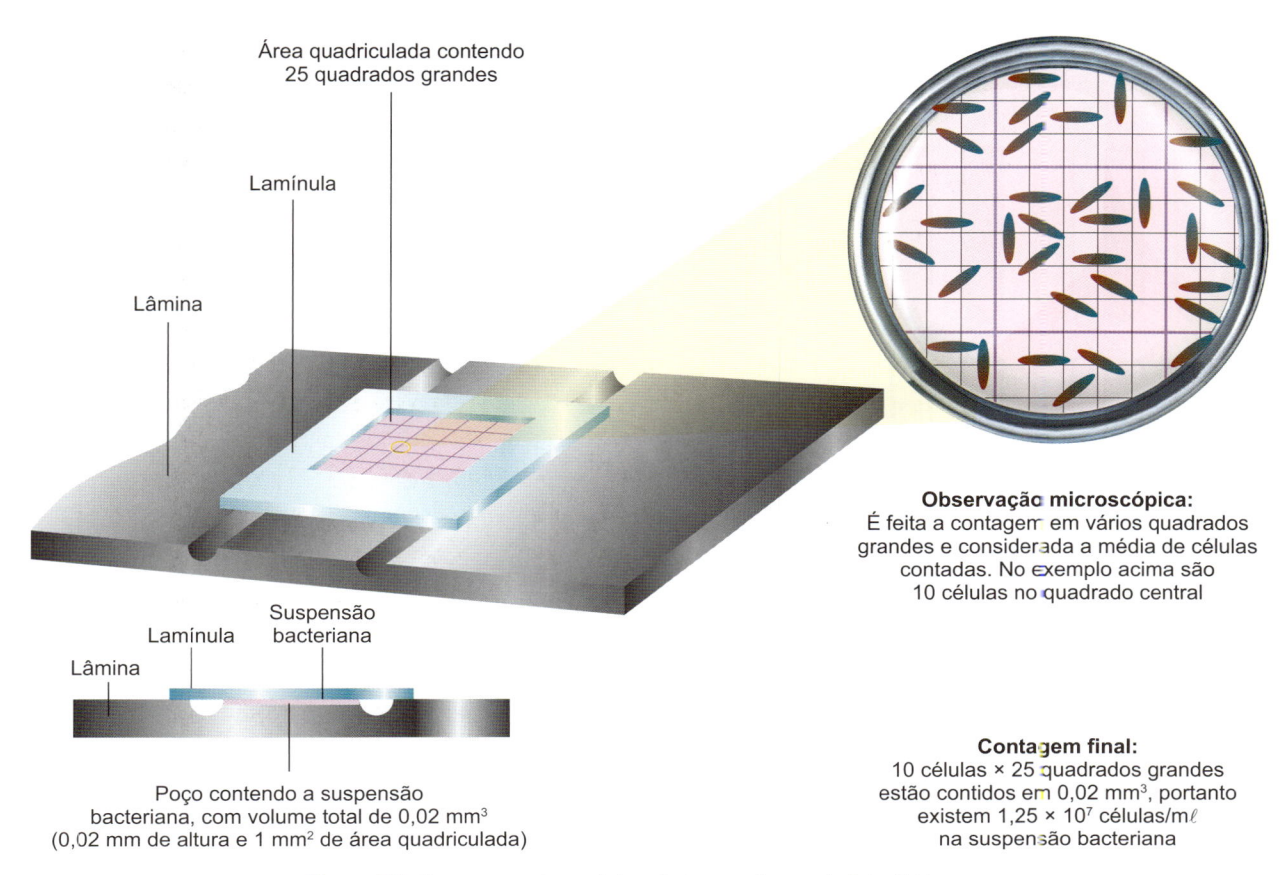

Área quadriculada contendo
25 quadrados grandes

Lamínula

Lâmina

Observação microscópica:
É feita a contagem em vários quadrados
grandes e considerada a média de células
contadas. No exemplo acima são
10 células no quadrado central

Lamínula

Lâmina

Suspensão
bacteriana

Poço contendo a suspensão
bacteriana, com volume total de 0,02 mm³
(0,02 mm de altura e 1 mm² de área quadriculada)

Contagem final:
10 células × 25 quadrados grandes
estão contidos em 0,02 mm³, portanto
existem $1,25 \times 10^7$ células/mℓ
na suspensão bacteriana

Figura 5.7 Contagem microscópica direta, em câmara de Petroff-Hausser.

de cada série pode-se determinar o número mais provável de microrganismos na amostra, a partir da consulta de tabelas específicas. Este método é bastante útil para contagem de microrganismos que apresentam uma determinada característica metabólica. A atividade nitrificante ou celulolítica pode ser empregada para quantificação desses grupos de microrganismos em amostras de solo, ou a produção de gás a partir da fermentação da lactose pode ser utilizada na contagem de coliformes fecais e totais em água e alimentos. Sendo um método estatístico, os resultados obtidos garantem apenas 95% de probabilidade de que o número de microrganismos determinados na análise corresponda ao número real de microrganismos presentes na amostra (Figura 5.8).

São montadas três séries de cinco tubos cada, contendo o meio líquido apropriado; cada série é inoculada com quantidades ou diluições decrescentes da amostra (1ª série com 1 mℓ da amostra; 2ª série com 1×10^{-1} mℓ da amostra; 3ª série com 1×10^{-2} mℓ da amostra). Após incubação, faz-se a contagem do número de tubos nos quais foi observado crescimento microbiano ("tubos positivos") em cada grupo, e, com o número obtido pela combinação de tubos positivos das séries, observa-se, em uma tabela estatística, o número mais provável de microrganismos na amostra analisada. No exemplo da figura observou-se o crescimento em 4, 2 e 1 tubo de cada série, respectivamente, o que correspondeu, na tabela, ao número mais provável de 26 microrganismos por 100 mℓ da amostra analisada.

Turbidimetria

Este é um método indireto no qual são contadas células totais, a partir da turvação observada no meio líquido onde ocorre o crescimento microbiano. Dentro de certos limites, quanto maior o número de células presentes, maior a turvação do meio.

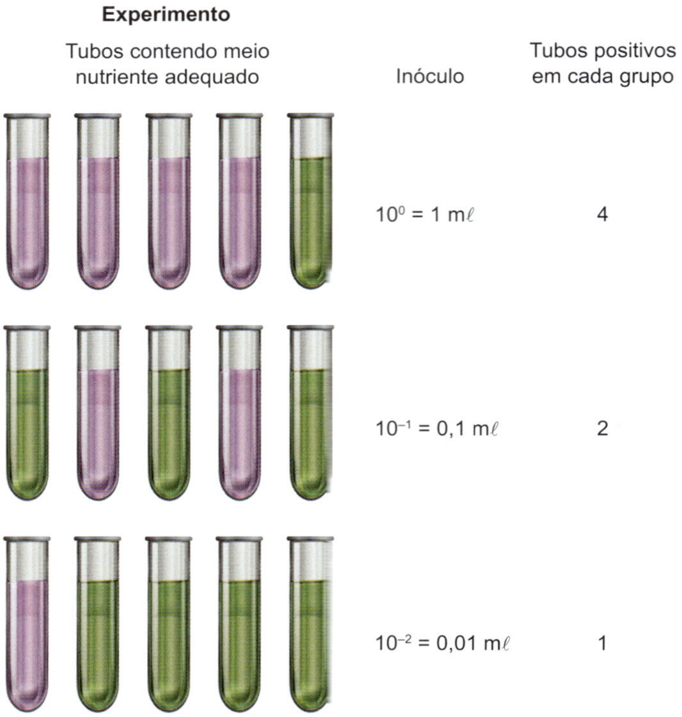

Experimento

Tubos contendo meio nutriente adequado	**Inóculo**	**Tubos positivos em cada grupo**

Tabela estatística do NMP (parcial)

Tubos positivos em cada grupo	NMP/100 mℓ
4-0-0	13
4-0-1	17
4-1-0	17
4-1-1	21
4-2-0	22
4-2-1	26
4-3-0	27
4-3-1	33
4-4-0	34
5-0-0	23
5-0-1	30

$10^0 = 1$ mℓ — 4

$10^{-1} = 0,1$ mℓ — 2

$10^{-2} = 0,01$ mℓ — 1

Figura 5.8 Método do número mais provável (NMP).

Aplica-se apenas a microrganismos capazes de crescer em células isoladas, não se prestando, pois, para fungos ou bactérias filamentosas. Para essa contagem é preciso que seja obtida uma curva-padrão para cada microrganismo estudado, onde será relacionado o número de células conhecido com a turvação correspondente. O aparelho mais comumente utilizado para esse tipo de procedimento é o espectrofotômetro, ou colorímetro. Este emite um feixe de luz que atravessa a suspensão microbiana, atingindo uma célula fotelétrica. Quanto menos células o feixe encontra no caminho, maior a quantidade de luz que atinge a célula fotelétrica. A unidade de medida da turvação é chamada de absorbância, ou também de densidade óptica. Este método também não é muito sensível, exigindo um número mínimo de células bastante alto para ser significativo. Entretanto, por outro lado, é rápido, fácil e não destrói a amostra (Figura 5.9).

A escala de McFarland também é considerada um método turbidimétrico e utiliza uma escala de turvação baseada em uma suspensão de sulfato de bário, um sal insolúvel. Neste caso adquire-se um conjunto de tubos lacrados contendo suspensões do referido sal em quantidades crescentes, em que, quanto maior a quantidade do sal, maior a turvação da suspensão (Figura 5.10). A medida é feita por uma comparação visual entre as turvações da escala de McFarland e a turvação da suspensão microbiana. Existe uma equivalência, descrita pelo fabricante, entre a densidade óptica de cada tubo da escala e a concentração de bactérias ou leveduras presentes na suspensão.

Peso seco

Pode ser utilizado para qualquer microrganismo, mas é especialmente útil para microrganismos filamentosos, incluindo bactérias e fungos, cuja contagem não pode ser determinada por outros métodos. Neste caso, a massa de células é obtida por filtração ou centrifugação e em seguida lavada e seca em forno ou dessecador, até peso constante.

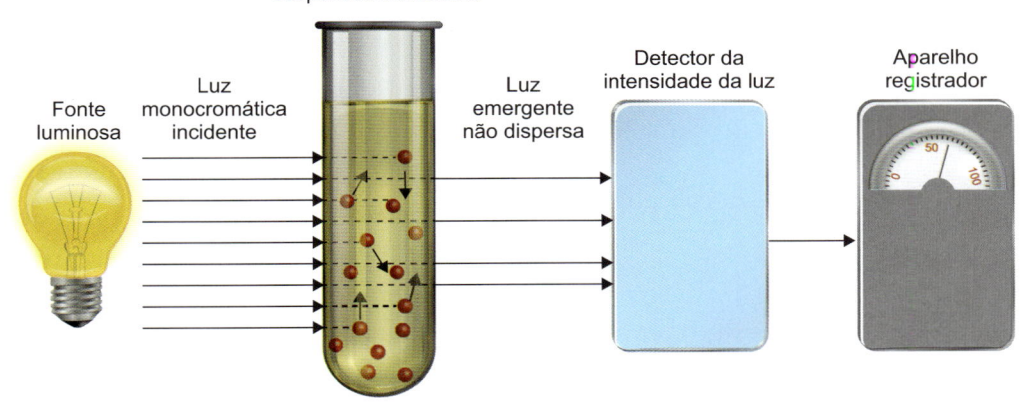

Figura 5.9 Método turbidimétrico para a medida do crescimento bacteriano. Os raios luminosos que incidem nas células bacterianas são dispersos, enquanto os outros, não dispersos, são detectados em uma célula fotelétrica e registrados em termos de porcentagem de luz transmitida. O ensaio em branco consiste na medida da luz que atravessa o meio sem bactérias. Quanto maior o número de células bacterianas, menor a quantidade de luz que alcança o detector.

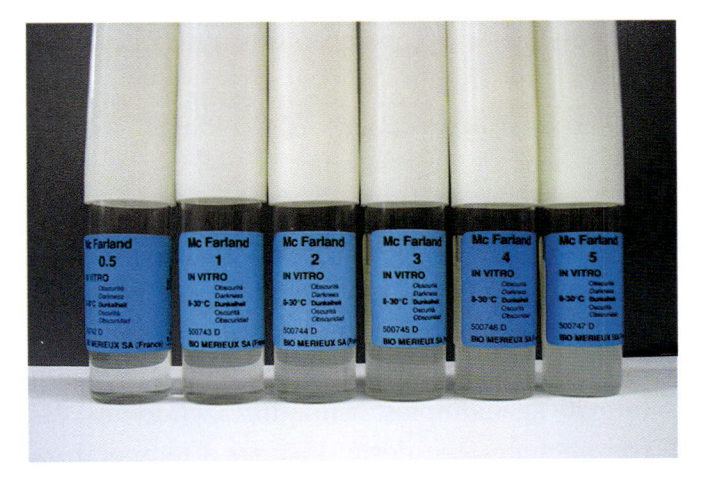

Figura 5.10 Escala de McFarland. Quantidades crescentes de sulfato de bário fornecem turvações crescentes.

Atividade metabólica

Este método considera que a quantidade de produtos excretados através do metabolismo microbiano é proporcional ao número de células presentes. O produto a ser medido pode ser um ácido, proteínas, DNA ou outro produto metabólico qualquer, por exemplo, o CO_2. O método também exige, para a contagem, uma curva-padrão para cada microrganismo estudado, onde será relacionado o número de células conhecido com a quantidade determinada do produto excretado.

SEÇÃO 2 | PRÁTICA

Técnica do esgotamento para a obtenção de cultura pura | Contagem de bactérias pelo método das diluições em placas

Objetivos

- Mostrar ao aluno os métodos de obtenção de cultura pura
- Treinar o aluno na execução da técnica de esgotamento
- Mostrar ao aluno os diversos métodos de contagem de microrganismos
- Treinar o aluno na execução da contagem de bactérias pelo método das diluições em placas.

Material

- Tubos contendo suspensão mista de *Serratia marcescens + Micrococcus luteus* (diluição adequada)
- Placas de ágar simples

- Alça de inoculação
- Lâminas
- Bateria para a coloração de Gram
- Tubos de ágar simples inclinado
- Tubos com salina estéril
- Tubos contendo suspensão de *E. coli* para contagem
- Pipetas para inoculação
- Tubos contendo 9 mℓ de salina estéril para o preparo das diluições sucessivas
- Agitador vórtex para homogeneização das diluições.

Procedimentos

▸ **1ª etapa.** Técnica do esgotamento para o isolamento de bactérias (obtenção de cultura em meio sólido).

1. Utilizar a suspensão mista de bactérias (*Serratia marcescens + Micrococcus luteus*) a ser distribuída pelo professor.

2. Flambar a alça e retirar com ela uma pequena porção (gota) da suspensão mista de bactérias; semeá-la sobre a superfície de um meio sólido (ágar simples) em placa. A semeadura deve ser feita por estrias, de acordo com o esquema da Figura 5.3, na seguinte sequência (técnica do esgotamento): 1ª operação – colocar a pequena porção do inóculo na superfície do meio e passar a alça em zigue-zague sem tocar no meio já semeado, cobrindo um terço da placa. 2ª operação – mudar a direção do estriamento para a segunda região da placa, com o mesmo cuidado da região 1, cobrindo outro terço. 3ª operação – mudar a direção do estriamento para a parte final do meio, sem tocar a superfície já semeada.

3. Incubar as placas à temperatura ambiente por, no mínimo, 48 h.

▸ **2ª etapa.** Contagem de bactérias pelo método das diluições em placa.

1. A partir da suspensão bacteriana de *E. coli* a ser contada, realizar as diluições sucessivas, de 10^{-1} até 10^{-7}, da seguinte maneira: transferir 1 mℓ da suspensão original para tubo contendo 9 mℓ de salina estéril. Homogeneizar em vórtex. Esta é a diluição de 10^{-1}. A partir deste tubo repetir o procedimento para obter os tubos com as diluições 10^{-2}, 10^{-3}, e assim sucessivamente até 10^{-7}.

2. A partir de cada diluição, proceder à inoculação de 0,1 mℓ em cada uma das três placas-réplica contendo meio de ágar simples.

3. Espalhar o inóculo com o auxílio de uma alça de Drigalsky.

4. Incubar as placas a 37°C durante 24 a 48 h.

Interpretação dos resultados

▸ **1ª etapa.** Técnica do esgotamento para o isolamento de bactérias (obtenção de cultura em meio sólido).

1. Observar o aparecimento de colônias isoladas nas placas de ágar simples semeadas. Notar o aparecimento de dois tipos diferentes de colônia. Observar cor, forma, tamanho, bordas etc.

2. Para a obtenção da cultura pura, retirar, com a agulha flambada, uma porção de uma colônia escolhida e transferir assepticamente para um tubo de ágar simples inclinado, fazendo uma estria na superfície deste. Incubar a temperatura ambiente, durante, pelo menos, 48 h.

3. Após este tempo, observar a cultura crescida no tubo de ágar simples inclinado, verificando sua pureza pelo aspecto homogêneo. Confirmar a pureza, realizando uma coloração de Gram e observando as mesmas forma e reação ao Gram de todas as células observadas. Um resumo do procedimento pode ser observado na Figura 5.11.

▸ **2ª etapa.** Contagem de bactérias pelo método das diluições em placa.

1. Observar as placas correspondentes às diferentes diluições.

2. Selecionar aquelas correspondentes à diluição que tenha fornecido colônias isoladas, que

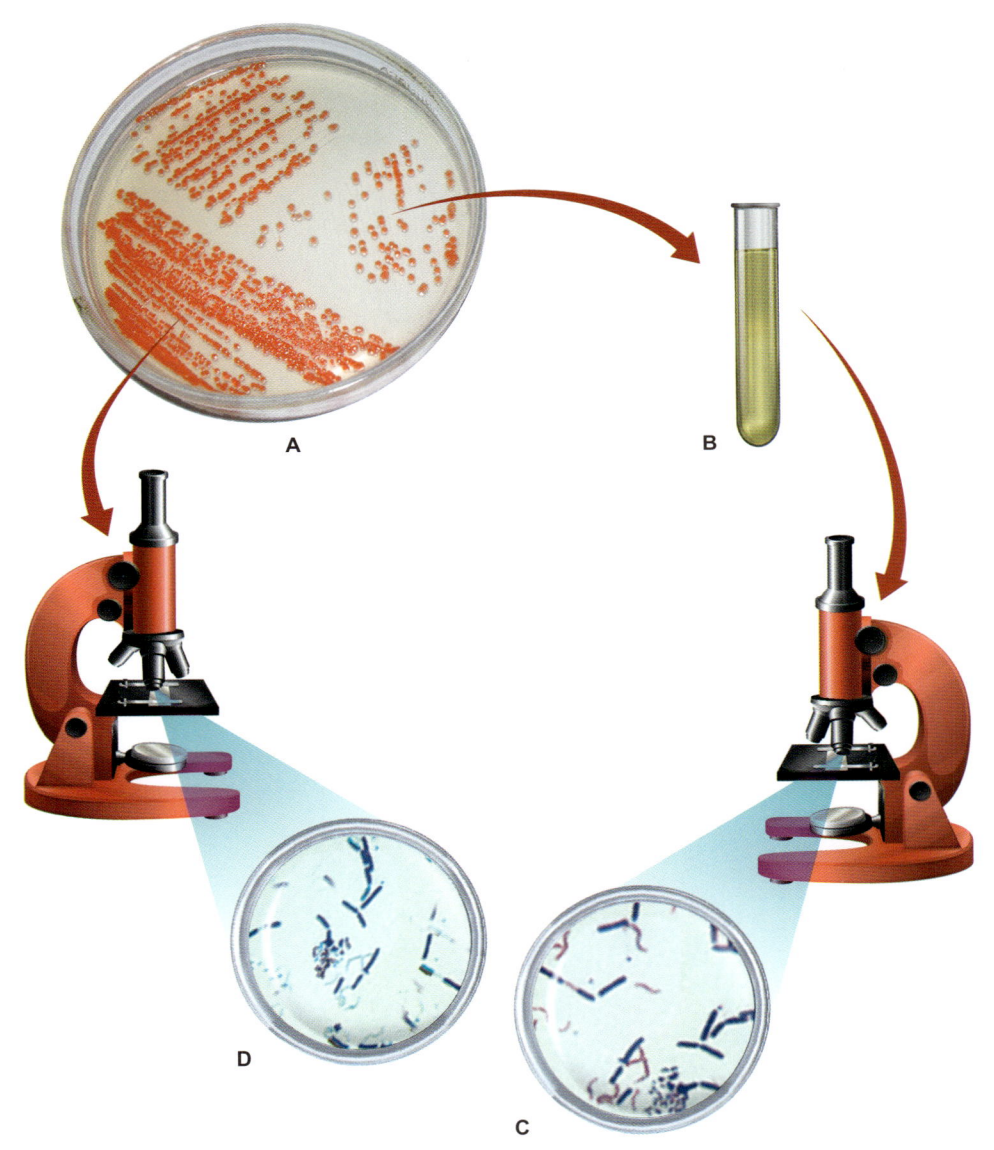

Figura 5.11 Resumo do procedimento para a obtenção de uma cultura pura. **A.** Esgotamento de uma mistura de duas bactérias, uma gram-positiva e outra gram-negativa. **B.** Passagem da colônia isolada para ágar inclinado com a obtenção de cultura pura. **C.** Gram do crescimento correspondente às duas bactérias ainda misturadas. **D.** Gram do material obtido da cultura pura.

possam ser contadas, preferencialmente, entre 25 e 250.

3. Contar as colônias encontradas nas três placas-réplica.

4. Tirar a média das três determinações, multiplicar pela diluição correspondente, corrigir o volume do inóculo e obter o resultado final em número de células/mℓ da suspensão original.

Bibliografia

ATLAS, R. M. *Principles of Microbiology*. 2 ed., Dubuque, IA: WCB Publishers, 1997.

MANUAL OXOID. 8. ed. Hampshire, England: OXOID Limited, 1998 (edição brasileira: 1. ed., São Paulo, 2000).

MADIGAN, M. T.; MARTINKO, K.; BENDER, K. S.; BUCKLEY, D. H.; STAHL, D. A. *Microbiologia de Brock*. 14. ed. Porto Alegre: Artmed, 2010.

TORTORA, G. J.; FUNKE, B. R.; CASE, C. L. *Microbiologia*. 10. ed. Porto Alegre: Artmed, 2012. Tradução de A. M. Silva *et al.* Revisão técnica de F. G. Fonseca.

6 Testes Bioquímicos para Identificação de Bactérias

Antônio Ferreira Pereira

SEÇÃO 1 | TEORIA

Introdução

As colorações simples, diferenciais ou estruturais, mesmo se combinadas com diferentes tipos de cultivo e observação das características das colônias, não são, em muitas das vezes, suficientes para a identificação de bactérias isoladas. Desta forma, devemos lançar mão de outras técnicas ou metodologias que, combinadas com as outras características descritas anteriormente, possibilitem determinar com precisão qual a bactéria com que se está trabalhando e/ou pesquisando.

Os testes bioquímicos (também conhecidos como provas bioquímicas) são amplamente utilizados em associação com os resultados obtidos por meio da coloração e cultivos, servindo como prova definitiva na identificação das bactérias isoladas, visto que as propriedades metabólicas são únicas para cada espécie. Esta classificação das bactérias, em relação às suas características bioquímicas, se dá porque os microrganismos apresentam tipos diferentes de vias metabólicas para obtenção de energia (fermentação, respiração ou ambos), bem como podem possuir enzimas específicas utilizadas no processo de metabolização dos diferentes substratos contidos nos meios de cultivo. Mesmo bactérias com alto padrão de similaridade podem ser caracterizadas e isoladas por testes bioquímicos que avaliam a presença ou a ausência de enzimas envolvidas nos processos catabólicos.

Os testes bioquímicos para identificação dos microrganismos podem ser divididos em dois grupos principais: *tipos de metabolismo* e *atividade enzimática*. Dentre os principais testes realizados para identificação bioquímica de bactérias, e que serão tratados neste capítulo, podem ser citados: fermentação de carboidratos (glicose, lactose e manitol), teste do vermelho de metila (VM) e teste de Voges-Proskauer (VP), teste de oxidação/fermentação (O/F), teste de utilização do citrato, teste de hidrólise do amido, teste da catalase, presença de descarboxilases ou teste de descarboxilações, teste da urease, teste da β-galactosidase (ONPG), produção de H_2S (gás sulfídrico ou sulfeto de hidrogênio), teste do indol, redução de nitrato e liquefação de gelatina (gelatinase). Outro teste, embora não fundamentado em reações bioquímicas e que também envolve um grande dispêndio de energia, é o teste da motilidade, de grande utilidade na distinção de gêneros e espécies bacterianas, que por isso também está relacionado neste capítulo, juntamente com a prova do gás sulfídrico.

Após a análise de todos os testes bioquímicos, expressos na maioria das vezes como *positivo* ou *negativo*, os resultados poderão ser agrupados, e a bactéria identificada de acordo com suas características já preestabelecidas com base em esquemas de identificação.

Metabolismo microbiano

Os organismos vivos realizam inúmeras reações químicas utilizando-se de compostos orgânicos e inorgânicos da natureza com a finalidade primordial de produzir energia para realizar *trabalho*. Desta forma, poderíamos definir metabolismo como o somatório de todas essas reações químicas celulares, sendo o metabolismo como fonte de obtenção de energia a chave para a manutenção da vida. O metabolismo é a soma dos processos anabólicos (*anabolismo*), também conhecidos como processos sintéticos, com os processos catabólicos (*catabolismo*), estes os grandes responsáveis pela geração de energia obtida pela quebra de moléculas doadoras de energia, por exemplo, a metabolização de carboidratos (monossacarídeos, dissacarídeos ou polissacarídeos).

Os microrganismos podem ser classificados em dois grandes grupos, de acordo com a forma como obtêm energia: *autotróficos* e *heterotróficos*, sendo os autotróficos aqueles que utilizam apenas CO_2 como sua fonte de carbono, e os heterotróficos aqueles que podem requerer um ou mais compostos orgânicos como fonte de carbono.

Dentre os heterotróficos, estão os organismos quimio-organotróficos, que obtêm sua energia pela metabolização de compostos orgânicos, em que se destaca a utilização dos açúcares como moléculas altamente energéticas, e os quimiolitotróficos, que são capazes de usar a energia contida nos compostos inorgânicos (Figura 6.1).

Os microrganismos podem obter energia a partir dos açúcares (principalmente a glicose) por meio do metabolismo anaeróbico (glicólise e fermentação) e/ou do metabolismo aeróbico (respiração), no qual teremos a oxidação completa do açúcar através do ciclo de Krebs (ciclo dos ácidos tricarboxílicos), envolvendo ainda o transporte de elétrons e a fosforilação oxidativa.

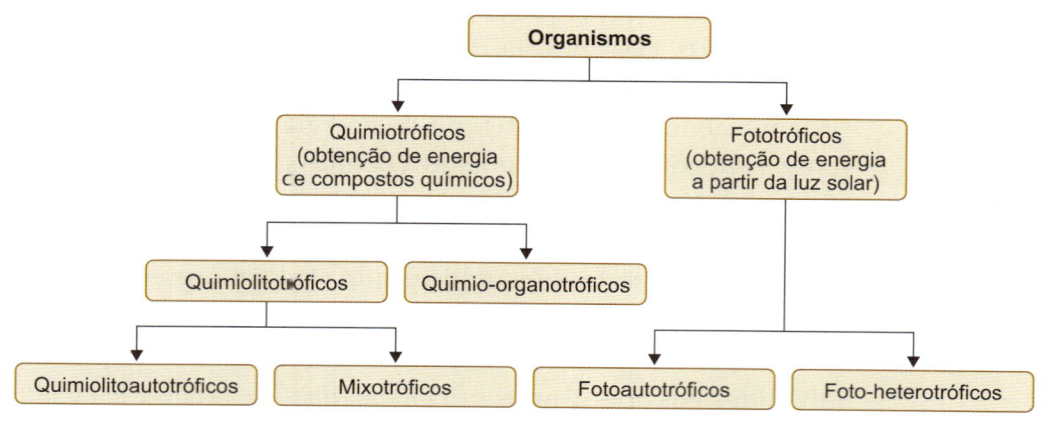

Figura 6.1 Principais tipos de metabolismo capazes de fornecer e captar energia.

É por intermédio deste grande conjunto de reações catabólicas, presente nos processos anteriormente citados, que podem ser feitas classificações e identificações dos microrganismos, sejam elas pela geração de produto a partir de um substrato, seja pelo consumo de determinado substrato, ou, ainda, pela detecção de enzimas específicas necessárias para a realização de reações envolvidas nos processos catabólicos, como veremos mais adiante neste capítulo.

Metabolismo anaeróbico

▶ Glicólise (via Embden-Meyerhof)

A via catabólica de maior utilização pela maioria dos organismos capazes de gerar o seu próprio alimento, como os que utilizam fontes externas prontas visando à obtenção de energia sob a forma de ATP, é a glicólise. Essa via é de extrema importância, pois é realizada tanto por microrganismos aeróbios como por anaeróbios, em virtude de não requerer a presença do oxigênio, e, por isso, ser conhecida como a fase anaeróbica da via glicolítica.

A via completa de utilização da glicose é composta de 10 etapas (Figura 6.2), as quais basicamente podem ser agrupadas em três grandes estágios:

- Estágio I: reações preparatórias – no qual ocorrem a fosforilação do substrato com consumo de ATP e a quebra da molécula de seis carbonos em duas de três carbonos
- Estágio II: oxidação – no qual se tem a geração de ATP e piruvato
- Estágio III: síntese dos produtos de fermentação – no caso de processos fermentativos.

Como podemos observar, a glicólise fornece um saldo positivo de duas moléculas de ATP e duas moléculas de NADH para cada molécula de glicose oxidada. Apesar de a glicose ser a principal fonte de energia de alguns microrganismos, outros açúcares, como lactose, galactose etc., também podem ser utilizados graças à presença de enzimas específicas capazes de transformar esses açúcares em um intermediário da via glicolítica. Desta forma, o açúcar também é metabolizado até ácido pirúvico e, consequentemente, metabolizado aerobicamente ou fermentado pelas mesmas etapas descritas anteriormente.

▶ Fermentação

No caso de microrganismos anaeróbicos ou anaeróbicos facultativos, o ácido pirúvico produzido pela via glicolítica pode continuar o processo metabólico na ausência de oxigênio, processo este conhecido como fermentação. Este processo, através da redução do piruvato, gera moléculas de NAD oxidado, que poderão ser novamente utilizadas no início da via glicolítica (ver Figura 6.2), proporcionando, então, a metabolização de uma nova molécula de glicose.

Existem vários tipos de fermentação, e estas diferenças são conhecidas pelo nome do produto final da via, a saber:

- Fermentação ácido-homolática: o ácido pirúvico é convertido exclusivamente em ácido láctico, utilizando-se dos elétrons fornecidos pela molécula de NADH. Diferentemente de outros tipos de fermentação, este processo não forma gás. Esse tipo de fermentação é bastante utilizado na produção de queijos e derivados, porque ocorre frequentemente em lactobacilos
- Fermentação alcoólica: o ácido pirúvico é convertido em gás carbônico (CO_2) e acetaldeído, sendo este último reduzido a álcool etílico, também usando a molécula de NADH. Muito utilizado na produção de bebidas alcoólicas, como vinho e cerveja, e na panificação
- Outros tipos de fermentação: ácido-mista (gerando ácido acético, ácido succínico, álcool etílico e CO_2), propiônica (gerando ácido propiônico, ácido acético e CO_2), butanodiólica (gerando butanodiol e CO_2) e butírico-butílica (gerando ácido butírico, butanol, álcool isopropílico, acetona e CO_2).

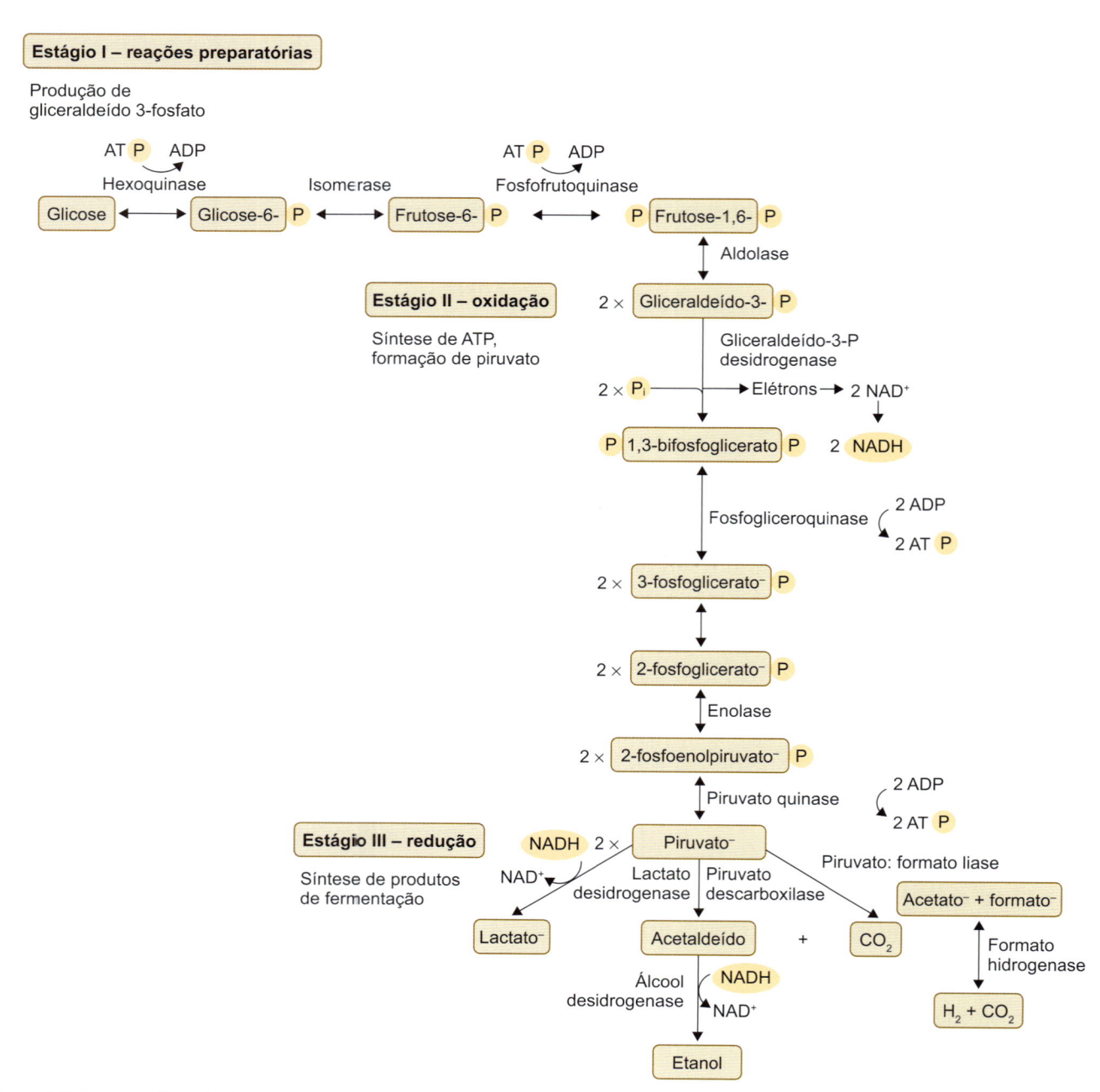

Figura 6.2 Fase citosólica da glicólise (via Embden-Meyerhof) destacando seus três estágios principais: I – reações preparatórias, II – oxidação e III – redução.

► Vias alternativas de utilização da glicose

Além do processo da glicólise, podemos encontrar em muitos microrganismos outros tipos de reações oxidativas para a utilização da glicose. A via alternativa mais comum é a via das pentoses, que pode funcionar concomitantemente com a via glicolítica. Trata-se de uma via importante, pois proporciona a quebra de açúcares não somente de seis carbonos (as hexoses, como a glicose) mas também de cinco carbonos (as pentoses, daí o nome *via das pentoses*), e também porque gera a produção de pentoses importantes que poderão ser utilizadas posteriormente na síntese de ácidos nucleicos, na formação de glicose a partir de CO_2 nos processos fotossintéticos e também na síntese de alguns aminoácidos.

Outra via também conhecida é a via Entner-Doudoroff. Os microrganismos que possuem o aparato enzimático para realização dessa via também são capazes de metabolizar a glicose até a formação de duas moléculas de NADPH e uma molécula de ATP sem, entretanto, passar por todas as etapas da via glicolítica.

Metabolismo aeróbico (respiração celular)

A maioria dos microrganismos ditos aeróbicos é capaz de obter energia pela fase anaeróbica da glicólise. Entretanto, muitos deles utilizam essa via como um mecanismo preparatório para outro processo que, no final, será mais produtivo e rentável quando relacionamos a quantidade de moléculas de ATP geradas e, consequentemente, um aproveitamento maior da molécula doadora de energia, por exemplo a glicose.

Em razão da presença e da participação da molécula de oxigênio molecular (O_2), esse processo é chamado de respiração aeróbica ou respiração celular. Ele ocorre com a utilização do composto intermediário gerado na etapa anaeróbica da metabolização da glicose (piruvato) por meio de dois processos metabólicos adicionais: o ciclo de Krebs e a cadeia de transporte de elétrons e fosforilação oxidativa.

▶ Ciclo de Krebs

O ciclo de Krebs (denominação que homenageia seu descobridor, o bioquímico alemão Hans Krebs), também conhecido como ciclo dos ácidos tricarboxílicos, é formado por uma série de reações que se iniciam com a entrada da molécula de acetil-CoA no ciclo. Essa acetil-CoA é originada da descarboxilação do ácido pirúvico, formando acetil, que reage então com a coenzima A (CoA), formando o intermediário que será utilizado no ciclo de Krebs.

Nas células procarióticas, essas reações acontecem no citosol, de forma rudimentar e simples, enquanto nas células eucarióticas as mesmas reações ocorrem no interior da mitocôndria, mais especificamente na matriz mitocondrial.

A molécula de acetil-CoA entra no ciclo de Krebs reagindo com o oxaloacetato e formando o citrato. A partir de então, uma série de reações ocorre, envolvendo descarboxilações e reações de oxirredução, até que, finalmente, uma nova molécula de oxaloacetato é formada, reiniciando o ciclo (Figura 6.3). A grande contribuição desse ciclo para o processo de respiração é que a cada volta completa do ciclo teremos a formação de grande potencial energético através da geração de moléculas de NADH, $FADH_2$ e GTP (que posteriormente transferem seus elétrons para o ATP, que será utilizado na fase seguinte do processo).

▶ Cadeia de transporte de elétrons e fosforilação oxidativa

Em sentido figurado, poderíamos comparar a cadeia de transporte de elétrons e fosforilação oxidativa a pequenas quedas-d'água colocadas em série, em que a água, caindo de um ponto mais alto até chegar a seu ponto mais baixo, perderia "força", a qual, sob a forma de energia liberada, poderia gerar trabalho, tal como a rotação de um moinho.

Na verdade, é exatamente isso que ocorre nesses processos, ou seja, a cadeia transportadora (também conhecida como cadeia respiratória) é composta por uma série de enzimas-proteínas (moléculas transportadoras) que são capazes de realizar reações de oxirredução.

Existem três classes de moléculas capazes de realizar transporte, as quais estão presentes na cadeia transportadora de elétrons: flavoproteínas (como a riboflavina ou vitamina B_2), citocromos (que incluem citocromo b, citocromo c_1, citocromo c,

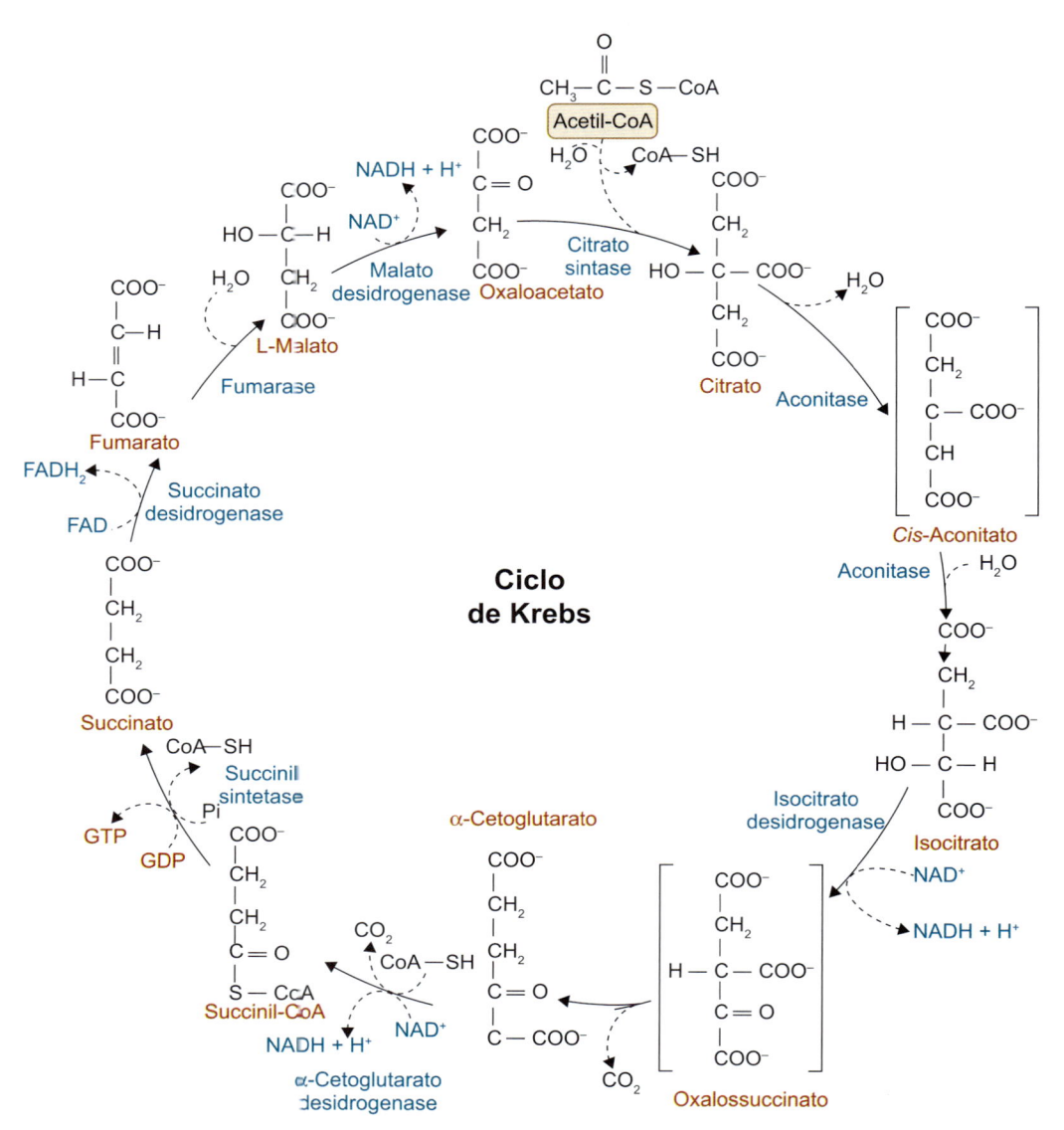

Figura 6.3 Reações do ciclo de Krebs (ciclo dos ácidos tricarboxílicos). Observar a produção de três moléculas de NADH e uma molécula de $FADH_2$ que serão utilizadas subsequentemente na cadeia transportadora de elétrons. Além disso, há formação de energia (captada em guanosina trifosfato – GTP) na passagem de succinil-CoA para succinato, que posteriormente é transferido para a adenosina trifosfato (ATP).

citocromo *a* e citocromo *a₃*) e ubiquinonas ou coenzima *Q* (carreadores não proteicos).

Os elétrons carregados pelas coenzimas NADH e $FADH_2$ (provenientes da via glicolítica e do ciclo de Krebs), ao entrarem na cadeia transportadora, vão gradativamente liberando energia ao passarem de um nível de maior energia para um de menor energia. Essa energia liberada é então utilizada para a síntese de ATP a partir da junção de ADP + Pi (fosforilação oxidativa) pela enzima ATP-sintase ou F_1F_0-ATPase (Figura 6.4). Como aceptor final dos elétrons, temos o oxigênio molecular, que se torna reduzido formando água; portanto, todo o processo é dito aeróbico.

A respiração aeróbica, em células eucarióticas, é um processo altamente rentável, pois a metabolização completa de uma molécula de glicose seria capaz de gerar um ganho final de 30 a 32 moléculas ATP, ao passo que, no processo fermentativo teríamos a produção de apenas 2 moléculas de ATP, já que grande parte da energia original da molécula do açúcar permanece nas ligações químicas dos produtos orgânicos finais, como o ácido láctico ou o etanol.

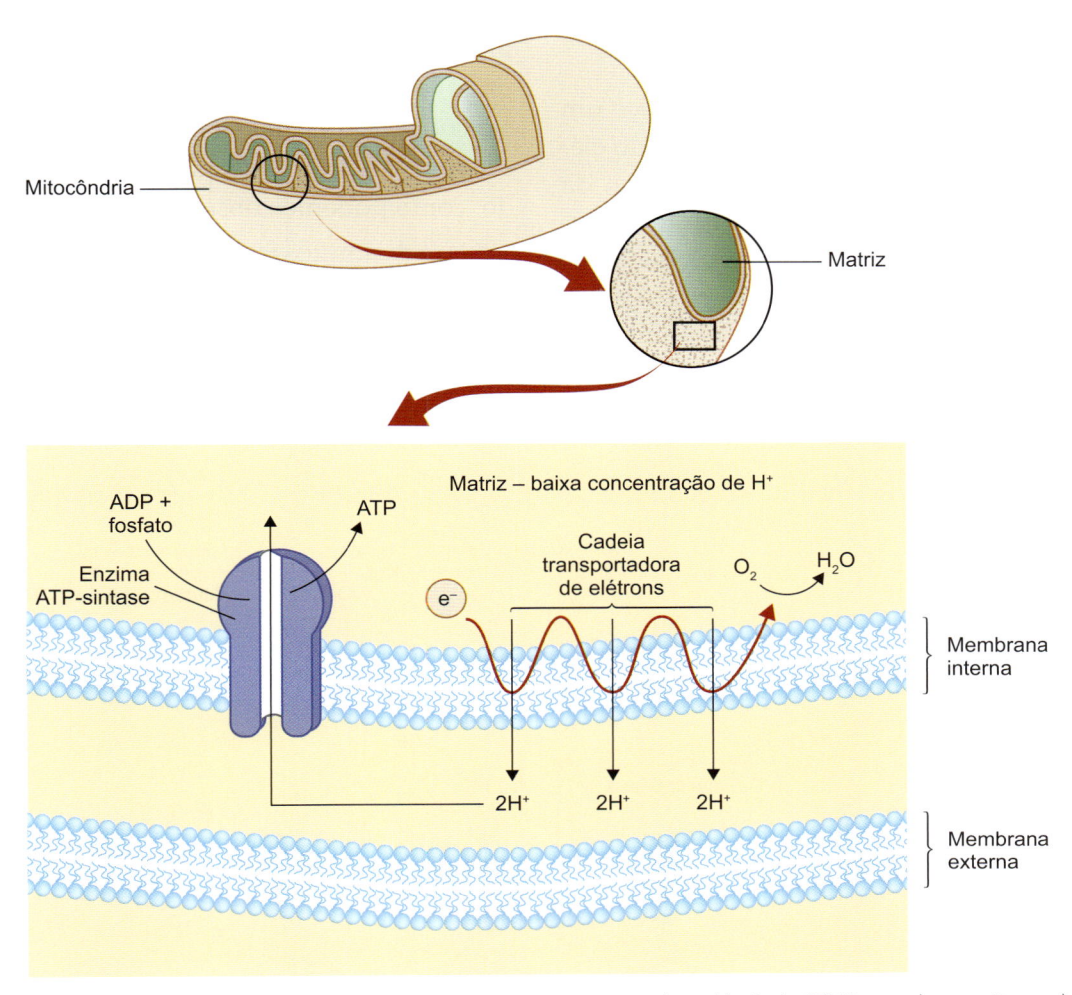

Figura 6.4 Esquematização do transporte de elétrons na cadeia respiratória e geração da molécula de ATP. Na membrana mitocondrial interna, após a passagem dos elétrons pelos complexos da cadeia respiratória, os prótons são bombeados para fora da matriz mitocondrial e retornam a ela através de canais nas ATP-sintases (F_1F_0), gerando energia para que ocorra a fosforilação do ADP, produzindo ATP (teoria quimiosmótica).

SEÇÃO 2 | PRÁTICA

Testes bioquímicos e atividade enzimática

Após analisarmos processos metabólicos para obtenção de energia nos microrganismos, passaremos a analisar os testes capazes de classificar esses microrganismos quanto às suas capacidades de utilização de substratos (o que inclui também a presença de enzimas específicas para utilização de determinados substratos) como fonte doadora de energia, bem como quanto ao tipo de mecanismo utilizado para sua obtenção.

Fermentação de carboidratos (glicose, lactose e manitol)

▶ Objetivo

Estes testes são utilizados para avaliar a habilidade de um microrganismo em fermentar vários carboidratos. São particularmente úteis na identificação de bactérias entéricas gram-negativas.

▶ Material

Tubos de ensaio contendo meio de cultura simples com diferentes fontes de açúcares; tubo de Durham; indicador vermelho de fenol; alça e agulha de platina.

▶ Princípio

Como visto anteriormente, a fermentação é um processo metabólico no qual o aceptor final do elétron é uma molécula orgânica. A fermentação da glicose começa tipicamente com a produção de ácido pirúvico pela via glicolítica. Algumas bactérias podem usar a via alternativa da via das pentoses ou a via de Entner-Doudoroff; entretanto, em ambas as vias também ocorre a produção de ácido pirúvico. Vários produtos finais da fermentação podem ser produzidos a partir do ácido pirúvico, incluindo uma variedade de ácidos, gases como H_2 ou CO_2 e alcoóis, sendo que os produtos finais dependem exatamente do organismo e do substrato fermentado, como podemos observar na Figura 6.5.

Os carboidratos frequentemente testados incluem adonitol, arabinose, glicose, inositol, lactose, melibiose, raminose, sorbitol e sacarose. Utilizaremos como exemplo prático a capacidade de utilização da glicose, da lactose e do manitol.

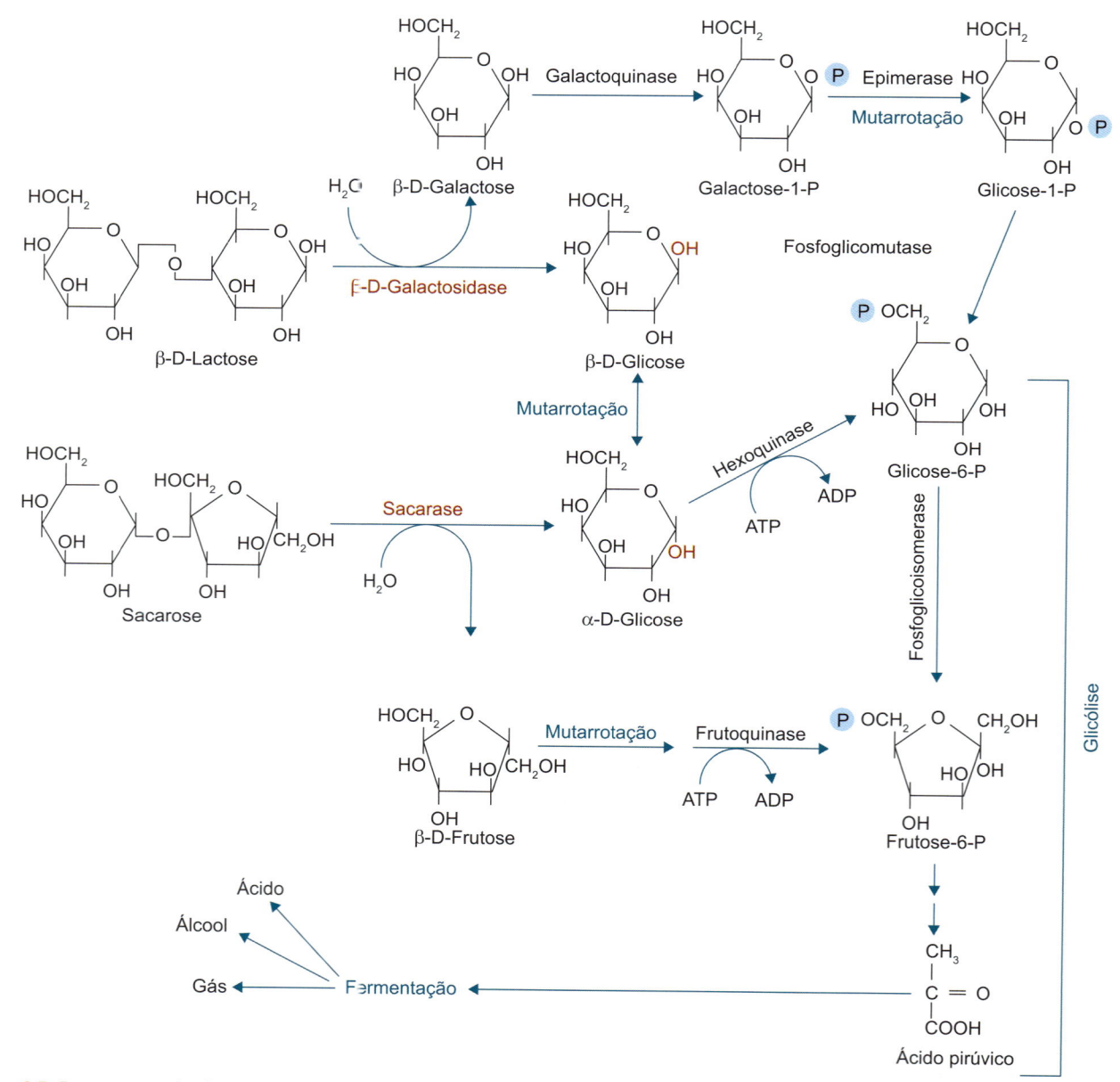

Figura 6.5 Fermentação de alguns dissacarídeos. Observar que, apesar de os dissacarídeos possuírem composições diferentes, todos geram intermediários da via glicolítica que, após passagem por ela, geram um composto em comum – o ácido pirúvico –, o qual, através da fermentação, poderá gerar ácidos, álcool ou gases.

▶ Procedimentos

Para realização deste teste, o meio mais empregado é o meio líquido ou caldo vermelho de fenol. Este meio consiste em uma composição básica que inclui peptona, um indicador de pH (sendo que o mais comumente empregado é o vermelho de fenol, o qual se apresenta na cor amarela em pH abaixo de 6,8 ou na cor vermelha em pH acima de 7,4) e a presença de um único carboidrato fermentável. Além desses componentes básicos, um pequeno tubo de vidro, chamado de tubo de Durham, é colocado em posição invertida no fundo do tubo contendo o meio de fermentação de carboidratos. A função desse pequeno tubo é coletar o gás que é frequentemente um dos produtos do processo fermentativo.

Com o auxílio de uma alça ou agulha, o material isolado a ser analisado é inoculado no meio, sendo este colocado para incubação a 37°C por 24 a 48 horas e, posteriormente, analisado quanto a mudança de cor do meio e produção de gás.

A utilização deste meio com diferentes carboidratos permite a determinação de produtos finais da fermentação e também a capacidade de converter outros açúcares (p. ex., dissacarídeos como a lactose) em glicose.

▶ Interpretação dos resultados

A bactéria que fermenta um carboidrato produz ácido ou ácido e gás como produtos finais da reação. Os ácidos promovem diminuição do pH do meio, levando à viragem do indicador para amarelo, enquanto os gases (se produzidos) serão coletados sob a forma de bolhas no tubo de Durham.

Se a bactéria não fermentar o carboidrato, o meio permanecerá vermelho e não será observada a presença de bolhas no tubo de Durham. Isso ocorre porque os aminoácidos, fornecidos pela peptona, podem ser degradados por desaminação, liberando amônia (NH_3) dentro do meio. O acúmulo de NH_3 aumenta o pH do meio, deixando a sua

coloração na cor inicial ou de um vermelho mais intenso. Esta reação alcalina pode ser produzida não só pela bactéria que não fermenta o carboidrato, mas também por aquelas que, após a exaustão do carboidrato no meio, mudam o seu metabolismo para utilizar outra fonte disponível no meio. Sendo assim, é importante que a leitura do teste não seja feita após 48 horas de inoculação, para evitar perda de observação da sua capacidade em produzir ácido. Os resultados podem ser vistos na Figura 6.6.

Esse teste é frequentemente utilizado para distinguir bactérias fermentadoras de lactose, como *Escherichia coli*, *Enterobacter aerogenes* e *Klebsiella pneumoniae*, de bactérias não fermentadoras de lactose, como *Proteus vulgaris*, *Shigella flexneri* e *Salmonella typhimurium*.

Teste do vermelho de metila (VM) e teste de Voges-Proskauer (VP)

▶ Objetivo

O teste do VM visa identificar se a bactéria é capaz de produzir ácidos estáveis como produtos finais da fermentação mista da glicose, enquanto o teste de VP identifica organismos capazes de produzir acetoína a partir da degradação da glicose através da via butilenoglicólica.

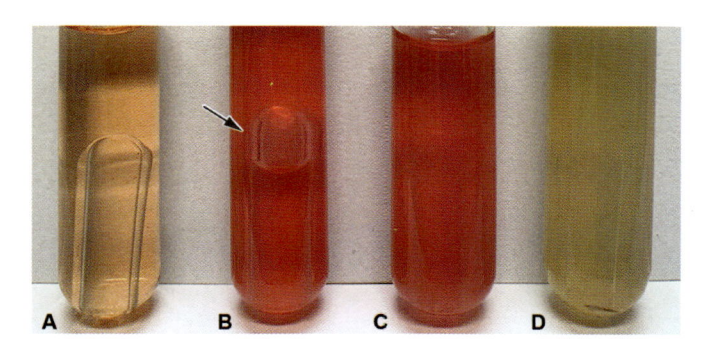

Figura 6.6 Resultados do teste de utilização de carboidrato. O indicador utilizado no meio foi o vermelho de fenol e a glicose como fonte de açúcar. Tubo **A**: tubo controle não inoculado; tubo **B**: açúcar negativo/gás positivo (a *seta* mostra a presença de bolha dentro do tubo de Durham); tubo **C**: açúcar negativo/gás negativo; tubo **D**: açúcar positivo/gás negativo (observar a turbidez do tubo, o que indica crescimento, com mudança de cor para o amarelo, embora não exista e/ou formação de gás).

► Material

Tubos de ensaio contendo meio de cultura simples (à base de peptona, glicose e tampão fosfato); indicador vermelho de metila; solução de α-naftol; solução de KOH; alça e agulha de platina.

► Princípio

Conforme mencionado anteriormente, todas as bactérias produzem inicialmente ácido pirúvico a partir da metabolização da glicose. Entretanto, algumas bactérias entéricas usam subsequentemente a *via de fermentação ácida mista* (Figura 6.7) para metabolizar o ácido pirúvico, produzindo outros ácidos como o láctico, o acético e o fórmico, sendo que outras bactérias entéricas utilizam também a *via butilenoglicólica* para produzir compostos neutros ao final da metabolização do piruvato.

Para testarmos a presença dessas vias, utilizamos um meio combinado – meio VM/VP (vermelho de metila/Voges-Proskauer), também conhecido como meio de Clarky Lubs – que inclui peptona, glicose e tampão fosfato. Os organismos capazes de produzir grande quantidade de ácidos estáveis após a metabolização da glicose levam a uma diminuição drástica do pH do meio.

Em razão de muitos microrganismos produzirem ácidos em um período de 18 a 24 horas, mas continuarem a catabolizá-los até compostos mais neutros, este teste deve ser lido após um tempo de incubação de cerca de 2 a 5 dias para que se assegure a presença de ácidos estáveis.

► Procedimentos

Com auxílio de uma agulha estéril, inocula-se o material isolado em dois tubos (para realização das duas provas, ou então a inoculação poderá ser feita em um único tubo, sendo que, após a incubação, separa-se o conteúdo em dois tubos estéreis) contendo o meio de Clarks Lubs. Os tubos são incubados a 37°C por 48 horas.

► Interpretação dos resultados

Após o período de incubação, para o teste do VM, adicionam-se 2 a 5 gotas do indicador vermelho de metila a um dos tubos, o qual ficará vermelho em pH menores que 4,4, sendo, portanto, uma demonstração de positividade do teste. Em valores de pH superiores a 6,0 a solução irá se tornar amarela, sendo indicativo de um resultado negativo (Figura 6.8). Uma coloração alaranjada não é considerada resultado positivo, indicando que uma incubação por tempos mais prolongados pode ser necessária.

Para o teste de VP, ao segundo tubo adicionam-se 2 a 5 gotas do reagente de Barritt "A" (que contém

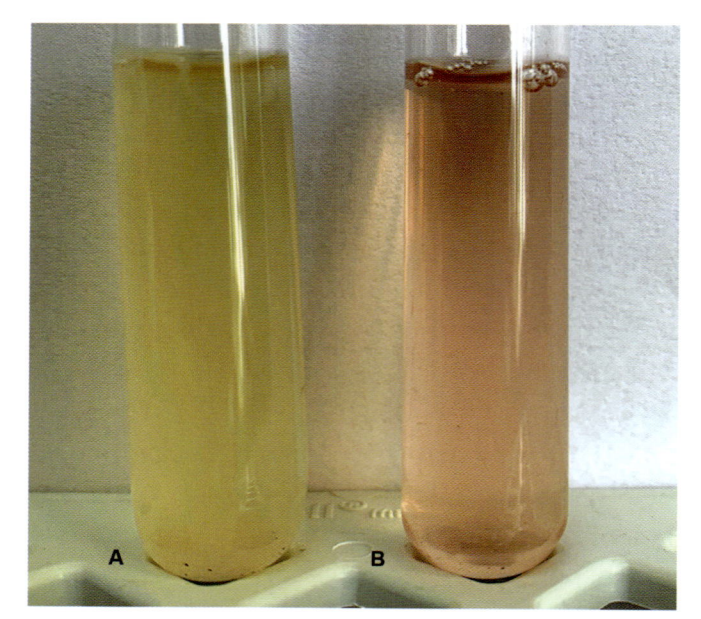

Figura 6.8 Resultados do teste do vermelho de metila (VM). Após o período de incubação, os tubos inoculados receberam cinco gotas da solução de vermelho de metila. Tubo **A**: resultado negativo; tubo **B**: resultado positivo.

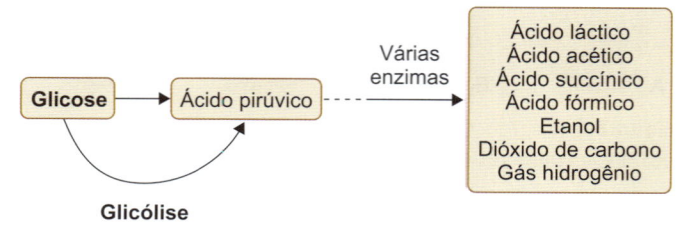

Figura 6.7 Fermentação ácido-mista. Como produtos desse tipo de fermentação, estão listados os originados em maior quantidade, lembrando que a maior parte do ácido fórmico é convertida nos gases H_2 e CO_2.

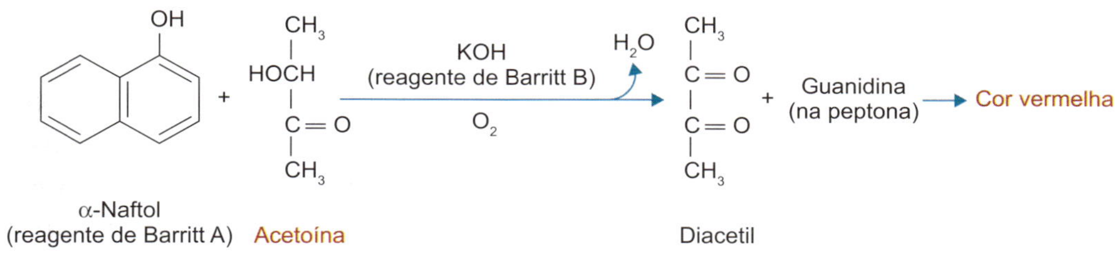

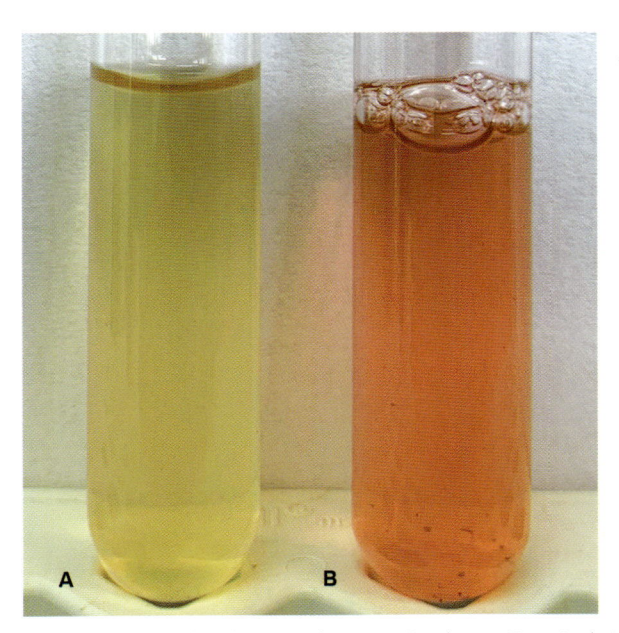

Figura 6.9 Reações químicas do teste de Voges-Proskauer.

α-naftol) e 2 a 5 gotas do reagente de Barritt "B" (contendo KOH). O tubo é suavemente agitado e deixado em repouso, por 10 a 15 minutos, para desenvolvimento da cor. Se a acetoína for produzida a partir do ácido pirúvico oriundo do metabolismo da glicose, ela reagirá com α-naftol e KOH e produzirá uma coloração vermelha no meio (as reações mais detalhadas estão ilustradas na Figura 6.9). A cor vermelha representa um teste de Voges-Proskauer positivo (Figura 6.10). Se a acetoína não for produzida, a reação fornecerá uma coloração amarelada ou cor de cobre ao meio, indicando um teste negativo.

Figura 6.10 Resultados do teste de Voges-Proskauer. Depois da incubação, os tubos inoculados receberam cinco gotas do reagente de Barritt A (**A**) e duas gotas do reagente de Barritt B (**B**) e, após 15 minutos, foi realizada a leitura. Tubo **A**: resultado negativo; tubo **B**: resultado positivo. Uma coloração esverdeada pode ocorrer, mas pode ser devida à reação do KOH e do α-naftol e não deve ser considerada como um resultado positivo.

Teste de oxidação/fermentação (O/F)

▶ Objetivo

Diferenciar bactérias de acordo com a capacidade de oxidar ou fermentar açúcares específicos.

▶ Material

Tubos de ensaio contendo meio de cultura simples com baixa concentração de peptona e altas concentrações de açúcar; indicador azul de bromotimol; vaselina líquida; alça e agulha de platina.

▶ Princípio

A conversão de carboidratos em produtos ácidos pode ocorrer tanto aerobicamente, pela oxidação, como anaerobicamente, pela fermentação. Desta forma, os microrganismos que oxidam os carboidratos são denominados *aeróbicos*, enquanto outros podem crescer, realizar seu metabolismo e se reproduzir em condições aeróbicas ou anaeróbicas, e por isso são chamados de *anaeróbicos facultativos*. De uma forma geral, a maior parte das bactérias de interesse médico é anaeróbica facultativa.

O teste de oxidação/fermentação (O/F) é utilizado para diferenciar microrganismos de acordo com a sua habilidade em oxidar ou fermentar açúcares específicos e, portanto, determinar se uma bactéria é aeróbica ou anaeróbica facultativa. Este teste é capaz de distinguir bastonetes gram-negativos, que são aeróbicos, como a *Pseudomonas aeruginosa*, daqueles que são anaeróbicos facultativos, como a *Escherichia coli*. O teste também distingue cocos gram-positivos aeróbicos, como as espécies de *Micrococcus*, dos que são anaeróbicos facultativos, como as espécies de *Staphylococcus*.

O meio usado para este teste é um meio semis-sólido (em virtude da baixa concentração de ágar) denominado meio de oxidação/fermentação, o qual contém uma baixa concentração de peptona, suficiente para permitir o crescimento. Esta baixa concentração de peptona é essencial para limitar a formação de produtos alcalinos que poderiam neutralizar o efeito da produção de ácidos. Um carboidrato, como a glicose, a lactose, a maltose, a sacarose, o manitol ou mesmo a xilose, é adicionado em altas concentrações, o que promove a utilização do carboidrato, resultando na formação de produtos ácidos. Neste meio, utiliza-se o indicador de pH azul de bromotimol, que possui uma coloração inicial verde a pH 7,1 e se torna amarelo em pH 6,0 e azul em pH 7,6.

► Procedimentos

Para realização do teste, dois tubos contendo o meio com o açúcar específico são inoculados com o microrganismo a ser testado, com auxílio de uma agulha estéril. Após a inoculação, um dos tubos é então selado com 2,0 a 3,0 mℓ de óleo mineral (p. ex., vaselina líquida), criando assim um ambiente anaeróbico, visto que o óleo mineral retarda a difusão do oxigênio dentro do meio. O outro tubo é deixado aberto em contato com o ar, permitindo assim um crescimento aeróbico. Os dois tubos são então incubados a 37°C por 48 horas, para posterior análise da mudança de cor.

► Interpretação dos resultados

Uma coloração azulada ou uma não alteração da cor inicial verde, em ambos os tubos, indica que o organismo não é capaz de utilizar o carboidrato testado (Figura 6.11). Os organismos capazes de fermentar ou fermentar e oxidar o açúcar provocarão mudança de cor do indicador para amarelo, tanto no tubo selado com o óleo como no tubo não selado (ver Figura 6.11). Organismos capazes de metabolizar somente pelo processo de oxidação promoverão mudança de cor para amarelo somente no tubo não selado, deixando o tubo selado com uma coloração verde ou azul.

Um sumário dos resultados pode ser observado na Figura 6.12.

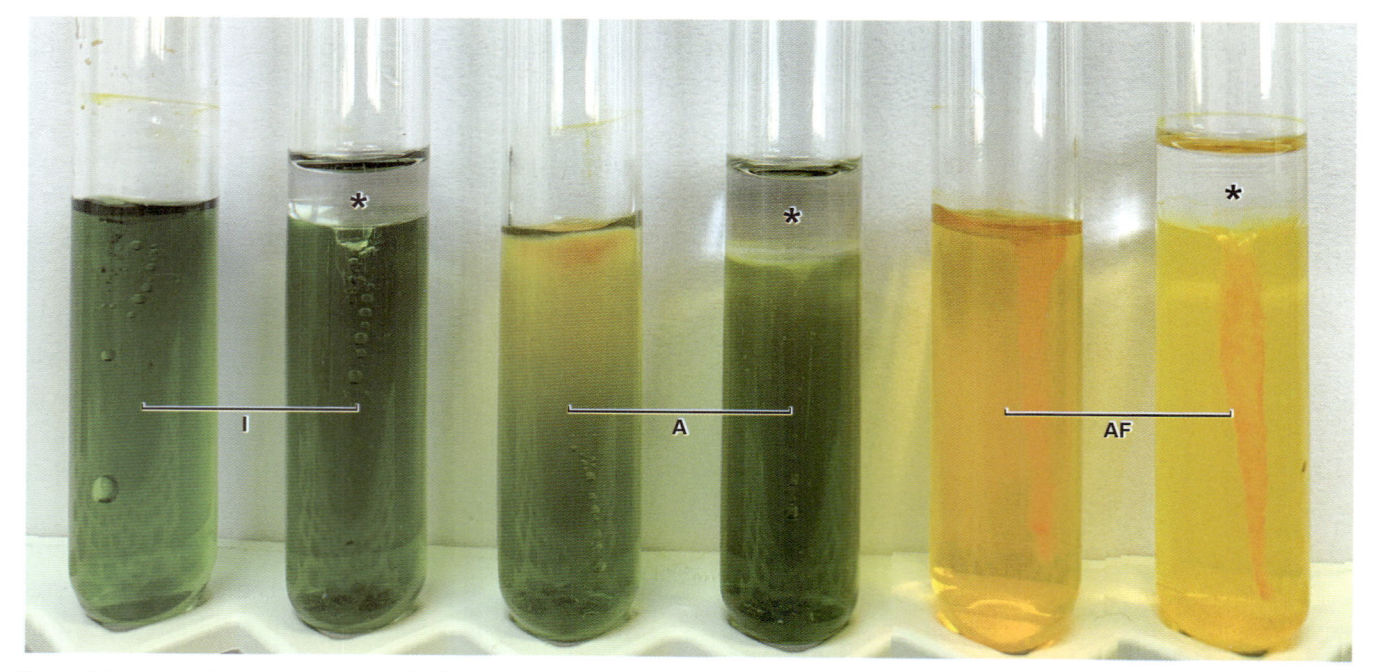

Figura 6.11 Resultados do teste de oxidação-fermentação (O/F) de carboidratos. **I** (inerte): o microrganismo não foi capaz de hidrolisar o carboidrato utilizado em nenhuma das condições (aeróbica ou anaeróbica); **A** (aeróbico) e **AF** (anaeróbico) facultativo. *Óleo mineral colocado na superfície no meio, para impedir contato com o oxigênio, simulando condição de anaerobiose.

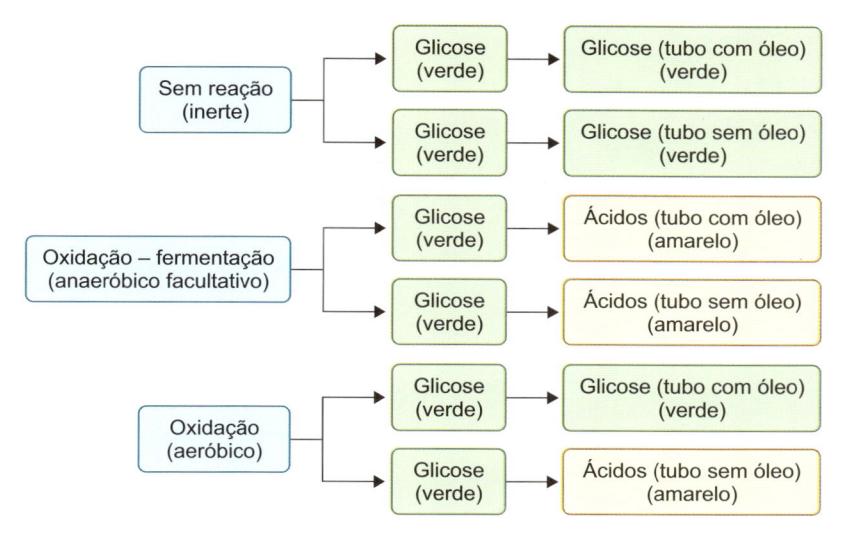

Figura 6.12 Sumário de possíveis resultados do teste de O/F. Observar que neste exemplo o açúcar utilizado foi a glicose, mas lembre-se de que o teste poderá ser feito utilizando outro carboidrato como única fonte de açúcar, como aqueles citados no texto.

Teste de utilização do citrato

▸ Objetivo

Determinar se um microrganismo é capaz de utilizar o citrato como única fonte de carbono para o seu desenvolvimento.

▸ Material

Tubos de ensaio contendo meio de cultura simples; meio de citrato (citrato de Simmon); indicador azul de bromotimol; alça e agulha de platina.

▸ Princípio

Em algumas bactérias a energia pode ser gerada pela utilização do citrato como única fonte de carbono. Se nos reportarmos ao ciclo dos ácidos tricarboxílicos, observamos que o citrato é uma molécula orgânica produzida pela combinação de acetil-CoA e oxaloacetato, fazendo com que, desta forma, a molécula de acetil-CoA possa entrar no ciclo. Sendo assim, o citrato pode e serve como uma molécula doadora de energia, que pode ser utilizada pelas bactérias produtoras da enzima citrase, por exemplo, *Enterobacter aerogenes* e *Salmonella typhimurium*. Vale ressaltar que a utilização do citrato como fonte de carbono ocorre se nenhum carboidrato fermentável estiver presente. O processo catabólico do citrato pode ser observado na Figura 6.13.

Para realização deste teste, o meio mais comumente utilizado é o ágar citrato de Simmon, no qual o citrato de sódio é a única fonte de carbono e o íon amônio, a única fonte de nitrogênio. O azul de bromotimol é incluído como indicador de pH. O meio é preparado a um pH igual a 6,9 no qual a coloração do meio é verde. Em pH maiores que 7,6, o azul de bromotimol modifica a coloração do meio para um azul bem intenso.

Como a utilização do citrato é um processo aeróbico, devemos utilizar o meio inclinado em tubo (embora possa ser utilizado também em placas de Petri) no intuito de aumentarmos a área que ficará exposta em contato com o ar.

▸ Procedimentos

O material a ser analisado é inoculado, por meio de pequenas estrias, na superfície do ágar na placa ou no tubo invertido, utilizando-se uma alça de platina estéril. O meio é então incubado a 37°C, por 24 a 48 horas, antes da leitura do resultado.

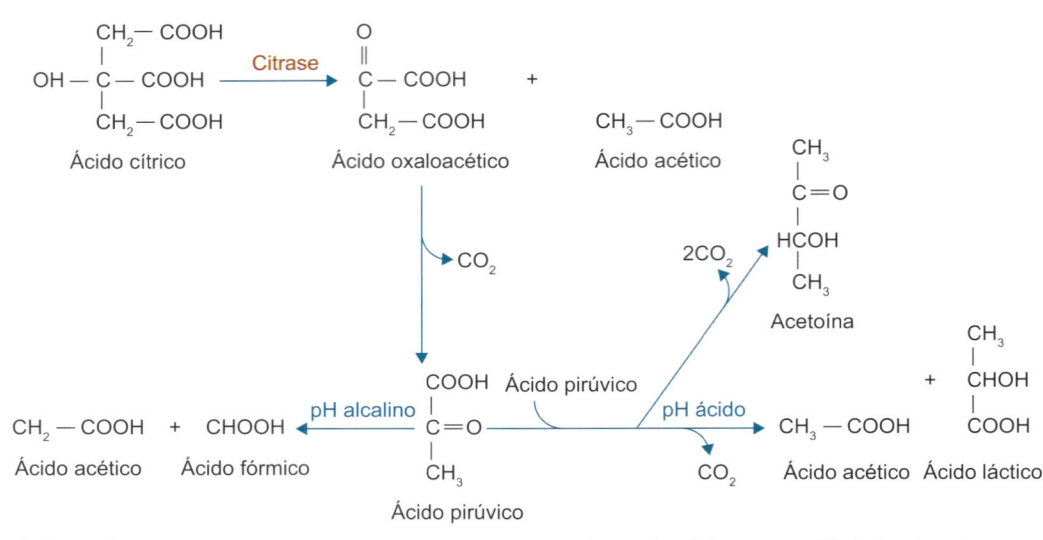

Figura 6.13 Metabolismo do citrato em organismos citrato-positivos. Uma vez dentro da célula, o citrato é hidrolisado pela enzima citrase em ácido oxaloacético e ácido acético. O ácido oxaloacético é posteriormente hidrolisado em ácido pirúvico e CO_2, este responsável pela mudança de cor no meio como descrito no texto.

Devemos observar que, se o inóculo for abundante, os compostos orgânicos pré-formados dentro das paredes celulares das bactérias que porventura morrerem durante o processo de incubação poderão liberar carbono e nitrogênio suficientes para produzir um resultado falso-positivo, e, portanto, falsear a prova. Outro ponto a ser considerado é o fato de comumente esta prova ser feita em conjunto com outras (a utilização do citrato é a porção "C" dos quatro testes conhecidos como IMViC, em que, além da prova do citrato, temos a prova do indol (I), do vermelho de metila (M) e do Voges-Proskauer (V) e, portanto, deve-se inocular primeiro a prova do citrato para que possamos evitar o arraste de proteínas e/ou carboidratos de outros meios, consequentemente, propiciando outras fontes de carbono, que não o citrato, passíveis de utilização.

▶ Interpretação dos resultados

Como pode ser visto na Figura 6.13, a utilização do citrato como fonte de energia gera, nos passos finais da reação, uma grande quantidade de gás carbônico (CO_2). Este gás em excesso pode reagir com o sódio (Na^+) e a água (H_2O) do meio, produzindo compostos alcalinos, como o carbonato de sódio (Na_2CO_3). Isso faz com que o pH do meio se

torne alcalino, ocasionando a viragem do indicador para azul, o que é considerado um resultado positivo para a prova do citrato (Figura 6.14).

Em determinadas situações, poderemos ter apenas a parte inclinada do meio apresentando uma coloração azulada, o que também será considerado uma prova positiva. Isso pode acontecer nos casos de bactérias que utilizam o citrato muito lentamente, e, para termos certeza da viragem, poderemos incubar o meio inoculado por mais 24 horas, para uma nova leitura da prova.

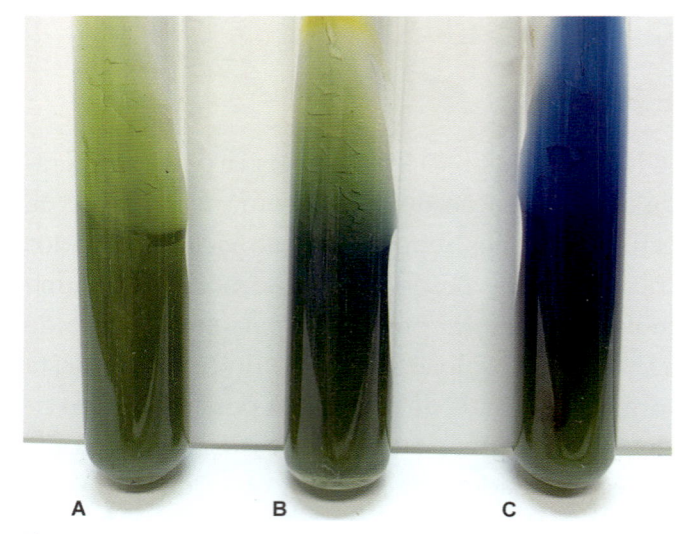

Figura 6.14 Resultados da utilização do citrato (citrato de Simmon). Tubo **A**: controle não inoculado; tubo **B**: resultado negativo; tubo **C**: positivo (os organismos mostram crescimento e uma coloração azul no meio).

Teste de hidrólise do amido

► Objetivo

O teste é utilizado para diferenciar bactérias capazes de hidrolisar o amido por meio da ação da enzima amilase. Ele ajuda na diferenciação de espécies dos gêneros *Corynebacterium*, *Clostridium*, *Bacillus*, *Bacteroides*, *Fusobacterium* e membros do grupo estreptococos D.

► Material

Ágar simples contendo aproximadamente 0,2 g% de amido de milho; placa de Petri; solução de iodo; alça de platina.

► Princípio

O amido é um homopolissacarídeo, composto de repetidas subunidades de α-D-glicose. Ele se apresenta como uma mistura, em que temos a presença de duas formas principais: uma linear, conhecida como *amilose*, e uma outra ramificada, denominada *amilopectina*. Tanto na amilose quanto na amilopectina, as moléculas de glicose são unidas por ligações do tipo acetal 1,4-α-glicosídica (Figura 6.15).

O amido possui uma estrutura muito grande para atravessar a membrana celular bacteriana e, por isso, para se tornar uma fonte de energia valiosa para a bactéria, ele precisa ser reduzido a pequenos fragmentos ou mesmo moléculas individuais de glicose para que possam funcionar como substratos energéticos. Organismos que produzem e secretam as enzimas celulares α-amilase e oligo-1,6-glicosidase são capazes de hidrolisar o amido através da quebra das ligações glicosídicas entre as subunidades de açúcar; embora este seja o passo inicial do processo, várias outras enzimas (p. ex., enzimas da via glicolítica) são necessárias para que todo o processo metabólico aconteça até a geração de ATP.

O meio utilizado para esse teste é um meio ágar simples que contém extrato de carne e peptona, para promover o crescimento, e amido solúvel, que deve ser disposto em placas de Petri, as quais, após a solidificação do meio, são utilizadas para a prova.

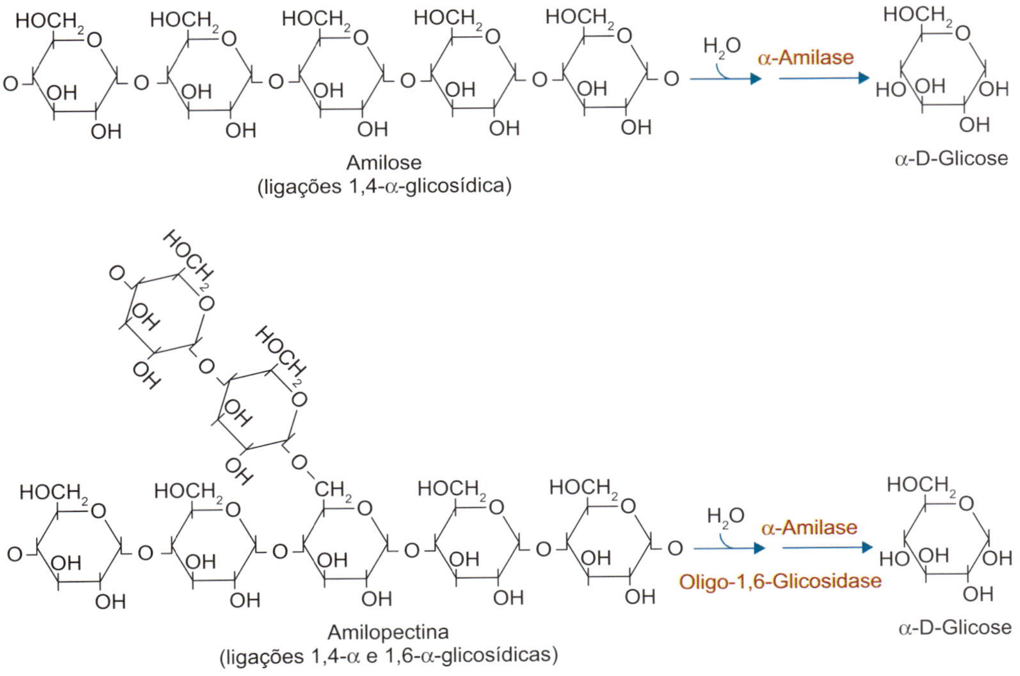

Figura 6.15 Hidrólise do amido pela α-amilase e oligo-1,6-glicosidase.

▶ Procedimentos

O material a ser analisado é inoculado na placa, por intermédio de uma alça estéril, em pelo menos duas estrias equidistantes para melhor visualização da leitura da prova. A placa é incubada então a 37°C por pelo menos 48 horas. Passado o período de incubação, a superfície da placa é coberta com uma solução de iodo (podemos usar a mesma solução de lugol utilizada para a coloração de Gram), para a revelação da prova.

▶ Interpretação dos resultados

Quando organismos que produzem α-amilase e oligo-1,6-glicosidase crescem no meio rico em amido, eles hidrolisam o amido, aumentando assim o crescimento no meio devido ao alto teor energético fornecido por meio da liberação de grandes quantidades de glicose, que, juntamente com o extrato de carne e peptona, favorecem substancialmente o desenvolvimento do microrganismo. Como tanto o amido quanto as subunidades de açúcares são solúveis no meio, o iodo presente na solução é usado para detectar a presença ou a ausência de amido na periferia ao redor do crescimento bacteriano, na superfície do meio de cultura. Já que o iodo reage com o amido e produz uma coloração azul-violácea intensa, qualquer traço de hidrólise do amido realizada pela bactéria será revelado como uma zona clara ao redor do crescimento, representando um resultado positivo para o teste (Figura 6.16).

Teste da catalase

▶ Objetivo

Este teste é utilizado para identificar organismos que produzem a enzima catalase, visto que algumas bactérias produzem peróxido de hidrogênio durante a respiração aeróbica. É muito útil para distinguir membros da família Micrococcaceae e da família Streptococcaceae, além de auxiliar a identificação das espécies de *Mycobacterium*.

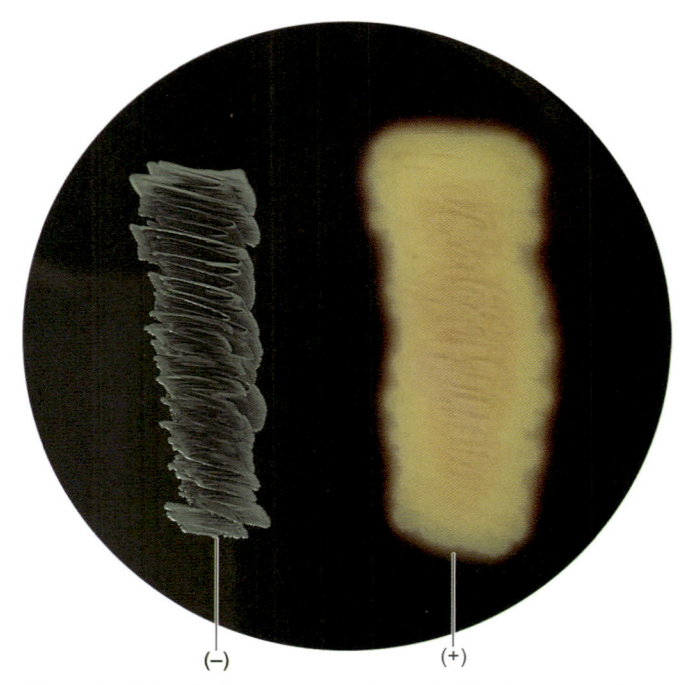

Figura 6.16 Resultado para o teste do amido. Na placa contendo um meio enriquecido em amido e que, após o crescimento, sofreu a adição de uma solução de iodo em sua superfície, a presença de uma zona clara ao redor do crescimento indica a utilização do amido (teste positivo).

▶ Material

Ágar simples em tubo, placa de Petri ou, ainda, uma pequena quantidade da cultura em lâmina de vidro para microscopia; solução de água oxigenada/peróxido de hidrogênio a 3%; alça de platina.

▶ Princípio

A maioria das bactérias aeróbicas e anaeróbicas facultativas produz peróxido de hidrogênio a partir de flavoproteínas reduzidas via uma reação de transferência de elétrons, gerando oxigênio livre ao final da reação. O peróxido de hidrogênio pode ser também produzido enzimaticamente em aeróbios e anaeróbios facultativos pela ação da enzima superóxido dismutase, conforme a Figura 6.17.

Se o peróxido de hidrogênio se acumula na célula, ele se torna tóxico porque o peróxido é uma molécula altamente reativa que promove danos aos componentes celulares. Por essa razão, a maioria dos aeróbicos e anaeróbicos facultativos possui uma enzima denominada catalase, que promove a quebra deste peróxido em água e oxigênio.

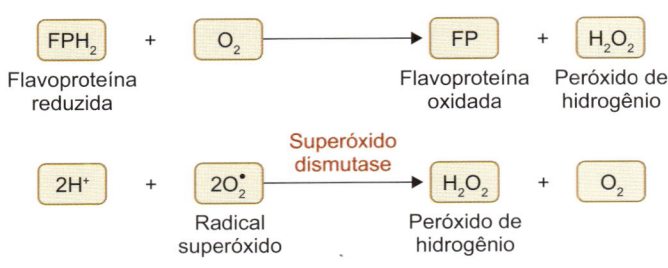

Figura 6.17 Reações de formação do peróxido de hidrogênio (H_2O_2). O peróxido de hidrogênio pode ser formado através da transferência de hidrogênios de uma flavoproteína reduzida para o oxigênio ou pela ação da superóxido dismutase.

▶ Procedimentos

O teste da catalase pode ser feito tanto em uma lâmina de vidro comum (utilizada para microscopia) contendo uma porção do material fresco a ser analisado quanto diretamente em ágar contendo colônias viáveis do espécime em análise. Devem ser adicionadas algumas gotas de uma solução de peróxido de hidrogênio (água oxigenada) no material após 18 a 24 horas de crescimento. O peróxido de hidrogênio é extremamente instável e, portanto, deve ser utilizada uma solução de preparo recente.

▶ Interpretação dos resultados

A enzima catalase promove a quebra do peróxido de hidrogênio em água e oxigênio. O oxigênio liberado leva à formação de bolhas, como uma efervescência, em apenas alguns segundos, o que indica positividade para o teste. A ausência de bolhas é considerada um teste negativo. O mesmo comportamento é observado tanto no teste feito em lâmina como no teste usando o ágar inclinado (Figura 6.18). Devemos atentar para a realização do teste para microrganismos que apresentam dificuldades no crescimento *in vitro*, visto que estes são crescidos, na maioria das vezes, em ágar enriquecido com sangue. Como os eritrócitos contêm catalase e peroxidase, a presença deles poderá acarretar um resultado falsamente positivo. Uma alternativa para estes casos é utilizar o ágar chocolate, pois neste meio os eritrócitos são lisados pelo calor, possibilitando, desta forma, a realização do teste de forma confiável.

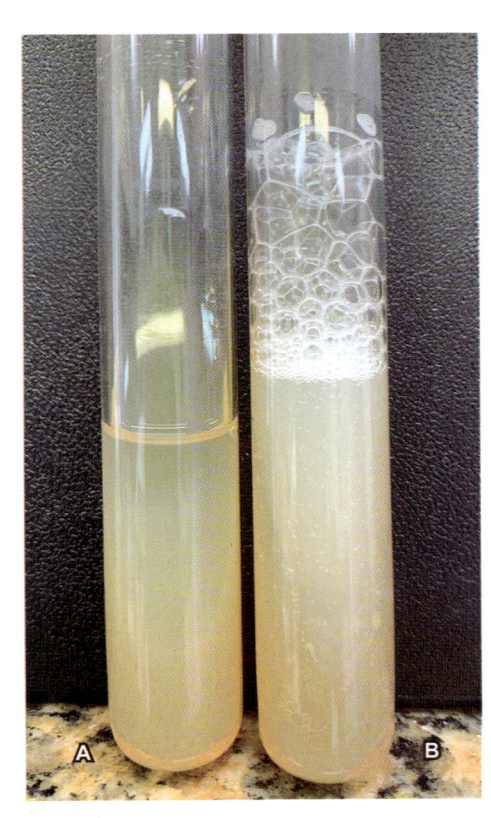

Figura 6.18 Resultados para o teste da catalase. Cada tubo contendo ágar simples inclinado recebeu aproximadamente 1 mℓ de peróxido de hidrogênio após a incubação. A presença de bolhas (tubo **B**) indica a presença da enzima catalase e positividade do teste.

Presença de descarboxilases ou teste de descarboxilações

▶ Objetivo

O teste é utilizado para detectar a habilidade de um organismo descarboxilar um aminoácido (em geral lisina, ornitina ou arginina) para formar uma amina, resultando em alcalinização do meio no qual o organismo se desenvolve. O teste de descarboxilação é muito útil para diferenciar organismos da família Enterobacteriaceae.

▶ Material

Meio de descarboxilação (meio Mueller) contendo peptona, glicose, púrpura de bromocresol e a coenzima piridoxal fosfato, juntamente com o aminoácido (substrato) específico para cada reação; alça ou agulha de platina.

► Princípio

Este processo, chamado de "descarboxilação", é um passo na metabolização de aminoácidos. Descaborxilação é um nome geral dado ao processo de remoção do grupo carboxila (–COOH) de um aminoácido, produzindo uma amina e dióxido de carbono (CO_2). Essa reação depende de enzimas específicas denominadas descarboxilases. Existe uma enzima descarboxilase específica para cada aminoácido, mas somente três são utilizadas para a distinção entre bactérias entéricas: lisina, ornitina e arginina descarboxilases. A reação do processo de forma geral e as reações específicas para as enzimas do teste estão demonstradas na Figura 6.19.

► Procedimentos

Um isolado é inoculado nos tubos dos testes (cada um contendo o substrato específico para cada enzima), utilizando uma agulha ou alça de platina estéril. Após a inoculação, adicionam-se 2 a 3 mℓ de óleo mineral estéril para cobrir a

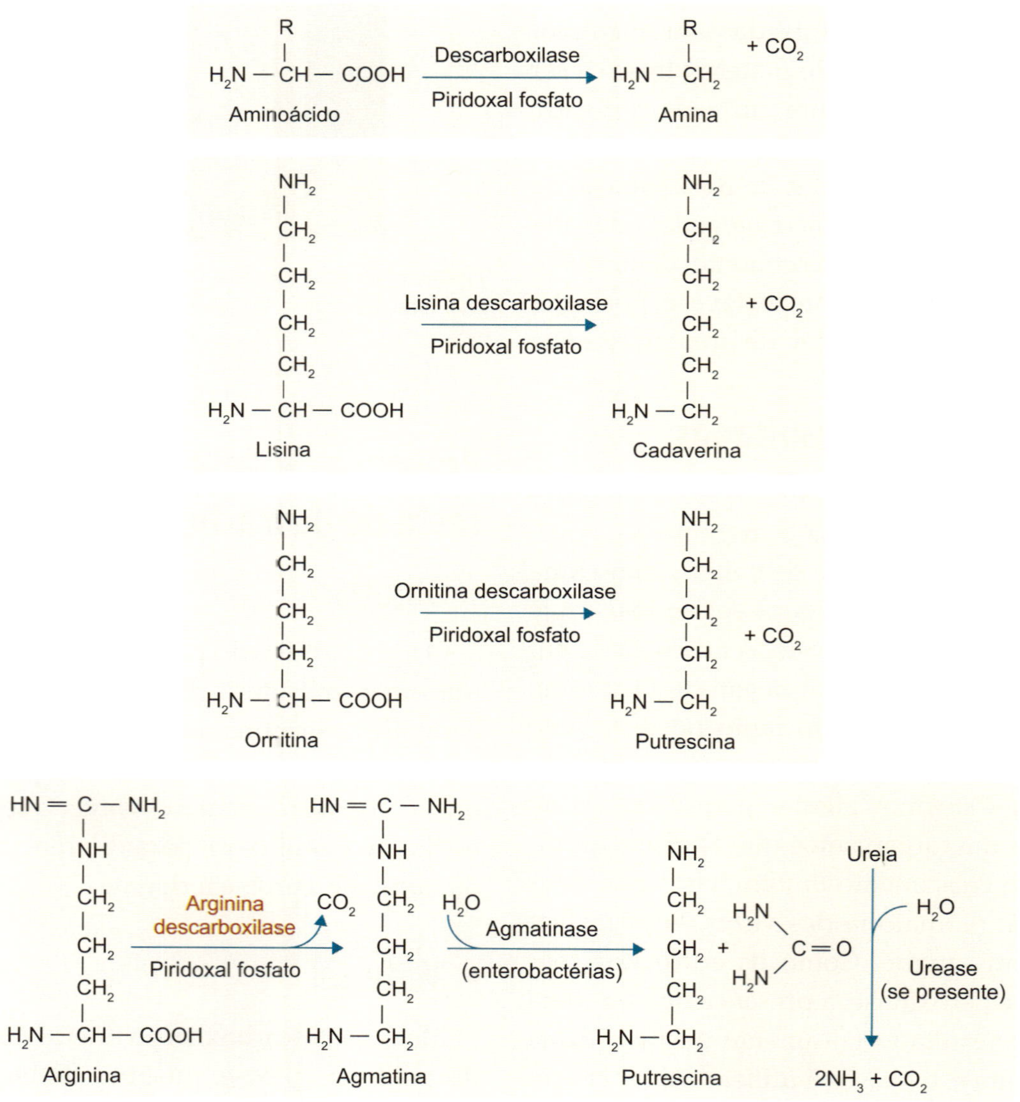

Figura 6.19 Reações de descarboxilações de aminoácidos. Estão demonstradas a reação geral de descarboxilação dos aminoácidos (*painel superior*), bem como as reações específicas envolvendo a lisina descarboxilase, a ornitina descarboxilase e a arginina descarboxilase (*três painéis inferiores*, respectivamente), que podem ser usadas nos testes bioquímicos de identificação.

camada superficial do meio, excluindo assim o oxigênio externo e promovendo o processo de fermentação. A falta de oxigênio promove a produção de ácidos provenientes da fermentação da glicose e, portanto, leva à criação de um ambiente ácido necessário para a indução da produção de descarboxilases. Os tubos são então incubados a 37°C, por 24 a 48 horas.

▶ Interpretação dos resultados

Os ácidos provenientes da fermentação da glicose acarretam diminuição do pH do meio, promovendo mudança da cor do indicador (púrpura de bromocresol) para amarelo. O ambiente ácido promove a formação de descarboxilases naquelas bactérias que são capazes de produzir estas enzimas. A descarboxilação promovida pelas enzimas geradas leva a um acúmulo de produtos finais da reação (aminas) de caráter alcalino que promovem aumento do pH do meio, causando a mudança de cor do indicador para violeta e indicando um resultado positivo para o teste. Se o organismo inoculado for somente capaz de fermentar a glicose, o meio permanecerá amarelo e, portanto, será considerado negativo para o teste. Os resultados podem ser observados na Figura 6.20.

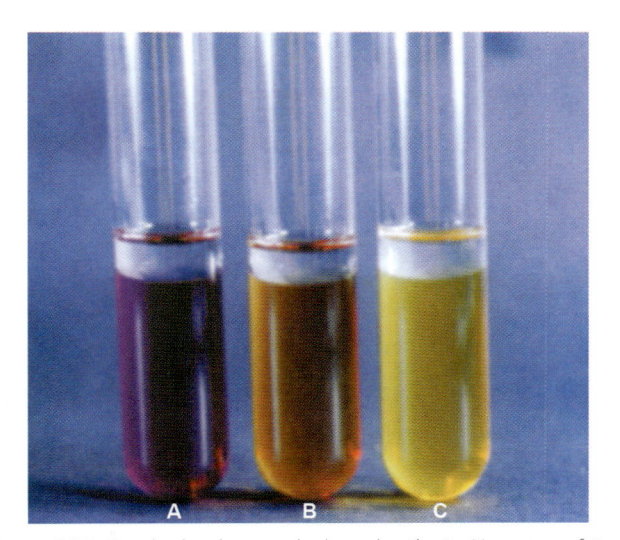

Figura 6.20 Resultados do teste de descarboxilação. Neste teste foi utilizada a lisina como único aminoácido no meio de cultura e, portanto, testada a presença da lisina descarboxilase. Tubo **A**: positivo; tubo **B**: controle não inoculado; tubo **C**: negativo. (Foto: Reproduzida, com permissão, de Leboffe; Pierce, 1999.)

Teste da urease

▶ Objetivo

Usado para determinar se um microrganismo é capaz de hidrolisar ureia em duas moléculas de amônia (NH_3) por ação da enzima *urease* (Figura 6.21), este teste pode ser útil na distinção entre patógenos do gênero *Proteus* e outras bactérias entéricas.

▶ Material

Meio ou caldo de ureia contendo extrato de levedura, ureia e o indicador de pH (vermelho fenol); alça ou agulha de platina.

▶ Princípio

A urease é uma enzima microbiana muito importante relacionada com a decomposição dos componentes orgânicos. Esta enzima é considerada constitutiva porque é sintetizada por certas bactérias, independentemente da presença ou ausência do seu substrato (ureia).

O meio para o teste da urease (que pode ser sólido ou líquido) contém ureia, fatores essenciais para crescimento e o indicador de pH vermelho fenol. O indicador possui uma coloração amarela ou amarelo/laranja em pH abaixo de 8,4 e vermelho em pH acima de 8,4. O meio para o teste foi desenvolvido para determinar a habilidade microbiana em converter ureia em amônia (que é utilizada pela bactéria como fonte de carbono para produção de aminoácidos e nucleotídeos), que aumenta o pH do meio com consequente mudança de cor do indicador.

$$H_2N{-}C{=}O{-}H_2N \xrightarrow{\;H_2O\;}_{\text{Urease}} 2NH_3 + CO_2$$

Ureia

Figura 6.21 Reação de hidrólise da ureia.

▶ Procedimentos

Inocular o material a ser testado no meio teste com auxílio de uma agulha ou alça estéril. O meio é então incubado a 37°C, por 24 horas, para posterior análise da mudança de cor.

▶ Interpretação dos resultados

A enzima urease hidrolisa a ureia em produtos finais alcalinos que promovem aumento no pH do meio, causando mudança de cor no indicador, que passa a ter uma coloração rosa, representando um resultado positivo para o teste. Nenhuma mudança de cor, ou uma coloração levemente alaranjada, representa um teste de urease negativo (Figura 6.22).

Teste da β-galactosidase (ONPG)

▶ Objetivo

O teste ONPG (*o*-nitrofenil-β-D-galactopiranosídeo) é utilizado para identificar bactérias capazes de produzir a enzima β-galactosidase.

▶ Material

Meio de cultura enriquecido com lactose; composto *o*-nitrofenil-β-galactopiranosídeo; alça ou agulha de platina.

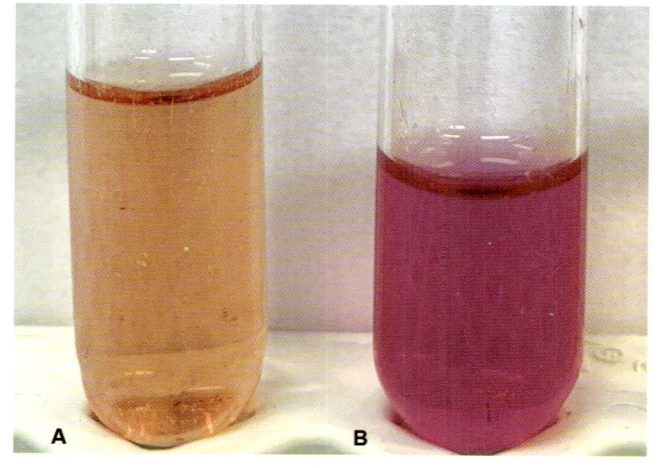

Figura 6.22 Resultados do teste de utilização da ureia. O teste visa detectar a capacidade de o microrganismo degradar a ureia no meio de cultivo e, por consequência, a presença ou não da enzima urease. Tubo **A**: controle não inoculado; tubo **B**: resultado positivo.

▶ Princípio

A β-galactosidase é uma enzima induzida por ser sintetizada apenas quando o organismo está na presença do substrato, sendo sua síntese controlada geneticamente. A β-galactosidase também é conhecida como lactase por degradar a lactose, embora também possa hidrolisar outros tipos de galactosídeos. Para que as bactérias fermentem a lactose, elas devem possuir duas enzimas específicas: a β-galactosidase permease (uma enzima-proteína de transporte ligada à membrana) e a β-galactosidase propriamente dita, que está localizada intracelularmente e é capaz de degradar a β-D-lactose (um dissacarídeo) em β-glicose e β-galactose (Figura 6.23). Algumas bactérias que possuem a β-galactosidase mas não a β-galactosidase permease podem sofrer mutações e, após um período de dias ou semanas em presença do açúcar, podem passar a produzir a permease. Estas bactérias, denominadas fermentadores tardios para lactose, podem, desta forma, também utilizar o açúcar como fonte de energia. As bactérias que utilizam a lactose podem ser diferenciadas daquelas que não fermentam o açúcar, utilizando-se um composto denominado *o*-nitrofenil-β-galactopiranosídeo (ONPG). Este composto pode penetrar o interior da célula sem a ajuda da permease e, assim, reagir com a β-galactosidase, se esta estiver presente, gerando um produto de cor amarela (Figura 6.24).

▶ Procedimentos

Inocular o material no meio contendo lactose e ONPG com auxílio de uma alça ou agulha estéril. O meio é então incubado a 37°C por 24 horas.

▶ Interpretação dos resultados

Os microrganismos capazes de utilizar a lactose possuem a enzima β-galactosidase e, desta forma, são capazes de hidrolisar o ONPG presente

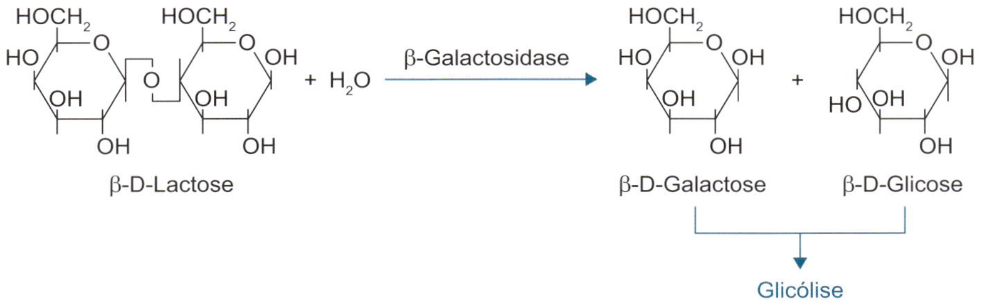

Figura 6.23 Hidrólise da lactose pela β-galactosidase.

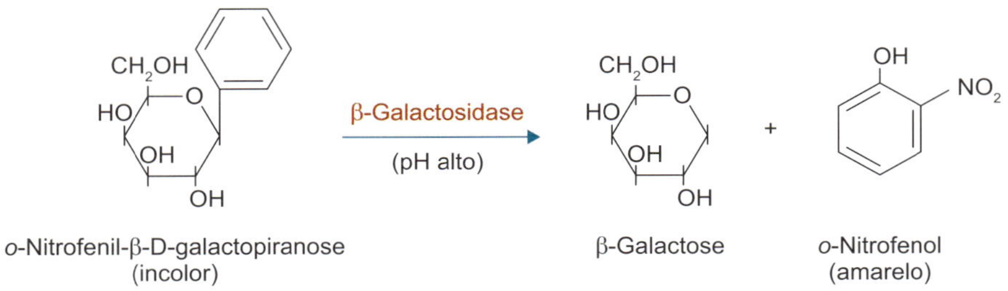

o-Nitrofenil-β-D-galactopiranose
(incolor)

β-Galactosidase
(pH alto)

β-Galactose

o-Nitrofenol
(amarelo)

Figura 6.24 Conversão do ONPG a β-galactose e *o*-nitrofenol pela β-galactosidase.

no meio, que inicialmente é incolor e, após sofrer hidrólise, libera o composto *o*-nitrofenol que possui uma cor amarela em pH alcalino, dando um resultado positivo para o teste (Figura 6.25). Uma outra alternativa para o teste seria a utilização da lactose como única fonte de carbono no meio de crescimento. Desta forma, poderia ser utilizado o mesmo princípio do teste para fermentação de carboidratos descrito anteriormente, visto que apenas as bactérias que utilizam o açúcar seriam capazes de crescer no meio de cultura.

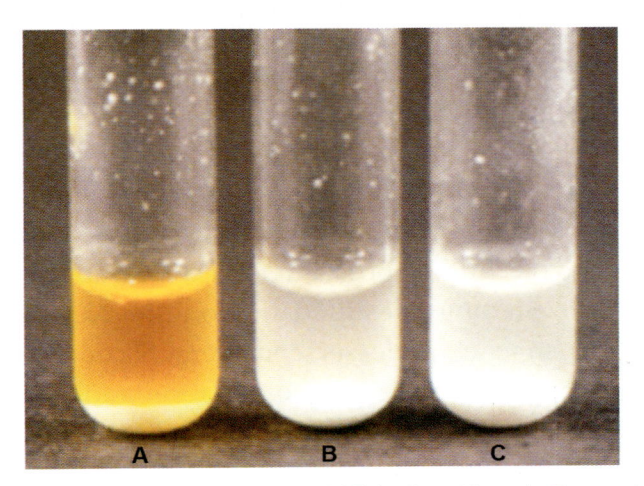

Figura 6.25 Resultados do teste ONPG. Tubo **A**: positivo; tubo **B**: controle não inoculado; tubo **C**: negativo. (Foto: Reproduzida, com permissão, de Leboffe; Pierce, 1999.)

Produção de H₂S (gás sulfídrico ou sulfeto de hidrogênio)

▶ Objetivo

Este teste visa determinar se ocorre a liberação de ácido sulfídrico (H₂S) gasoso, promovida pela metabolização bacteriana de aminoácidos que contêm enxofre em sua estrutura. É muito utilizado para diferenciar membros positivos da família Enterobacteriaceae, especificamente dos gêneros *Salmonella*, *Francisella* e *Proteus*, dos membros negativos como *Morganella morganii* e *Providencia rettgeri*, além de outras bactérias como *Escherichia coli* e *Shigella flexneri*.

▶ Material

Meio contendo peptona (rica em aminoácido cisteína – fonte de enxofre), tiossulfato de sódio, além de sulfato ferroso; agulha de platina.

▶ Princípio

O catabolismo do aminoácido cisteína pela enzima cisteína dessulfurase durante o processo de putrefação, ou ainda pela redução do tiossulfato no processo de anaerobiose, leva a uma redução do enxofre, produzindo gás sulfídrico (Figura 6.26).

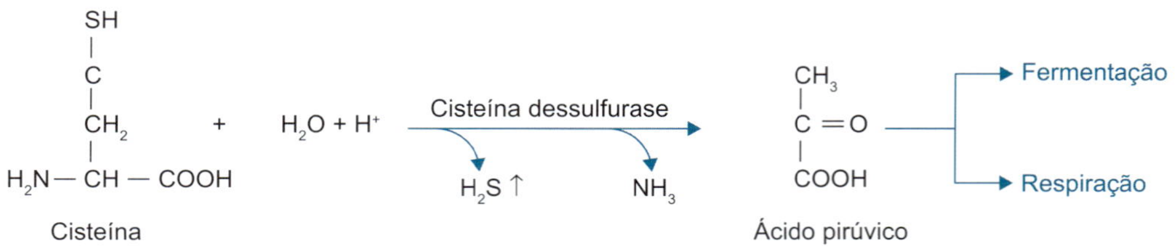

Cisteína $+$ $H_2O + H^+$ —Cisteína dessulfurase→ $H_2S \uparrow$ NH_3 Ácido pirúvico — Fermentação / Respiração

Figura 6.26 Reação de putrefação envolvendo a cisteína dessulfurase produzindo H_2S.

Nos processos de putrefação, aminoácidos contendo enxofre (por exemplo, a cisteína) sofrem degradação pela ação da enzima dessulfurase gerando ácido pirúvico, amônia e H_2S como produtos finais de reação. A amônia e o sulfeto de hidrogênio são excretados, pois são produtos tóxicos para a célula, e o ácido pirúvico é mantido no interior da célula para a produção de energia, visto que ele é um intermediário do ciclo de Krebs. Nos processos de respiração anaeróbica, o enxofre inorgânico (neste caso, proveniente do tiossulfato adicionado ao meio) torna-se o aceptor final do elétron na cadeia transportadora de elétrons. Assim, as bactérias capazes de utilizar compostos que contêm enxofre em sua estrutura podem ser identificadas por este teste pela detecção do gás sulfídrico liberado no meio de reação.

▶ Procedimentos

Inocular o material a ser analisado com auxílio de uma agulha estéril de maneira perpendicular, da superfície até o fundo do tubo contendo o meio. Deve-se ter cuidado para não inocular em ziguezague, pois o mesmo meio pode servir para testar a mobilidade ou não do microrganismo. Após a inoculação, o material é incubado por 24 a 48 horas, a 37°C.

Observação: Uma alternativa para se realizar este teste seria a colocação de uma fita de papel de filtro embebida em uma solução de acetato de chumbo, na borda do tubo-teste, tendo o cuidado para que ela não toque o meio de cultura (Figura 6.27). Este acetato de chumbo impregnado na fita é capaz de reagir com o H_2S, caso este seja produzido pelo microrganismo a ser analisado.

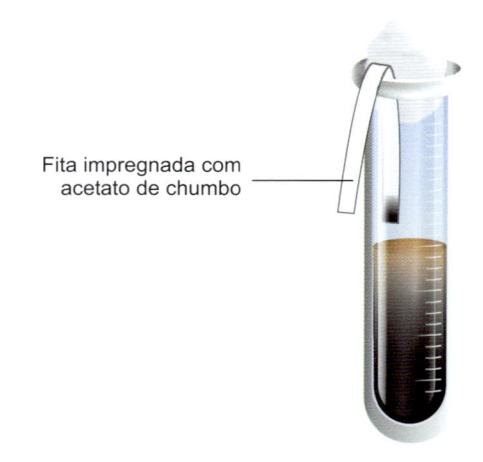

Fita impregnada com acetato de chumbo

Figura 6.27 Teste da fita impregnada com acetato de chumbo para detecção de H_2S.

▶ Interpretação dos resultados

Se a cisteína, presente no meio, for hidrolisada pela dessulfurase, ou se o tiossulfato presente no meio for reduzido, então o sulfeto de hidrogênio será produzido. O sulfeto formado é capaz de se combinar com o sulfato ferroso para formar sulfeto de ferro (FeS), ou ainda, no caso do teste com a fita de papel, reagir com o acetato de chumbo, formando sulfeto de chumbo. Em ambos os casos, observaremos um enegrecimento do meio (Figura 6.28) ou na extremidade da fita (Figura 6.29), pois tanto o sulfeto de ferro como sulfeto de chumbo possuem uma coloração negra dando, portanto, positividade do teste. Nenhum enegrecimento pode ser considerado como um teste negativo. Um sumário dos resultados pode ser observado na Figura 6.30.

Conforme o item Procedimento deste teste, o meio pode ser utilizado para verificarmos se o microrganismo em questão é móvel ou não. Sendo

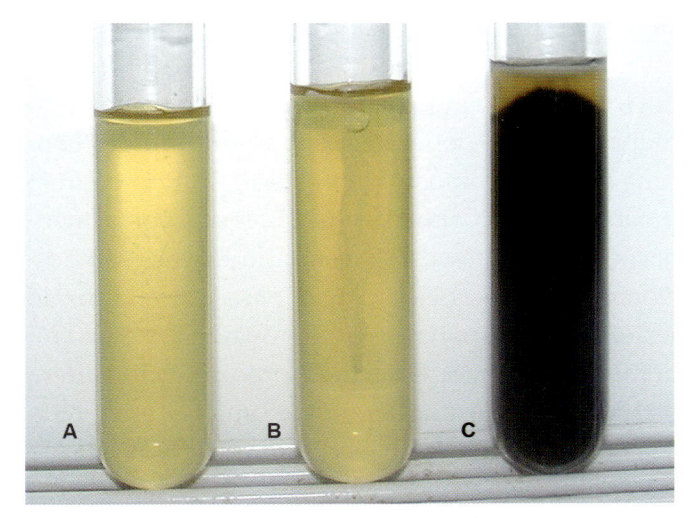

Figura 6.28 Resultados para a redução de enxofre no meio SIM. No tubo **A** temos o controle não inoculado; no tubo **B**, um teste negativo para H₂S; no tubo **C**, um teste positivo para H₂S.

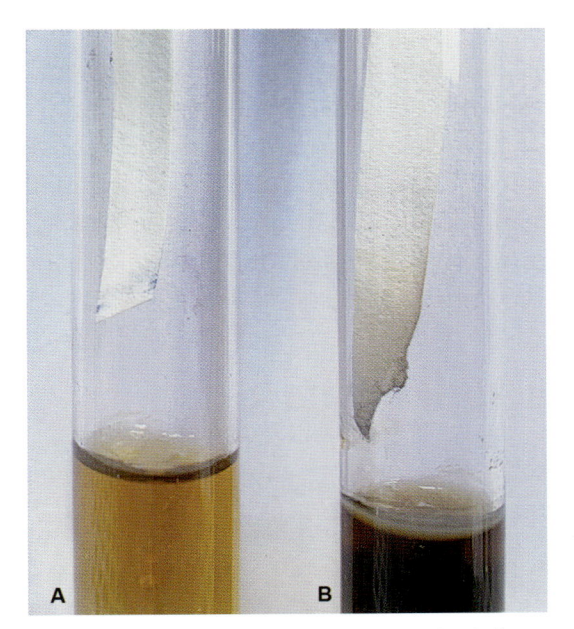

Figura 6.29 Teste de redução do enxofre com auxílio da fita com acetato de chumbo. No tubo **A** temos um teste negativo (fita de papel branca) e, no tubo **B**, um teste positivo (fita de papel enegrecida na extremidade).

assim, caso ocorra uma turvação por completo do meio após o período de incubação, o microrganismo será considerado móvel porque ele cresceu além dos limites da inoculação que foi feita de forma perpendicular e central no meio de cultura (Figura 6.31). Crescimento apenas no local da inoculação é prova de que o microrganismo testado é imóvel, ou seja, não é capaz de se mover além do ponto de inoculação (ver Figura 6.31). No caso de microrganismos móveis e produtores de H₂S, veremos a formação de uma mancha negra que se espalha por todo o meio de cultura (como podemos observar na Figura 6.28).

Teste do indol

▶ Objetivo

O teste do indol é a porção "I" dos quatro testes conhecidos como *IMViC* (*I*ndol, *v*ermelho de *M*etila, *V*oges-Proskauer e *C*itrato), e é utilizado para caracterizar e/ou identificar bactérias entéricas, que são capazes de produzir indol a partir do aminoácido triptofano por meio da ação da enzima *triptofanase*.

▶ Material

Meio SIM (também utilizado para detectar motilidade e produção de sulfeto de hidrogênio, como visto anteriormente, no item Produção de H₂S), contendo peptona (que contém o aminoácido triptofano) e extrato de carne para promover o crescimento; reagente de Kovacs (composto de *p*-dimetilaminobenzaldeído, butanol e ácido clorídrico); agulha ou alça de platina.

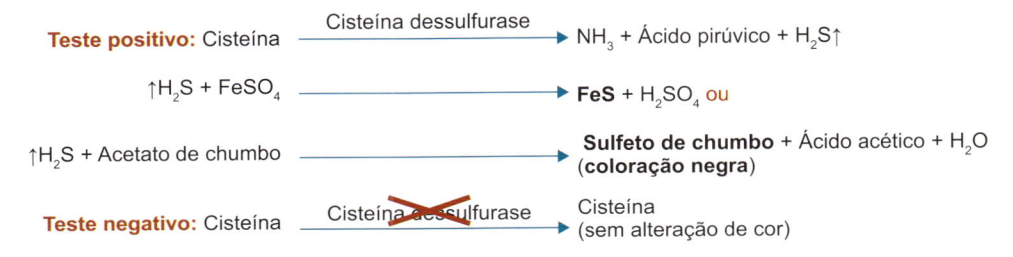

Figura 6.30 Sumário dos resultados para a prova do H₂S.

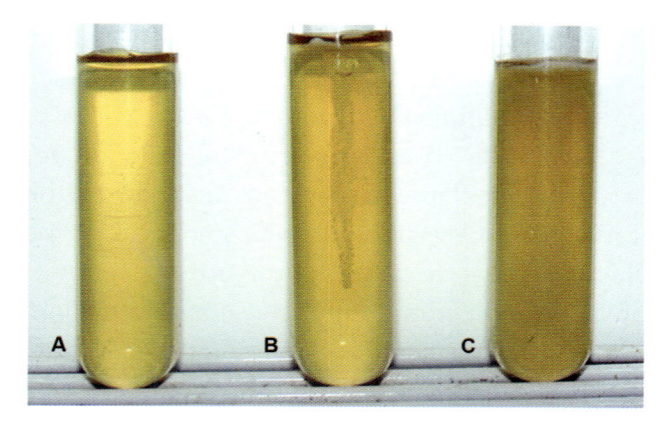

Figura 6.31 Resultados do teste de motilidade no meio SIM. O teste é realizado fazendo-se a inoculação da amostra de forma perpendicular no centro do tubo contendo o meio semissólido. No tubo **A** temos o controle não inoculado; no tubo **B** temos um resultado de motilidade negativo (observar o crescimento apenas na região do inóculo) e, no tubo **C**, um teste de motilidade positivo (observar a turvação completa do meio, indicando crescimento além da região do inóculo).

▶ Princípio

O triptofano pode ser convertido, pelas bactérias possuidoras da enzima triptofanase, a indol, amônia (por desaminação) e ácido pirúvico como produtos finais da reação (Figura 6.32). O ácido pirúvico pode então gerar energia através do ciclo de Krebs ou, então, entrar na via glicolítica e ser usado para sintetizar outros componentes importantes e necessários para a célula. A amônia gerada pode ser utilizada na síntese de aminoácidos, e o outro metabólito final gerado, o indol, pode ser identificado por este teste. Desta forma, a triptofanase diferencia as bactérias entéricas que são indol-positivas, como *Escherichia coli* e *Proteus vulgaris*, das bactérias entéricas indol-negativas, como *Serratia marcescens* e *Enterobacter aerogenes*.

▶ Procedimentos

Um isolado é inoculado em um tubo contendo o meio SIM (que poderá ser sólido ou líquido) com uma agulha de inoculação estéril. O tubo é então incubado a 37°C por 24 a 48 horas. Após a incubação, 3 a 5 gotas do reagente de Kovacs são adicionadas à superfície do ágar para a revelação do teste. Uma alternativa para a prova, assim como foi demonstrado para o teste da produção do sulfeto de hidrogênio, é a utilização de uma fita embebida com o reagente de Kovacs colocada na borda do tubo-teste.

▶ Interpretação dos resultados

Em ambos os testes, seja ele feito diretamente no meio de cultivo ou utilizando a fita, o reagente de Kovacs contendo HCl e o dimetilaminobenzaldeído dissolvido no amil álcool reagem com o indol produzido pelos microrganismos indol-positivos, produzindo uma coloração róseo-avermelhada. Caso não ocorra mudança de cor, ou seja, caso se verifique uma cor amarelada, o teste é considerado negativo (Figura 6.33).

Redução de nitrato

▶ Objetivo

Este teste é utilizado para detectar a habilidade de um microrganismo para reduzir nitrato (NO_3) a nitrito (NO_2) ou outro composto nitrogenado, como o nitrogênio molecular (N_2), usando a enzima *nitrogênio redutase*.

Figura 6.32 Catabolismo do triptofano em organismos indol-positivos.

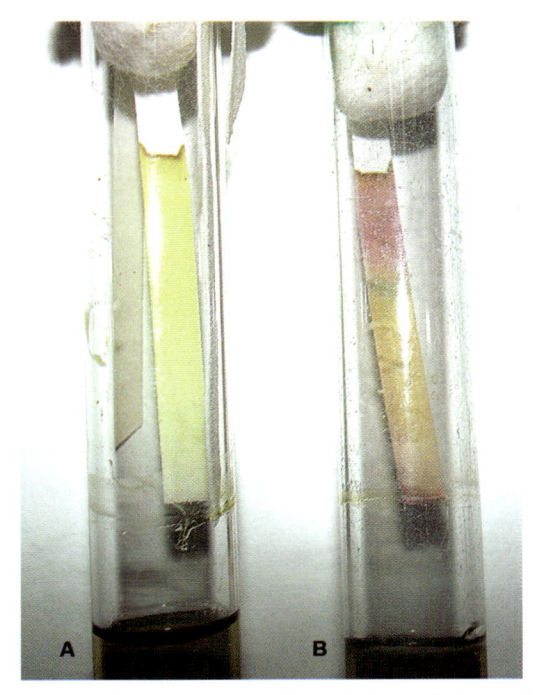

Figura 6.33 Resultados para o teste do indol. O teste foi feito utilizando-se uma fita de papel impregnada com o reagente de Kovacs. No tubo A, negativo; no tubo B, positivo (observar a coloração róseo-avermelhada da fita).

▶ Material

Meio teste contendo extrato de carne, peptona e nitrato de potássio; reveladores: reagente I (solução acética de ácido sulfanílico), reagente II (solução acética de α-naftilamina); agulha ou alça de platina.

▶ Princípio

O nitrato (NO_3) pode ser reduzido a diferentes compostos através de dois processos metabólicos: respiração anaeróbica e denitrificação (Figura 6.34). Na respiração anaeróbica, o organismo usa o nitrato com o aceptor final de elétrons na cadeia respiratória, produzindo nitrito, amônia, nitrogênio molecular, óxido nítrico ou outro composto nitrogenado reduzido, dependendo da espécie. O teste se baseia exatamente na capacidade do microrganismo de reduzir o nitrato que é adicionado em excesso no meio de cultura.

▶ Procedimentos

Um isolado do microrganismo é inoculado no meio teste, contendo nitrato em excesso, com o auxílio de uma alça de platina estéril. O meio é então incubado por 24 a 48 horas, a 37°C.

▶ Interpretação dos resultados

Se o microrganismo possuir a enzima nitrato redutase, esta irá reduzir o nitrato a nitrito. Se a redução ocorrer, há também a formação de ácido nitroso, que, então, reage com o ácido sufanílico (reagente I), formando o ácido sulfanílico diazotado, o qual reage com a α-naftilamina (reagente II) para formar o composto *p*-sulfobenzeno-azo-α-naftilamina, que possui uma cor vermelho-intensa (Figura 6.35), o que seria um resultado positivo para o teste.

A ausência de coloração no meio, após a adição dos reagentes reveladores, indica negatividade para o teste (Figura 6.36).

Liquefação de gelatina (gelatinase)
▶ Objetivo

Este teste é utilizado para determinar a capacidade de um microrganismo produzir exoenzimas hidrolíticas, chamadas de *gelatinases*, que digerem

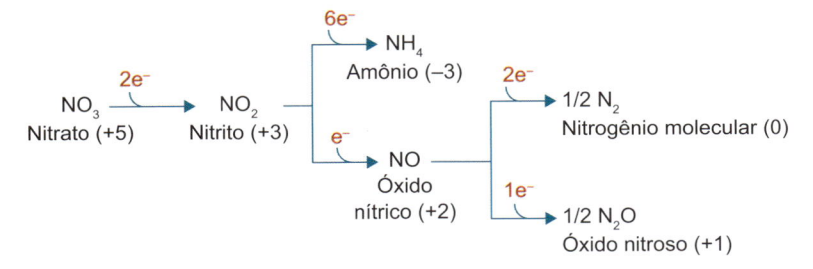

Figura 6.34 Produtos finais possíveis após a redução do nitrato. O estado de oxidação do nitrogênio em cada composto é mostrado em parênteses.

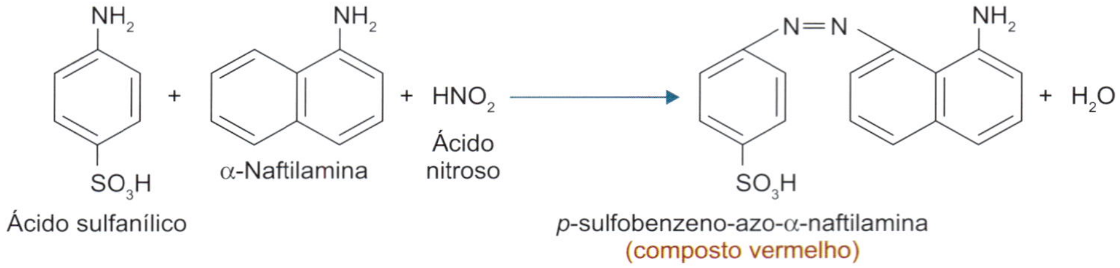

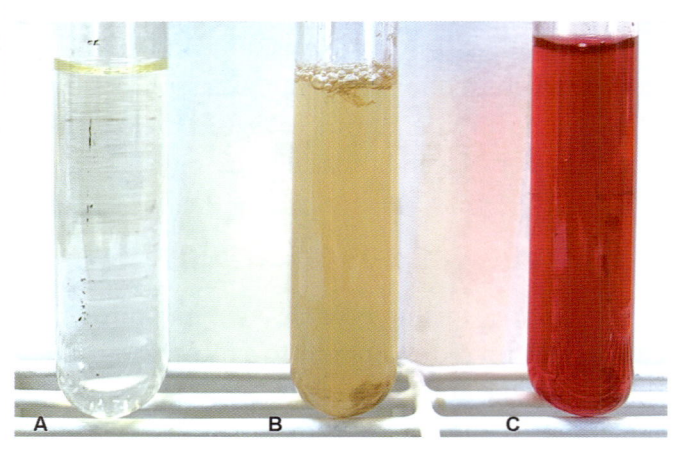

Figura 6.35 Reação para detecção de redução do nitrato.

Ácido sulfanílico + α-Naftilamina + HNO₂ (Ácido nitroso) → p-sulfobenzeno-azo-α-naftilamina (composto vermelho) + H₂O

Figura 6.36 Resultados para o teste de redução do nitrato. Após a adição dos reagentes I e II para revelação da prova, uma alteração de cor para o vermelho (tubo **C**) é considerada resultado positivo, enquanto a inalteração da cor do meio (tubo **B**) é considerada um resultado negativo para o teste. O tubo **A** representa o tubo-controle não inoculado.

e liquefazem a gelatina. Os produtos desta reação são aminoácidos que podem, evidentemente, ser transportados para o interior da célula onde podem ser facilmente utilizados para o fornecimento de energia como formação de material constitutivo do microrganismo. O teste pode ser utilizado para distinguir *Staphylococcus aureus*, patogênico e positivo para o teste, de *S. epidermidis*, que não é patogênico e positiva o teste mais tardiamente. No caso das enterobactérias, *Serratia* e *Proteus* são espécies tipicamente positivas, enquanto os outros representantes do grupo são geralmente negativos. *Bacillus anthracis*, *B. cereus* e vários outros membros do gênero são gelatinase-positivos, bem como *Clostridium tetani* e *C. perfringens*.

Material

Tubo contendo o meio para o teste, constituído basicamente de extrato de carne e peptona para promover o crescimento, e uma grande quantidade de gelatina (aproximadamente 120 g/ℓ), o que leva à gelificação do meio; alça de platina.

Princípio

Muitas das fontes de nutrientes, disponíveis para os microrganismos no meio exterior, possuem uma grande estrutura que dificulta a sua penetração no interior da célula. Por isso, algumas bactérias são capazes de produzir e secretar enzimas que hidrolisam essas moléculas em subunidades menores, as quais a célula poderá usar sem maiores problemas. A gelatina é um derivado do colágeno, e sua hidrólise pela ação da enzima gelatinase é feita em duas etapas: na primeira etapa, a gelatina é hidrolisada, gerando polipeptídeos que, em uma segunda etapa, também por ação das gelatinases, são hidrolisados, liberando, então, os aminoácidos.

Procedimentos

Um isolado é inoculado em um tubo contendo o meio com gelatina com o auxílio de uma agulha estéril, sendo que a inoculação deve ser feita no centro do meio de cultura, indo até o fundo do tubo. O meio é mantido então por 24 a 48 horas, a 37°C.

Interpretação dos resultados

Os microrganismos gelatinase-positivos promovem liquefação do meio contendo a gelatina, o que pode ser facilmente observado por uma leve inclinação do tubo-teste, ao passo que, no caso de o teste ser negativo, o meio permanecerá sólido. Deve-se ter bastante cuidado com resultados

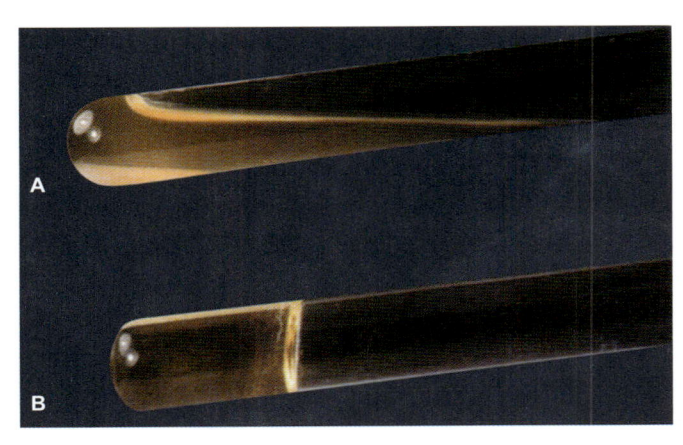

Figura 6.37 Resultados do teste de liquefação da gelatina (gelatinase). No tubo A temos um teste positivo para a prova. Observar que o tubo B permanece solidificado, sendo considerado um teste negativo para a prova de liquefação da gelatina.

falsamente positivos, visto que a gelatina se liquefaz facilmente a temperaturas superiores a 28°C. Por isso, deve-se sempre fazer um tubo-controle, não inoculado com o material, mantido junto dos outros tubos durante todo o tempo de incubação. Após a incubação, este tubo é resfriado em geladeira e deve voltar ao estado gelificado (assim como o tubo-teste negativo), enquanto o tubo que sofre ação das gelatinases (teste positivo) não voltará a se solidificar, porque a gelatina foi hidrolisada a aminoácidos e não pode sofrer novamente gelificação (Figura 6.37).

Outros métodos de identificação

Além das provas bioquímicas isoladas, descritas anteriormente, podemos utilizar métodos de identificação rápida em que teríamos várias provas bioquímicas realizadas em um mesmo conjunto ou suporte, sendo que eles poderão ser realizados manualmente ou com a utilização de aparelhos de leitura (automatização). Hoje em dia, uma grande variedade de sistemas de identificação chamados de "sistemas multitestes" está disponível comercialmente. Esses sistemas contêm vários testes bioquímicos em uma única unidade e permitem uma rápida identificação bacteriana sem grande consumo de tempo e custos na preparação de vários meios, além do período de espera.

Como exemplo deste tipo de metodologia podemos citar os sistemas de identificação API® (bioMérieux), bem conhecidos e amplamente utilizados.

O API®, utilizado para a identificação de bactérias por meio de um complexo de provas bioquímicas, consiste em uma cartela com vários meios que podem acomodar até 20 testes bioquímicos. Ele contém vários poços com os meios específicos para as provas bioquímicas, as quais, em vez de serem feitas de forma separada, como descrevemos anteriormente neste capítulo, são realizadas todas em conjunto na mesma cartela. A inoculação da colônia do microrganismo a ser testado, que deve estar devidamente isolada, é feita por meio de sua suspensão em um líquido de dispersão, que pode ser salina estéril, por exemplo, que funcionará também como forma de hidratar os meios que se apresentam originalmente desidratados (Figura 6.38).

A inoculação da amostra é feita ao se adicionarem gotas da suspensão bacteriana em cada poço, sendo que, posteriormente, a cartela é incubada a 37°C, por 18 a 24 horas. Os compartimentos são examinados, e os testes, anotados como positivo ou negativo, com base nas mudanças de cor (Figura 6.39).

Os testes são ordenados geralmente em grupos de três, e cada teste positivo dentro de um grupo é especificado com um número. A soma final dos números dentro de cada grupo vai gerar um

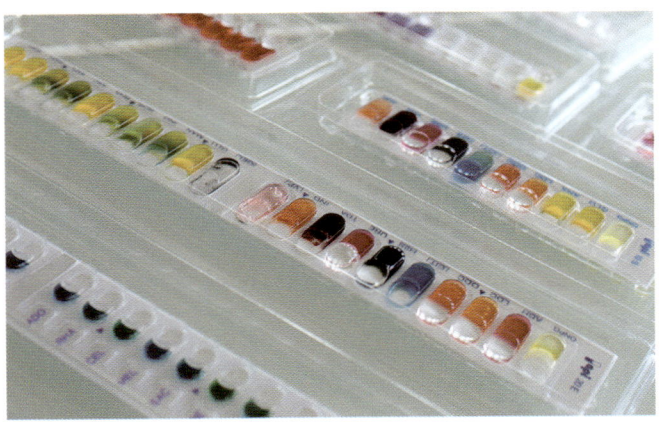

Figura 6.38 API® (bioMérieux). O sistema de multitestes, no formato de pequenos poços chamados de microtubos, possui vários compartimentos contendo meios para identificação bioquímica. (Foto: Banco de imagens oficial bioMérieux.)

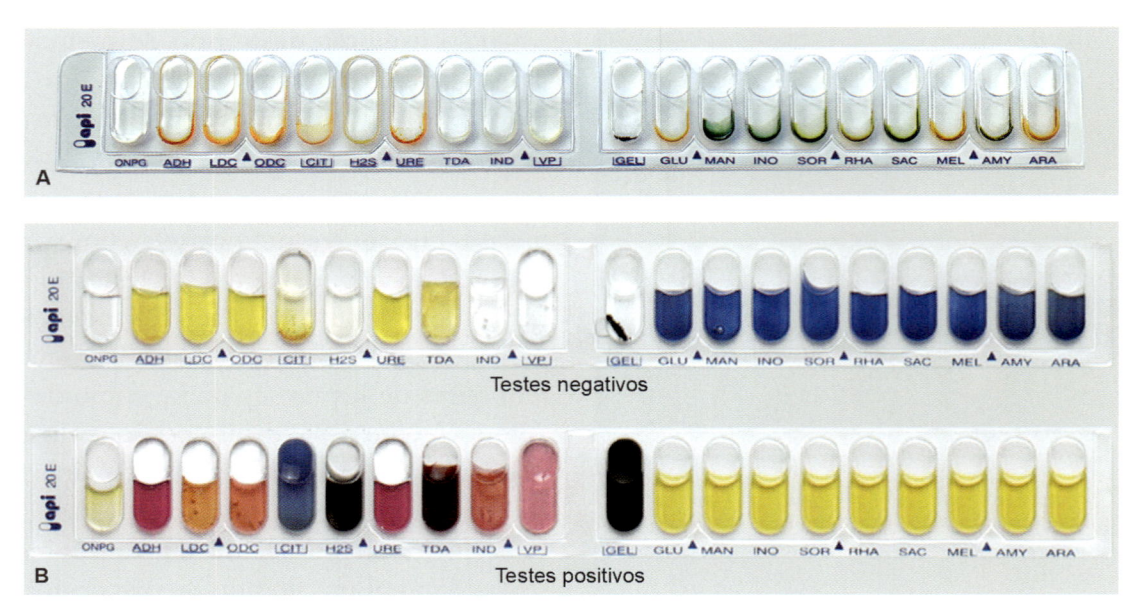

Figura 6.39 API® 20E* (bioMérieux) não inoculado (**A**) e inoculados (**B**). A ilustração mostra as provas que são realizadas no sistema multitestes, em que os resultados positivos e negativos para os testes podem ser observados pela mudança de cor da prova, após inoculação da amostra líquida nos poços e incubação da fita a 37°C. Um tubo não inoculado é mostrado na parte superior. *Essa tira, ideal para a identificação de enterobactérias, oferece os seguintes testes (da esquerda para a direita): ONPG: β-galactosidase; ADH: arginina deidrolase; LDC: lisina descarboxilase; ODC: ornitina descarboxilase; CIT: utilização do citrato; H₂S: produção de H₂S; URE: urease; TDA: triptofano desaminase; IND: produção de indol; VP: Voges-Proskauer; GEL: gelatinase; GLU: glicose; MAN: manitol; INO: inositol; SOR: sorbitol; RHA: ramnose; SAC: sacarose; MEL: melibiose; AMY: amigdalina; ARA: arabinose.

número de até 9 dígitos, denominado número de identificação (ID). Portanto, a combinação dos resultados dos testes fornece um único número ID para cada microrganismo (Figura 6.40). O número final é comparado a uma tabela ou inserido em um banco de dados, que fornecerá a identidade do microrganismo desconhecido. Os sistemas API® disponíveis no mercado servem para a identificação de Enterobacteriaceae (API® 20E), para estafilococos (API® STAPH) e para estreptococos (API® 20 STREP).

Atualmente, a identificação do microrganismo, por meio da leitura manual dos resultados, pode ser feita também com auxílio de um banco de dados disponibilizado gratuitamente no *site* do fabricante (ApiWeb™), o que faz com que a identificação seja feita de forma simples e esteja acessível a todos em qualquer momento e em qualquer lugar pela internet.

Raramente ocorre de mais de um microrganismo apresentar o mesmo ID, mas, caso isso ocorra, outro teste diferente dos utilizados no sistema multiteste deverá ser usado para a diferenciação.

Na Figura 6.41 encontram-se exemplos de provas bioquímicas que identificam cinco espécies de bactérias diferentes, através do sistema multitestes, em que podemos observar resultados positivos (+) e negativos (–).

Mais recentemente, a linha de produtos API® (bioMérieux) lançou um novo equipamento, o Vitek®2 (Figura 6.42) que auxilia na identificação de espécies bacterianas, de forma rápida e segura, pois o mesmo é capaz de ler e interpretar as cartelas de testes bioquímicos automaticamente. Após a leitura, e com auxílio de um *software* integrado, o equipamento informa o gênero e a espécie do microrganismo identificado.

Atualmente as identificações das espécies bacterianas (bem como fungos filamentosos e leveduras) podem ser feitas por meio do método de ionização de dessorção por *laser* assistido por matriz do tempo do espectrômetro de massa de voo, que é a metodologia conhecida como MALDI-TOF MS (nome formado pelas iniciais em inglês *matrix-assisted laser desorption/ionization time-of-flight mass spectrometry*), que fornece mais rapidez (pode-se

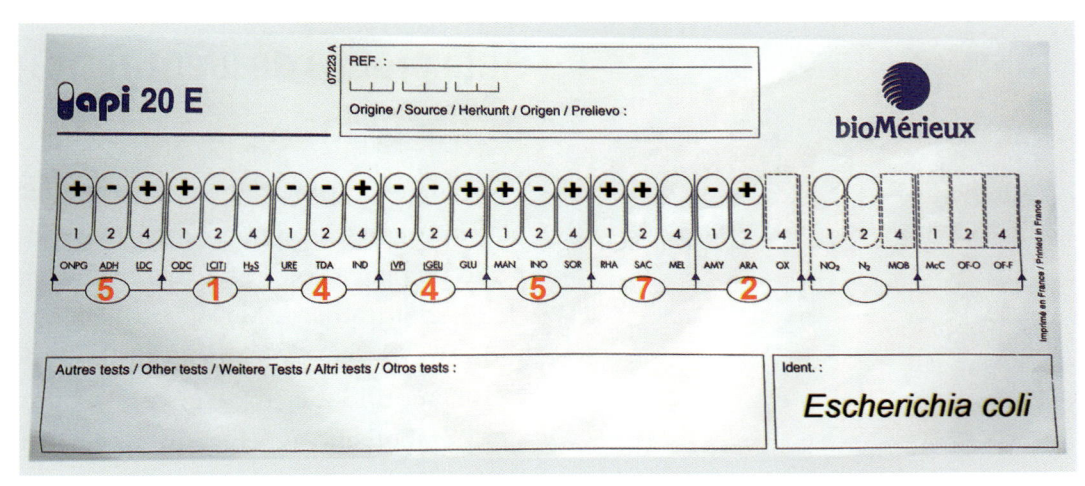

Figura 6.40 Exemplo de identificação por meio do API® 20E (bioMérieux). O exemplo mostrado na figura é o resultado do sistema API® 20E para identificação de enterobactérias. Por meio da observação de provas positivas e negativas, chega-se ao número final 5144572, que, na tabela de identificação do fabricante, corresponde à bactéria *E. coli.*

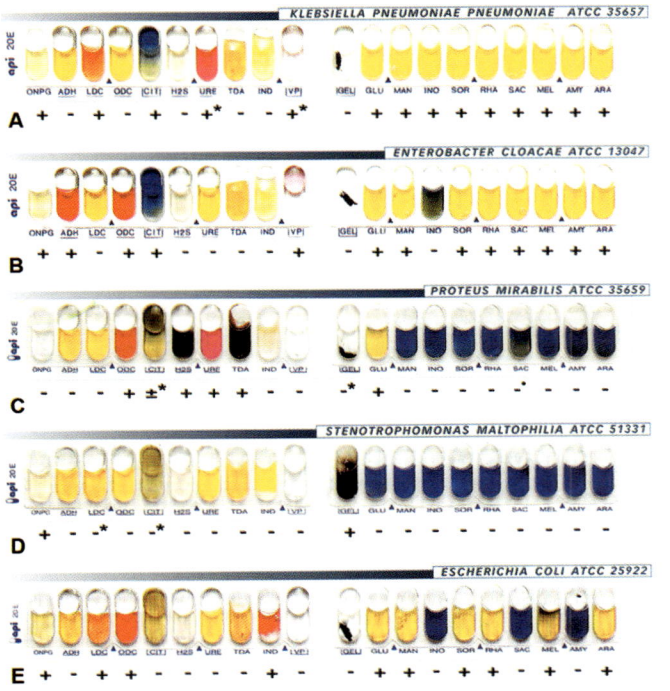

Figura 6.41 Sistema de multitestes API® (bioMérieux). O exemplo mostrado na figura é o sistema API® 20E, utilizado para identificação das enterobactérias: *Klebsiella pneumoniae* (**A**), *Enterobacter cloacae* (**B**), *Proteus mirabilis* (**C**), *Stenotrophomonas maltophilia* (**D**) e *Escherichia coli* (**E**). (Foto: Erica Nogueira, ALN Soluções e Sistemas.)

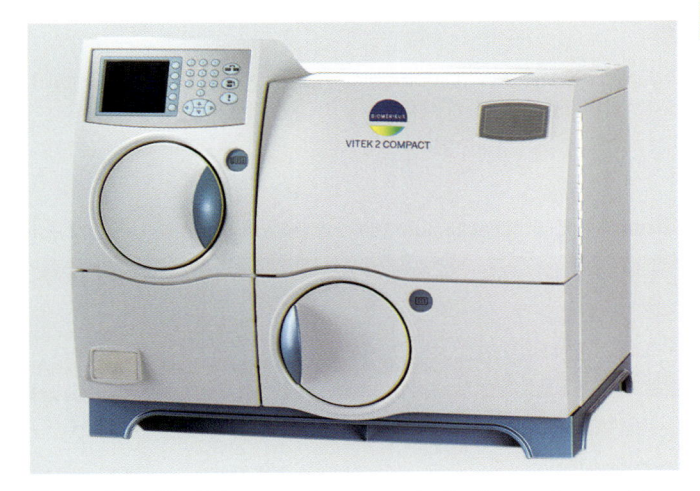

Figura 6.42 Vitek®2, em versão compacta. Equipamento para leitura das fitas multitestes API® (bioMérieux). (Foto: Banco de imagens oficial bioMérieux.)

ter a análise em poucos minutos) e precisão, com altíssimo grau de confiabilidade. A grande vantagem dessa metodologia é o fato de que a análise do material ocorre diretamente de culturas clínicas microbianas, para fornecer identificação precisa do microrganismo, baseada no princípio de que

microrganismos apresentam moléculas diferentes e também em quantidades diferentes entre si, literalmente como uma impressão digital das moléculas, o que acaba funcionando como uma identidade para cada microrganismo. Embora a análise em si não apresente um alto custo financeiro, pois os reagentes necessários não são caros, infelizmente, o alto custo do espectrômetro de massa (Figura 6.43), equipamento necessário para a metodologia, inviabiliza o uso da técnica na maioria dos laboratórios clínicos, ficando praticamente restrito a laboratórios de pesquisas ou institutos de referência na identificação de espécies.

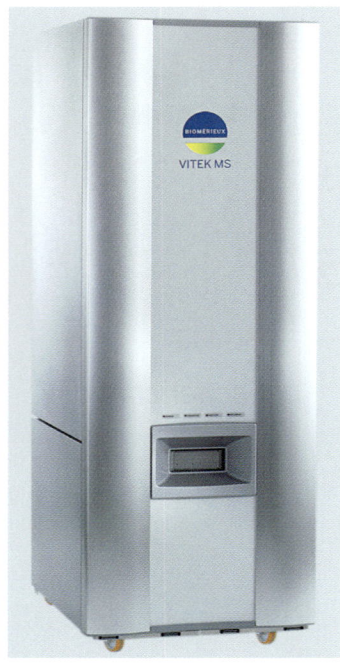

Figura 6.43 Vitek MS™, espectrômetro de massa utilizado para a técnica de MALDI-TOF. (Foto: Banco de imagens oficial bioMérieux.)

Aula prática de identificação de bactérias

Como exemplo de uma aula de identificação de algumas espécies de bactérias, sugerimos um conjunto de provas bioquímicas, a saber: fermentação de carboidratos, VM/VP, utilização do citrato, redução de NO_3, produção de H_2S, produção de indol, motilidade, urease, catalase, amilase, tipo de metabolismo (O/F); e também características de forma e coloração, que poderiam ser utilizadas para identificação das bactérias *Escherichia coli*, *Klebsiella pneumoniae*, *Proteus vulgaris*, *Pseudomonas aeruginosa*, *Staphylococcus aureus* e *Bacillus subtilis*, como supostos microrganismos desconhecidos, que seriam identificados com o auxílio do Quadro 6.1.

Quadro 6.1 Classificação sumária dos microrganismos desconhecidos.

Forma e Gram	*Escherichia coli* Bastonete gram-negativo	*Klebsiella pneumoniae* Bastonete gram-negativo	*Proteus vulgaris* Bastonete gram-negativo	*Pseudomonas aeruginosa* Bastonete gram-negativo	*Staphylococcus aureus* Coco gram-positivo	*Bacillus subtilis* Bastonete gram-positivo
Glicose-ácido	+	+	+	–	+	+
Glicose-gás	+	+	+	–	–	–
Lactose	+	+	+/–	–	+/–	–
Manitol	+	+	–	–	+	+
VM	+	–	+	–	–	+
VP	–	+	-	–	–	+
Citrato	–	+	-	+	–	+
Redução de NO_3	+	+	+	+	+	+
Produção de H_2S	–	–	+	–	–	–
Produção de indol	+	–	+/–	–	–	–
Motilidade	+/–	–	+	+/–	–	+/–
Urease	–	+/–	+	–	–	–
Catalase	+	+	+	+	+	+
Amilase	–	–	–	–	–	+
Tipo de metabolismo (O/F)	Facultativo	Facultativo	Facultativo	Oxidativo	Facultativo	Facultativo

+/– = Resultados podem ser variáveis.

Bibliografia

ALEXANDER, S. K. *Microbiology: A Photographic Atlas for the Laboratory.* 1. ed. Boston: Addison Wesley Logman, Inc. 2001.

BERG, J. *Biochemistry.* 5. ed. New York: W. H. Freeman and Company. 2002.

BIER, O. *Microbiologia e imunologia.* 24. ed. São Paulo: Melhoramentos, 1985.

KONEMAN, E. W. *Diagnostico microbiológico. Texto y atlas color.* 1. ed. Buenos Aires: Editorial Médica Panamericana, 1983.

LEBOFFE, M. J; PIERCE, B. E. *A Photographic Atlas for the Microbiology Laboratory.* 2. ed. Engelwood, CO: Morton Publishing Company. 1999.

LEHNINGER, A. L. *Principles of Biochemistry.* 2. ed. New York: Worth Publishers, Inc. 1993.

MAC FADDIN, J. F. *Biochemical Tests for Identification of Mecial Bacteria.* 3. ed. Philadelphia: Lippincott Williams & Wilkins, Inc. 2000.

MADIGAN, M. T. *Brock Biology of Microorganisms.* 10. ed. New York: Pearson Education, Inc. 2004.

VOET, D. *Biochemistry.* 3. ed. New Jersey: John Wiley & Sons, Inc. 2005.

ZUBAY, G. L. *Biochemistry.* 2. ed. New York: Macmillan Publishing Company, 1988.

7 Antibiograma

Antônio Ferreira Pereira • Alane Beatriz Vermelho

SEÇÃO 1 | TEORIA

Introdução

Alexander Fleming teve o mérito de ter descoberto a penicilina. Em 1928, de maneira casual, ele observou que um fungo contaminante de ambientes se desenvolvia em uma placa de cultivo, deixada aberta por descuido, e que as colônias de estafilococos que cresciam ao redor desse fungo estavam sofrendo lise. Fleming corretamente deduziu que o fungo, posteriormente identificado como *Penicillium notatum*, produzia uma substância bacteriolítica que se difundia no meio de cultura e era capaz de matar os estafilococos. Esse antibiótico desconhecido de Fleming foi mais tarde chamado de penicilina, anunciando um dos maiores adventos da era moderna: os antibióticos.

Na verdade, o fenômeno de antibiose já havia sido observado e registrado em duas ocasiões, aproximadamente 40 anos antes do descobrimento de Fleming. Por volta de 1880, Lord Lister, buscando novos antissépticos, observou que o desenvolvimento bacteriano era inibido em alguns meios de cultura contaminados com fungos. Em 1889, Doehle publicou um trabalho junto com uma fotografia que mostrava a ação antibiótica de um organismo que denominou *Micrococcus anthracotoxicus*, por causa de sua ação lítica sobre colônias de *Bacillus anthracis* que se desenvolviam na mesma placa de cultivo misto.

Mais de uma década se passou antes que o descobrimento de Fleming tivesse alguma aplicação prática no tratamento de enfermidades infecciosas, embora a injeção de substâncias químicas antimicrobianas em seres humanos não fosse um conceito novo. Paul Ehrlich, ao longo de muitos anos de estudos sobre o efeito antibiótico dos corantes provenientes da anilina, descobriu em 1912 sua "bala mágica", que denominou Salvarsan, a qual era capaz de afetar o microrganismo exclusivamente, sem alterar ou danificar o tecido do hospedeiro no qual se desenvolvia o processo infeccioso. Essa foi a primeira substância injetável efetiva *in vivo* contra o espiroqueta causador da sífilis.

A investigação da penicilina foi estimulada pelo descobrimento do Prontosil (pelo alemão Gerhard Domagk, em 1932), um análogo químico que, mais tarde, comprovou-se similar da sulfonamida. Em 1939, Florey e Chain desenvolveram uma prática pela qual se podiam obter extratos antimicrobianos do fungo *Penicillium* em grandes quantidades e com pureza suficiente às que eram utilizadas em seres humanos.

Antibiogramas

Fleming associou suas descobertas e desenvolveu o primeiro método na tentativa de estudar a suscetibilidade microbiana aos antibióticos, dando início à prática do que hoje denominamos *antibiograma* ou *teste de sensibilidade a antimicrobianos* (TSA).

Antibiogramas são testes com o objetivo de verificar a sensibilidade de determinado microrganismo a vários antibióticos mediante comparação usando um padrão preestabelecido. Uma das funções mais importantes dos laboratórios de análises clínicas e laboratórios hospitalares é a de detectar, por intermédio desses testes, qual a sensibilidade/resistência do microrganismo que está causando infecção diante de vários antibióticos, de modo a escolher o mais adequado. A informação obtida será usada para determinar qual o antimicrobiano e a quantidade necessária a ser usada na quimioterapia. Basicamente existem dois métodos para determinar a sensibilidade de uma bactéria aos agentes antimicrobianos: método da diluição em tubo e método da difusão em disco.

Existem também testes com o objetivo de medir a atividade antimicrobiana de um agente antimicrobiano ou antibiótico. Neste contexto encontramos a determinação da concentração inibitória mínima (CIM), que especifica qual a menor quantidade do antibiótico necessária para inibir o crescimento de determinado microrganismo, e a determinação da concentração bactericida mínima (CBM), que é a concentração mínima do antibiótico capaz de eliminar todos os microrganismos.

Métodos para antibiogramas

▶ Método da diluição em tubo

São usadas várias diluições do antimicrobiano; pode ser usado para determinar a concentração inibitória mínima ou a concentração bactericida mínima.

■ Concentração inibitória mínima

Neste método são usadas diluições dos antimicrobianos. O objetivo é verificar qual a mais alta diluição (menor concentração do antibiótico) efetiva para prevenir o crescimento do microrganismo. Esse método é bastante usado para determinar o perfil de sensibilidade de patógenos isolados de pacientes e a concentração apropriada para tratamento. Um inóculo padronizado da bactéria é adicionado em tubos contendo várias diluições do antibiótico. O crescimento do microrganismo é avaliado pela turvação ou turbidez, que revela o índice de crescimento em cada tubo. Em seguida os meios são inoculados em novos meios, sem o antimicrobiano, utilizando-se tubos ou microplacas. A concentração inibitória mínima (CIM) vai ser a menor concentração do antibiótico (em µg/mℓ) capaz de inibir o crescimento das bactérias *in vitro*. O método pode ser feito também utilizando-se placas de Petri com meio novo sem o antimicrobiano. Conhecendo-se a CIM e o nível em que o antibiótico pode ser encontrado nos fluidos corporais como sangue e urina, pode-se escolher o antibiótico apropriado. Geralmente se usa como margem de segurança uma concentração 10 vezes acima do valor da CIM, visto que outros fatores, como a ligação do antibiótico com proteínas séricas ou a presença de inibidores tissulares, podem reduzir a ação do antibiótico.

■ Concentração bactericida mínima

É a mais baixa concentração do antibiótico capaz de eliminar completamente o microrganismo. O procedimento é semelhante ao realizado para a medida da CIM. A diluição do antibiótico que for capaz de eliminar totalmente os microrganismos e impedir que o microrganismo cresça no meio sem o antimicrobiano é considerada a concentração bactericida mínima (CBM). A CBM é mais utilizada para pacientes imunossuprimidos ou em pacientes acometidos por endocardites.

▶ Método difusão em disco | Método de Kirby-Bauer

Nesta prática usaremos o método de Kirby-Bauer, amplamente empregado como padrão para a realização dos antibiogramas. Esse método padronizado é tipicamente utilizado para medir a eficácia de uma variedade de antibióticos sobre uma espécie de microrganismo, com a finalidade de fornecer orientação para a prescrição, na prática médica, da maioria dos antibióticos usados na terapia das infecções bacterianas. É um método qualitativo que usa concentrações preestabelecidas dos antimicrobianos.

No teste de Kirby-Bauer, uma série de antibióticos impregnados em pequenos discos circulares de papel são colocados sobre uma placa contendo meio de cultura crescido com a bactéria inoculada de forma homogênea, como se fosse um "tapete" sobre a superfície do meio. As placas são incubadas em temperatura e tempo adequados para permitir o crescimento da bactéria e também para que os antibióticos possam difundir-se no interior do ágar. Se um organismo for suscetível a um antibiótico, uma zona clara aparece ao redor do disco, onde o crescimento do organismo foi inibido.

O tamanho dessa *zona de inibição* depende da sensibilidade da bactéria a um antibiótico específico e da habilidade de difusão através do ágar do antibiótico contido no disco.

Todas as características no procedimento do teste de Kirby-Bauer são padronizadas para assegurar resultados confiáveis e seguros. Sendo assim, devemos ter muito cuidado na preparação e na realização do teste para assegurar esses padrões preestabelecidos.

O meio de cultura usado, geralmente o ágar Mueller-Hinton, é formulado para ter um pH em torno de 7,2 a 7,4 e ele é depositado em uma placa de Petri a uma profundidade de 4 mm. A inoculação, utilizando um *swab* de algodão estéril, é feita com um meio de cultura líquido crescido com a bactéria isolada que será testada diluída até ser obtida uma leitura de turbidez próxima de 0,5 de densidade óptica. Esse valor da densidade óptica é obtido com uma escala de turbidez-padrão conhecida como escala McFarland de turbidez e equivale a uma concentração de aproximadamente 10^8 células/mℓ. O meio é semeado por toda a sua superfície, de forma que todos os espaços sejam preenchidos e o crescimento ocorra sobre todo o meio de cultura.

■ Limitações da prova de Kirby-Bauer

Embora essa prova seja considerada técnica-padrão para a realização do antibiograma, por proporcionar informações úteis na maioria dos casos, ela apresenta algumas limitações:

- As técnicas de difusão não são aplicáveis a microrganismos de crescimento lento. Se for necessária uma incubação prolongada para a obtenção de um crescimento satisfatório e, assim, constatar-se um halo de inibição detectável, o antibiótico pode deteriorar-se a ponto de gerar leituras imprecisas
- Para os antibióticos que se difundem lentamente no ágar, tais como a polimixina B, pode haver grandes variações nos valores da CIM antes que se possam observar variações significativas

nas medidas das zonas de inibição. Um aumento na concentração do disco (p. ex., 300 μg/mℓ) poderia corrigir essa dificuldade de difusão. Entretanto, os resultados podem não ser fidedignos para esses antibióticos de migração lenta, sendo necessário, portanto, utilizar controles com várias concentrações dos antibióticos em questão.

▶ Métodos de antibiograma automatizados

Os laboratórios clínicos necessitam, em sua rotina diária, determinar rapidamente a suscetibilidade a fármacos de um grande número de amostras isoladas. Por essa urgência, frequentemente lançam mão dos métodos ditos automatizados que proporcionam rapidez e acurácia na liberação dos resultados.

Tais métodos consistem basicamente em um cartão ou painel contendo múltiplos poços em que cada poço contém o meio de crescimento e um antibiótico. Os poços são inoculados com a cultura isolada do paciente, e uma máquina detecta o crescimento no poço, pela leitura da densidade óptica, determinando assim a suscetibilidade para cada antibiótico. Como exemplo desses métodos, citamos os da marca Vitek® (Figuras 7.1 e 7.2).

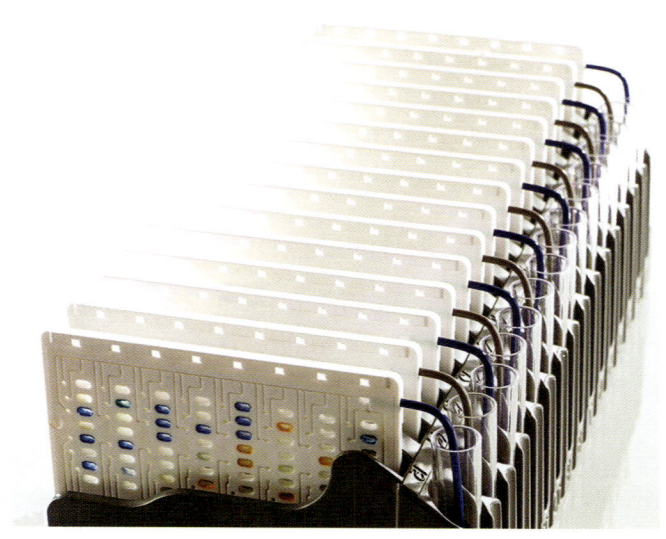

Figura 7.1 Cartelas para realização do teste de susceptibilidade a antimicrobianos automatizado Vitek®2 (bioMérieux). O isolado é automaticamente aspirado para o interior da cartela que contém um grupo predeterminado de antibióticos, dependendo do tipo e origem do isolado a ser testado. Após o período de incubação, a leitura é feita com auxílio do aparelho automático de leitura.

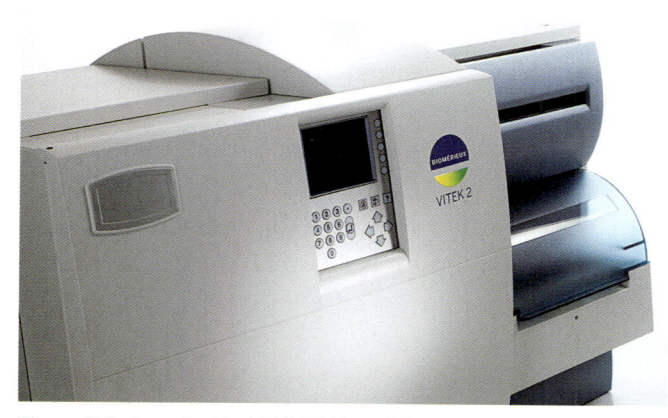

Figura 7.2 Aparelho Vitek®2 (bioMérieux) de automação para leitura das cartelas inoculadas para realização do teste de susceptibilidade a antimicrobianos. Após a inoculação das cartelas, elas são incubadas na unidade de incubação e leitora do aparelho, onde são feitas leituras sucessivas da densidade óptica de cada poço da cartela, que são processadas por programas específicos no computador, para posterior impressão dos resultados: sensível (S), resistência (R) ou resistência intermediária (I). (Foto: Banco de imagens oficial bioMérieux).

Antibióticos ou antimicrobianos

O termo antibiótico refere-se especificamente a substâncias produzidas por microrganismos, e o termo "antimicrobiano", ou "quimioterápico", compreende tanto as substâncias produzidas por microrganismos como aquelas sintetizadas quimicamente. Além disso, a expressão "antimicrobianos" é mais ampla e refere-se a todos os microrganismos, incluindo bactérias, fungos, protozoários e vírus. Os antibióticos são substâncias antimicrobianas que possuem toxicidade seletiva, isto é, são capazes de atuar sobre alvos específicos na estrutura dos microrganismos. Como exemplos, temos as penicilinas e seus derivados sintéticos atuando sobre a parede celular das bactérias e que não está presente em células eucariotas, e as tetraciclinas atuando no ribossomo das bactérias que apresentam diferenças na sua estrutura e na composição quando comparado com o ribossomo das células eucariotas (Quadro 7.1).

Quadro 7.1 Antimicrobianos.

Antibiótico	Mecanismos de ação	Uso clínico
Penicilina G	Inibe a síntese da parede celular	Infecções decorrentes de bactérias gram-positivas, como os estreptococos em infecções de garganta, e para os agentes da gonorreia e sífilis
Estreptomicina	Inibe a síntese de proteínas das bactérias (liga-se à subunidade 30S do ribossomo 70S da bactéria)	Infecções causadas por bactérias gram-negativas, como infecções do sistema urinário
Cloranfenicol	Inibe a síntese de proteínas (liga-se à subunidade 50S do ribossomo 70S da bactéria)	Para infecções causadas por bactérias gram-negativas e gram-positivas
Rifampicina	Inibe a síntese do RNA bacteriano	Uso em infecções causadas por gram-positivos e gram-negativos

Ações bactericida e bacteriostática

Alguns antimicrobianos são bactericidas, microbicidas ou fungicidas porque eliminam completamente os microrganismos, outros são bacteriostáticos, microstáticos ou fungistáticos porque apenas impedem que o microrganismo se multiplique, e nesse caso, após remoção da substância, eles voltam a crescer normalmente.

É importante acrescentar que, em virtude de diferenças na solubilidade, um antimicrobiano exibe diferentes padrões de distribuição nos tecidos e fluidos corporais; desse modo, um antimicrobiano pode ser efetivo contra determinada bactéria mas ineficaz para tratamento por não alcançar as concentrações adequadas nos tecidos. Um antimicrobiano pode também influenciar o efeito do outro, aumentando ou diminuindo a eficácia de outros medicamentos.

Os antimicrobianos apresentam, também, espectros diferentes em relação à sensibilidade, podendo ser de amplo espectro quando inibem grande variedade de espécies de bactérias gram-positivas e gram-negativas.

Pressão seletiva

De uma forma geral, a pressão seletiva é um fenômeno que promove o surgimento de clones altamente resistentes de determinada cepa bacteriana a determinado antibiótico, fazendo com que, por seleção natural, somente as cepas resistentes sobrevivam, ou seja, as cepas suscetíveis a determinados antibióticos desapareçam, restando apenas aquelas capazes de sobreviver na presença destes, invalidando, assim, qualquer tipo de antibioticoterapia sobre tal bactéria resistente. Dessa forma, a administração de antibióticos ou antimicrobianos deve obedecer a critérios rígidos (muitas vezes promovidos e regularizados por comissões de saúde pública) para que seu uso indiscriminado não gere uma pressão seletiva.

SEÇÃO 2 | PRÁTICA

Antibiograma pelo método de Kirby-Bauer

Objetivo

Verificar a ação de substâncias antimicrobianas no crescimento de bactérias, usando o método de Kirby-Bauer.

O teste para verificação da sensibilidade a antibióticos é utilizado para determinar a suscetibilidade de uma bactéria diante de vários antibióticos. Esse método padronizado é tipicamente utilizado para medir a eficácia de uma variedade de antibióticos sobre uma espécie de microrganismo, com a finalidade de fornecer orientação para a prescrição, na prática médica, da maioria dos antibióticos usados na terapia das infecções bacterianas. O método mais amplamente utilizado é o método de Kirby-Bauer, aceito como o método-padrão para a realização dos antibiogramas.

Material (ver Figura 7.3)

- Placas de Petri contendo ágar Mueller-Hinton
- Antibióticos impregnados em discos de papel-filtro
- Estufa a 37°C
- Cultura de bactérias em caldo simples: escolha livre. Pode ser usada uma cultura de bactérias geralmente resistentes, como *Pseudomonas* spp., e outra mais facilmente disponível no laboratório, como *Escherichia coli*
- Bico de Bunsen
- Pinças estéreis
- Réguas
- *Swabs* estéreis

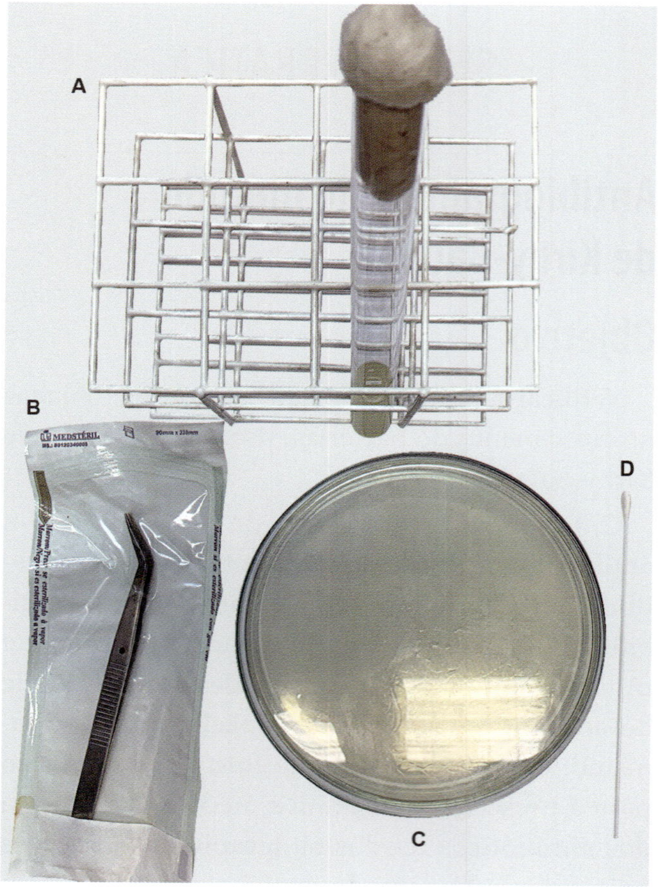

Procedimentos

1. Umedecer, em condições assépticas, um *swab* no tubo com a cultura da bactéria-teste (Figura 7.4) e semear toda a superfície da placa de Petri, visando obter um crescimento confluente (Figura 7.5).

2. Após a semeadura, os discos são colocados sobre a superfície do ágar inoculado e levemente pressionados com auxílio de uma pinça ou bastão estéril de modo que fiquem equidistantes na superfície do meio (Figura 7.6).

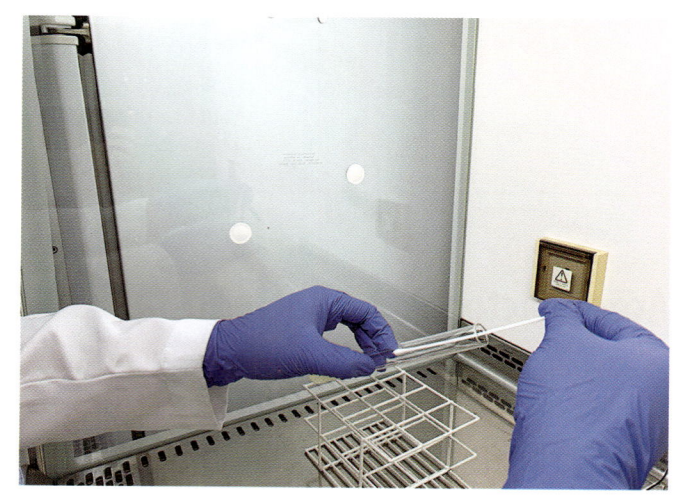

Figura 7.4 Impregnação do *swab* de algodão com o meio de cultura líquido crescido com o microrganismo isolado.

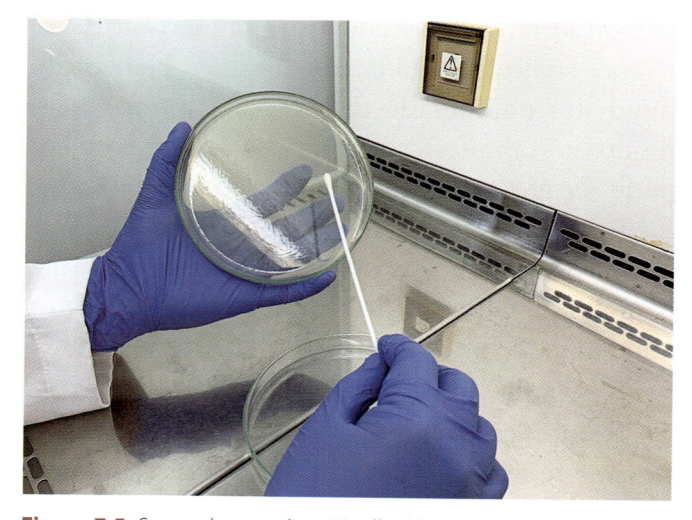

Figura 7.5 Semeadura no ágar Mueller-Hinton. A semeadura é feita passando-se levemente o *swab* umedecido sobre toda a superfície do meio de cultura.

Figura 7.3 Material utilizado para a realização do antibiograma (método de Kirby-Bauer). Isolado em meio líquido (**A**); pinça estéril para colocação dos discos impregnados com os antibióticos (**B**); placa de Petri com o meio ágar Mueller-Hinton (**C**); *swab* de algodão estéril (**D**).

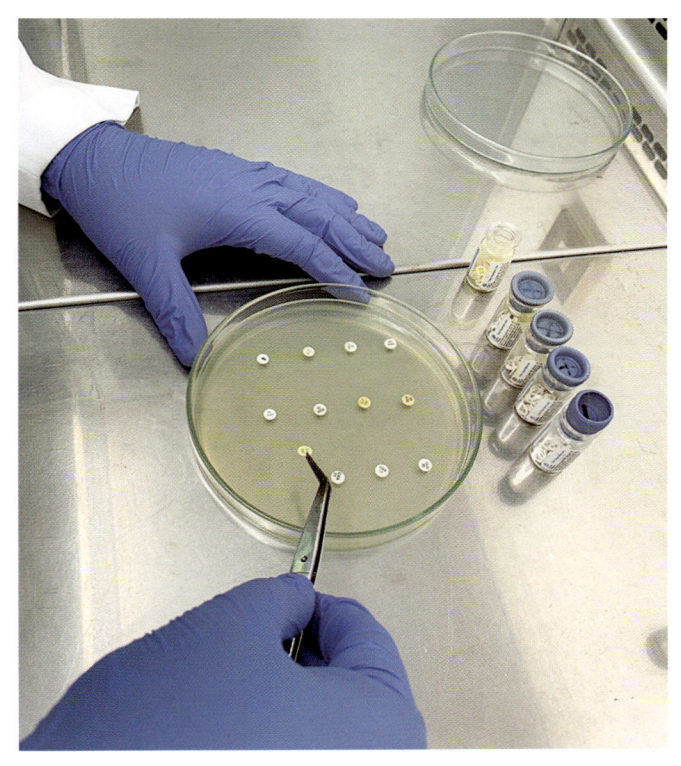

Figura 7.6 Deposição dos discos de antibióticos. Após a seleção dos antibióticos a serem testados no antibiograma, estes são depositados na superfície do meio de cultura, de forma espaçada, com auxílio de uma pinça estéril.

Os discos de antibióticos usados para este teste também são padronizados para conter uma quantidade específica de antibióticos, que, na maioria das vezes, está marcada na superfície deles, conforme especificações do fabricante.

3. Incubar as placas a 37°C, pelo mínimo de 18 horas e máximo de 48 horas.

Interpretação dos resultados

1. Observar a placa do antibiograma, verificando a presença ou a ausência de halos de inibição do crescimento em torno dos discos de antibióticos.

2. A zona clara de inibição (raio do halo de inibição) ao redor de cada disco é medida em milímetros (Figura 7.7), com o auxílio de régua, e a medida é comparada com uma tabela-padrão de interpretação (Quadros 7.2 a 7.5).

Normalmente, as zonas no ágar serão bem distintas e os halos bem separados ao redor de cada

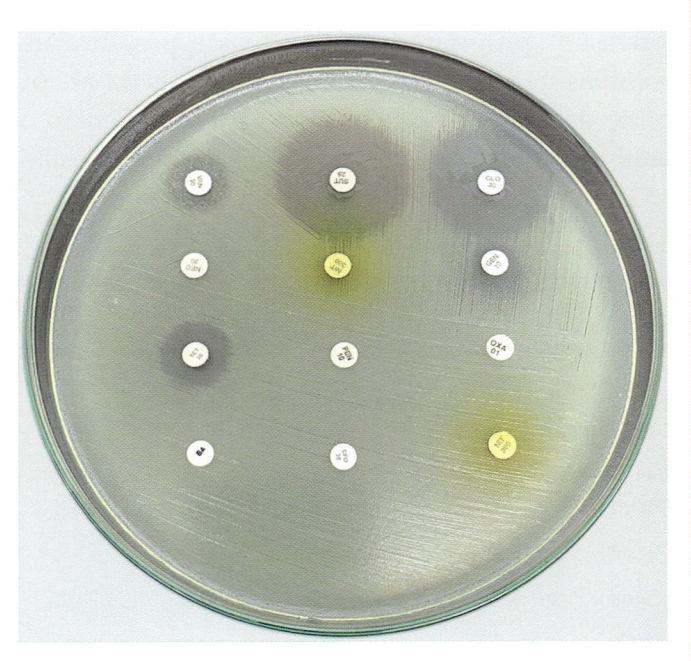

Figura 7.7 Visualização da placa do teste de antibiograma. Após o período de incubação, os halos de inibição (região clara ao redor dos discos) devem ter seus raios medidos em milímetros com auxílio de uma régua comum ou de um paquímetro.

disco de antibiótico. Ocasionalmente, duas zonas poderão aparecer juntas, produzindo uma superposição de halos, formando o que se pode denominar "halos geminados". Esse fenômeno deve-se ao que chamamos de "efeito sinérgico" de dois antibióticos. Em outras palavras, esta é uma área em que a concentração de cada antibiótico é muito baixa para ser efetiva por antibiótico isoladamente, mas, em combinação com o outro antibiótico, passa a ter força suficiente para eliminar a bactéria que está sendo testada.

Devemos ter atenção na leitura dos resultados do antibiograma, com relação a organismos móveis, tais como os do gênero *Proteus*, conhecidos como invasores, quando se desenvolvem na superfície do ágar, produzindo um fino véu que pode penetrar as zonas de inibição ao redor dos discos. É preciso ignorar essa zona de "invasão" quando for realizada a leitura, de forma que deve ser medida somente a borda externa do halo, a qual deve estar claramente definida.

Outro resultado que podemos considerar atípico consiste na presença de colônias bem definidas dentro da zona de inibição. Isso não seria uma "invasão" propriamente dita, mas a presença de colônias mutantes resistentes, diferentes da maior parte das colônias da cepa em estudo, ou então o cultivo não estaria puro e as colônias em questão seriam de uma espécie totalmente diferente. Para solucionar esse problema, pode ser necessária uma coloração de Gram e/ou um subcultivo dessas colônias para obtermos uma resposta definitiva.

Quadro 7.2 Padrões interpretativos do diâmetro da zona (halo) de inibição para enterobactérias.

Agente antimicrobiano	Conteúdo (disco)	Diâmetro do halo (mm)			Comentários
		Resistente	Intermediário	Sensível	
Penicilinas					
Ampicilina	10 µg	≤ 13	14-16	≥ 17	**(1)** Classe representativa para ampicilina e amoxicilina.
Mezlocilina ou	75 µg	≤ 17	18-20	≥ 21	
Piperacilina	100 µg	≤ 17	18-20	≥ 21	
Ticarcilina	75 µg	≤ 14	15-19	≥ 20	
Carbenicilina	100 µg	≤ 19	20-22	≥ 23	
Mecilinam	10 µg	≤ 11	12-14	≥ 15	**(2)** Somente para uso contra *E. coli* isolada do sistema urinário.
Combinação de betalactâmicos/inibidores da betalactamase					
Amoxicilina-ácido clavulânico ou	20/10 µg	≤ 13	14-17	≥ 18	
Ampicilina-sulbactam	10/10 µg	≤ 11	12-14	≥ 15	
Piperacilina-tazobactam	100/10 µg	≤ 17	18-20	≥ 21	
Ticarcilina-ácido clavulânico	75/10 µg	≤ 14	15-19	≥ 20	
Cefamicinas (parenteral) (incluindo cefalosporinas de I, II, III e IV gerações)					
					(3) *Cuidado*: Para *Salmonella* spp. e *Shigella* spp., as cefalosporinas de primeira e segunda gerações podem parecer ativas *in vitro* mas não são efetivas clinicamente e, sendo assim, não deverão ser relatadas como suscetíveis. **(4)** Cepas de *Klebsiella* spp. e *E. coli* que produzem um largo espectro de betalactamases podem ser resistentes clinicamente à terapia com penicilinas, cefalosporinas ou aztreonam, mesmo sendo aparentemente sensíveis *in vitro* a alguns desses agentes. **(5)** *Enterobacter*, *Citrobacter* e *Serratia* podem desenvolver resistência durante terapia prolongada com cefalosporinas de terceira geração.
Cefazolina	30 µg	≤ 14	15-17	≥ 18	
Cefalotina	30 µg	≤ 14	15-17	≥ 18	
Cefamandol ou	30 µg	≤ 14	15-17	≥ 18	
Cefuroxima sódica (parenteral)	30 µg	≤ 14	15-17	≥ 18	
Cefepima	30 µg	≤ 14	15-17	≥ 18	
Cefmetazol	30 µg	≤ 12	13-15	≥ 16	
Cefoperazona	75 µg	≤ 15	16-20	≥ 21	
Cefotetana	30 µg	≤ 12	13-15	≥ 16	
Cefoxitina	30 µg	≤ 14	15-17	≥ 18	

(*continua*)

Agente antimicrobiano	Conteúdo (disco)	Diâmetro do halo (mm)			Comentários
		Resistente	Intermediário	Sensível	
Cefotaxima ou	30 µg	≤ 14	15-22	≥ 23	**(6)** Cefotaxima e ceftriaxona deverão ser testadas e relatadas em isolados de líquido cerebrospinal no lugar de cefalotina e cefazolina.
Ceftizoxima ou	30 µg	≤ 14	15-19	≥ 20	
Ceftriaxona	30 µg	≤ 13	14-20	≥ 21	
Ceftazidima	30 µg	≤ 14	15-17	≥ 18	Veja comentário **(4)**.
Latamoxefe	30 µg	≤ 14	15-22	≥ 23	
Cefamicinas (oral)					
Acetilcefuroxima (oral)	30 µg	≤ 14	15-22	≥ 23	
Loracarbefe	30 µg	≤ 14	15-17	≥ 18	**(7)** Em razão de ter sido relatado que certas cepas de *Citrobacter*, *Providencia* e *Enterobacter* spp. tenham revelado falsa suscetibilidade com discos de cefdinir e loracarbefe, cepas desses gêneros não deverão ser testadas e relacionadas com esses discos.
Cefaclor	30 µg	≤ 14	15-17	≥ 18	
Cefdinir	5 µg	≤ 16	17-19	≥ 20	Veja comentário **(7)**
Cefixima	5 µg	≤ 15	16-18	≥ 19	**(8)** Não aplicável para testes com *Morganella* spp.
Cefpodoxima	10 µg	≤ 17	18-20	≥ 21	Veja comentários **(4)** e **(8)**.
Cefprozila	30 µg	≤ 14	15-17	≥ 18	**(9)** Como foi relatado que certas cepas de *Providencia* spp. revelaram falsa suscetibilidade com discos de cefprozila, cepas desse gênero não deverão ser testadas ou relacionadas com esse disco.
Cefetamete	10 µg	≤ 14	15-17	≥ 18	Veja comentário **(8)**.
Ceftibuteno	30 µg	≤ 17	18-20	≥ 21	**(10)** Indicado somente para isolados de urina.
Carbapenêmicos					
Ertapeném	10 µg	≤ 15	16-18	≥ 19	
Imipeném ou	10 µg	≤ 13	14-15	≥ 16	
Meropeném	10 µg	≤ 13	14-15	≥ 16	
Monobactâmicos					
Aztreonam	30 µg	≤ 15	16-21	≥ 22	
Aminoglicosídeos					
Gentamicina	10 µg	≤ 12	13-14	≥ 15	
Amicacina	30 µg	≤ 14	15-16	≥ 17	
Canamicina	30 µg	≤ 13	14-17	≥ 18	
Netilmicina	30 µg	≤ 12	13-14	≥ 15	
Tobramicina	10 µg	≤ 12	13-14	≥ 15	
Estreptomicina	10 µg	≤ 11	12-14	≥ 15	
Tetraciclinas					
Tetraciclina	30 µg	≤ 14	15-18	≥ 16	**(11)** Organismos suscetíveis à tetraciclina são também considerados suscetíveis a doxiciclina e minociclina. Entretanto, alguns organismos intermediários ou resistentes à tetraciclina podem ser suscetíveis a doxiciclina ou minociclina ou a ambas.

(*continua*)

Quadro 7.2 Padrões interpretativos do diâmetro da zona (halo) de inibição para enterobactérias. (*continuação*)

Agente antimicrobiano	Conteúdo (disco)	Diâmetro do halo (mm)			Comentários
		Resistente	**Intermediário**	**Sensível**	
Doxiciclina	30 µg	≤ 12	13-15	≥ 16	
Minociclina	30 µg	≤ 14	15-18	≥ 16	
Fluoroquinolonas					**(12)** Cepas de *Salmonella* suscetíveis a fluoroquinolona e que são resistentes ao ácido nalidíxico podem estar associadas à falha clínica ou a uma resposta tardia em pacientes com salmoneloses extraintestinais tratados com fluoroquinolona.
Ciprofloxacino ou Levofloxacino	5 µg	≤ 15	16-20	≥ 4	
	5 µg	≤ 13	14-16	≥ 8	
Gatifloxacino	5 µg	≤ 14	15-17	≥ 8	
Gemifloxacino	5 µg	≤ 15	16-19	≥ 1	**(13)** Aprovado para *Klebsiella pneumoniae*.
Lomefloxacino ou	10 µg	≤ 18	19-21	≥ 8	
Norfloxacino ou	10 µg	≤ 12	13-16	≥ 16	
Ofloxacino	5 µg	≤ 12	13-15	≥ 8	
Enoxacino	10 µg	≤ 14	15-17	≥ 8	
Grepafloxacino	5 µg	≤ 14	15-17	≥ 4	
Fleroxacino	5 µg	≤ 15	16-18	≥ 8	
Quinolonas					
Cinoxacino	100 µg	≤ 14	15-18	≥ 19	
Ácido nalidíxico	30 µg	≤ 13	14-18	≥ 19	Veja comentário **(10)**. **(14)** Em adição ao teste de isolados de urina, o ácido nalidíxico pode ser usado para o teste de suscetibilidade reduzida a fluoroquinolonas em isolados de pacientes com infecção extraintestinal por *Salmonella* **(12)**.
Inibidores da via do folato					
Sulfametoxazol-trimetoprima	1,25/23,75 µg	≤ 10	11-15	≥ 16	
Sulfonamidas	250 ou 300 µg	≤ 12	13-16	≥ 17	**(15)** O disco de sulfisoxazol pode ser usado como representante de qualquer preparação de sulfonamida correntemente disponível.
Trimetoprima	5 µg	≤ 10	11-15	≥ 16	
Fenicóis					
Cloranfenicol	30 µg	≤ 12	13-17	≥ 18	**(16)** Não relatado em isolados do sistema urinário.
Nitrofurantoínas					
Nitrofurantoína	300 µg	≤ 14	15-16	≥ 17	
Fosfomicinas					
Fosfomicina	200 µg	≤ 12	13-15	≥ 16	

Condições do teste: *meio*, ágar Mueller-Hinton; *inóculo*, método de espalhamento em placa ou suspensão direta da colônia equivalente a 0,5 do padrão de MacFarland; *incubação*: 35°C (± 2°C), ar ambiente, por 16 a 18 h. Fonte: Clinical and Laboratory Standards Institute (CLSI), ISO 20776-1:2006.

Quadro 7.3 Padrões interpretativos do diâmetro da zona (halo) de inibição para *Pseudomonas aeruginosa*, *Acinetobacter* spp., *Stenotrophomonas maltophilia* e *Burkholderia cepacia*.

Agente antimicrobiano	Conteúdo (disco)	Diâmetro do halo (mm)			Comentários
		Resistente	Intermediário	Sensível	
Penicilinas					
Mezlocilina	75 µg	≤ 15	–	≥ 16	Para *P. aeruginosa*.
		≤ 17	18-20	≥ 21	Para *Acinetobacter* spp.
Ticarcilina	75 µg	≤ 14	–	≥ 15	Para *P. aeruginosa*.
		≤ 14	15-19	≥ 20	Para *Acinetobacter* spp.
Piperacilina	100 µg	≤ 17	–	≥ 18	Para *P. aeruginosa*.
		≤ 17	18-20	≥ 21	Para *Acinetobacter* spp.
Carbenicilina	100 µg	≤ 13	14-16	≥ 17	Para *P. aeruginosa*.
		≤ 19	20-22	≥ 23	Para *Acinetobacter* spp.
Azlocilina	75 µg	≤ 17	–	≥ 18	Para *P. aeruginosa*.
Combinação de betalactâmicos/inibidores da betalactamase					
Ampicilina-sulbactam	10/10 µg	≤ 11	12-14	≥ 15	**(1)** Deve ser testado para *Acinetobacter* spp. resistentes a outros agentes.
Piperacilina-tazobactam	100/10 µg	≤ 17	–	≥ 18	Para *P. aeruginosa*.
	100/10 µg	≤ 17	18-20	≥ 21	Para *Acinetobacter* spp.
Ticarcilina-ácido clavulânico	75/10 µg	≤ 14	–	≥ 15	Para *P. aeruginosa*.
	75/10 µg	≤ 14	15-19	≥ 20	Para *Acinetobacter* spp.
Cefamicinas (parenteral) (incluindo cefalosporinas de I, II, III e IV gerações)					
Ceftazidima	30 µg	≤ 14	15-17	≥ 18	Para *B. cepacia*.
		≤ 17	18-20	≥ 21	
Cefepima	30 µg	≤ 14	15-17	≥ 18	
Cefoperazona	75 µg	≤ 15	16-20	≥ 21	
Cefmetazol	30 µg	≤ 12	13-15	≥ 16	
Cefoperazona	75 µg	≤ 15	16-20	≥ 21	
Cefotetana	30 µg	≤ 12	13-15	≥ 16	
Cefoxitina	30 µg	≤ 14	15-17	≥ 18	
Cefotaxima	30 µg	≤ 14	15-22	≥ 23	
Ceftizoxima	30 µg	≤ 14	15-19	≥ 20	
Latamoxefe	30 µg	≤ 14	15-22	≥ 23	
Carbapenêmicos					
Imipeném	10 µg	≤ 13	14-15	≥ 16	
Meropeném	10 µg	≤ 13	14-15	≥ 16	Para *B. cepacia*.
	10 µg	≤ 15	16-19	≥ 20	
Monobactâmicos					
Aztreonam	30 µg	≤ 15	16-21	≥ 22	
Aminoglicosídeos					
Gentamicina	10 µg	≤ 12	13-14	≥ 15	
Amicacina	30 µg	≤ 14	15-16	≥ 17	
Tobramicina	10 µg	≤ 12	13-14	≥ 15	
Netilmicina	30 µg	≤ 12	13-14	≥ 15	

(*continua*)

Quadro 7.3 Padrões interpretativos do diâmetro da zona (halo) de inibição para *Pseudomonas aeruginosa, Acinetobacter* spp., *Stenotrophomonas maltophilia* e *Burkholderia cepacia.* (*continuação*)

Agente antimicrobiano	Conteúdo (disco)	Diâmetro do halo (mm)			Comentários
		Resistente	Intermediário	Sensível	
Tetraciclinas					
Tetraciclina	30 µg	≤ 14	15-18	≥ 16	**(2)** Organismos suscetíveis à tetraciclina são também considerados suscetíveis a doxiciclina e minociclina. Entretanto, alguns organismos intermediários ou resistentes à tetraciclina podem ser suscetíveis a doxiciclina ou minociclina ou ambas.
Doxiciclina	30 µg	≤ 12	13-15	≥ 16	
Minociclina	30 µg	≤ 14	15-18	≥ 16	
Fluoroquinolonas					
Ciprofloxacino	5 µg	≤ 15	16-20	≥ 4	
Levofloxacino	5 µg	≤ 13	14-16	≥ 17	
Lomefloxacino ou	10 µg	≤ 18	19-21	≥ 22	
Norfloxacino ou	10 µg	≤ 12	13-16	≥ 17	
Ofloxacino	5 µg	≤ 12	13-15	≥ 16	
Gatifloxacino	5 µg	≤ 14	15 a 17	≥ 18	**(3)** Este, em particular, aplica-se somente a isolados do sistema urinário.
Fenicóis					
Cloranfenicol	30 µg	≤ 12	13-17	≥ 18	**(4)** Não utilizado rotineiramente em isolados do sistema urinário.
Inibidores da via do folato					
Sulfametoxazol-trimetoprima	1,25/23,75 µg	≤ 10	11-15	≥ 16	
Sulfonamidas	250 ou 300 µg	≤ 12	13-16	≥ 17	**(5)** O disco de sulfisoxazol pode ser usado como representante de qualquer preparação de sulfonamida correntemente disponível.

Condições do teste: *meio*, ágar Mueller-Hinton; *inóculo*, método de espalhamento em placa ou suspensão direta da colônia equivalente a 0,5 do padrão de MacFarland; *incubação*: 35°C (± 2°C); ar ambiente; por 16 a 18 h, ou 20 a 24 h para *Stenotrophomonas maltophilia* e *Burkholderia cepacia.* Fonte: Clinical and Laboratory Standards Institute (CLSI), ISO 20776-1:2006.

Quadro 7.4 Padrões interpretativos do diâmetro da zona (halo) de inibição para *Staphylococcus* spp.

Agente antimicrobiano	Conteúdo (disco)	Diâmetro do halo (mm)			Comentários
		Resistente	Intermediário	Sensível	
Penicilinas					**(1)** Estafilococos suscetíveis à penicilina são também suscetíveis a outras penicilinas, combinação de inibidores betalactâmicos/betalactamase, CEPHAMS e carbapenêmicos aprovados para o uso pela FDA para infecções estafilocócicas.
Penicilina	10 unidades	≤ 28	–	≥ 29	**(2)** Cepas de *Staphylococcus aureus* penicilinorresistentes e suscetíveis à oxacilina produzem betalactamase; por isso, é preferido o teste do disco de penicilina de 10 unidades ao disco de ampicilina. A penicilina deve ser usada para testar a suscetibilidade de todas as penicilinas betalactamase instáveis, como ampicilina, amoxicilina, azlocilina, carbenicilina, mezlocilina, piperacilina e ticarcilina.

(*continua*)

Agente antimicrobiano	Conteúdo (disco)	Diâmetro do halo (mm)			Comentários
		Resistente	**Intermediário**	**Sensível**	
Oxacilina	30 µg cefoxitina	≤ 19	–	≥ 20	Para *S. aureus* e *S. lugdunensis*.
	1 µg oxacilina	≤ 10	11-12	≥ 13	Para *S. aureus* e *S. lugdunensis*.
	30 µg cefoxitina	≤ 24	–	≥ 25	Para estafilococos coagulase-negativos exceto *S. lugdunensis*.
	1 µg oxacilina	≤ 17	–	≥ 18	Para estafilococos coagulase-negativos exceto *S. lugdunensis*.
Ampicilina	10 µg	≤ 28	–	≥ 29	**(3)** Classe representativa para ampicilina e amoxicilina.
					(4) Para estafilococos oxacilinorresistentes, relatar como resistentes ou não relatar.
Meticilina	5 µg	≤ 9	10-13	≥ 14	**(5)** Os valores limites dos discos de difusão são para uso apenas com *S. aureus*.
Nafcilina	1 µg	≤ 10	10-12	≥ 13	**(6)** Os valores limites dos discos de difusão são para uso apenas com *S. aureus*.
Combinação de betalactâmicos/inibidores da betalactamase					
Amoxicilina-ácido clavulânico	20/10 µg	≤ 19	–	≥ 20	**(7)** Para estafilococos oxacilinorresistentes, relatar como resistentes ou não relatar.
Ampicilina-sulbactam	10/10 µg	≤ 11	12-14	≥ 15	
Piperacilina-tazobactam	100/10 µg	≤ 17	–	≥ 18	
Ticarcilina-ácido clavulânico	75/10 mg	≤ 22	–	≥ 23	
Cefamicinas (parenteral) (incluindo cefalosporinas de I, II, III e IV gerações)					**(8)** Para estafilococos oxacilinorresistentes, relatar como resistentes ou não relatar.
Cefamandol	30 µg	≤ 14	15-17	≥ 18	
Cefazolina	30 µg	≤ 14	15-17	≥ 18	
Cefepima	30 µg	≤ 14	15-17	≥ 18	
Cefmetazol	30 µg	≤ 12	13-15	≥ 16	
Cefonicida	30 µg	≤ 14	15-17	≥ 18	
Cefoperazona	75 µg	≤ 15	16-20	≥ 21	
Cefotaxima	30 µg	≤ 14	15-22	≥ 23	
Cefotetana	30 µg	≤ 12	13-15	≥ 16	
Ceftazidima	30 µg	≤ 14	15-17	≥ 18	
Ceftizoxima	30 µg	≤ 14	15-19	≥ 20	
Ceftriaxona	30 µg	≤ 13	14-20	≥ 21	
Cefuroxima sódica	30 µg	≤ 14	15-17	≥ 18	
Cefalotina	30 µg	≤ 14	15-17	≥ 18	
Latamoxefe	30 µg	≤ 14	15-22	≥ 23	
Cefamicinas (oral)					**(9)** Para estafilococos oxacilinorresistentes, relatar como resistentes ou não relatar.
Cefaclor	30 µg	≤ 14	15-17	≥ 18	
Cefdinir	5 µg	≤ 16	17-19	≥ 20	
Cefpodoxima	10 µg	≤ 17	18-20	≥ 21	
Cefprozila	30 µg	≤ 14	15-17	≥ 18	
Axetilcefuroxima (oral)	30 µg	≤ 14	15-22	≥ 23	
Loracarbefe	30 µg	≤ 14	15-17	≥ 18	
Carbapenêmicos					**(10)** Para estafilococos oxacilinorresistentes, relatar como resistentes ou não relatar.

(*continua*)

Quadro 7.4 Padrões interpretativos do diâmetro da zona (halo) de inibição para *Staphylococcus* spp. (*continuação*)

Agente antimicrobiano	Conteúdo (disco)	Diâmetro do halo (mm)			Comentários
		Resistente	Intermediário	Sensível	
Ertapeném	10 µg	≤ 15	16-18	≥ 19	
Imipeném	10 µg	≤ 13	14-15	≥ 16	
Meropeném	10 µg	≤ 13	14-15	≥ 16	
Glicopeptídeos					
Vancomicina	30 µg	–	–	≥ 15	**(11)** Todos os isolados estafilocócicos para os quais a zona de diâmetro para a vancomicina é de 14 mm ou menos deverão ser testados pelo método CIM. O procedimento de difusão por disco não diferenciará cepas com susceptibilidade reduzida à vancomicina (CIM 4,8 mg/mℓ) de cepas sensíveis (CIM variando de 0,5-2 mg/mℓ), mesmo quando incubadas por 24 h.
Teicoplanina (intravenosa)	30 µg	≤ 10	11-13	≥ 14	
Lipopeptídeos					
Daptomicina	30 µg	–	–	≥ 16	
Aminoglicosídeos					
Gentamicina	10 µg	≤ 12	13-14	≥ 15	
Amicacina	30 µg	≤ 14	15-16	≥ 17	
Canamicina	30 µg	≤ 13	14-17	≥ 18	
Netilmicina	30 µg	≤ 12	13-14	≥ 15	
Tobramicina	10 µg	≤ 12	13-14	≥ 15	
Macrolídeos					
Azitromicina ou	15µg	≤ 13	14-17	≥ 18	**(12)** Não utilizados rotineiramente para isolados do sistema urinário.
Claritromicina ou	15 µg	≤ 13	14-17	≥ 18	
Eritromicina	15 µg	≤ 13	14-22	≥ 23	
Diritromicina	15 µg	≤ 15	16-18	≥ 19	
Cetolídeos					
Telitromicina	15 µg	≤ 18	19-21	≥ 22	
Tetraciclinas					
Tetraciclina	30 µg	≤ 14	15-18	≥ 19	**(13)** Organismos suscetíveis à tetraciclina são também considerados suscetíveis a doxiciclina e minociclina. Entretanto, alguns organismos intermediários ou resistentes à tetraciclina podem ser suscetíveis a doxiciclina ou minociclina ou ambas.
Doxiciclina	30 µg	≤ 12	13-15	≥ 16	
Minociclina	30 µg	≤ 14	15-18	≥ 19	
Fluoroquinolonas					**(14)** *Staphylococcus* spp. podem desenvolver resistência durante terapias prolongadas com quinolonas. Por isso, isolados inicialmente suscetíveis podem tornar-se resistentes 3 a 4 dias após o início da terapia.
Ciprofloxacino ou	5 µg	≤ 15	16-20	≥ 21	
Levofloxacino ou	5 µg	≤ 15	16-18	≥ 19	
Ofloxacino ou	5 µg	≤ 14	15-17	≥ 18	
Gatifloxacino ou	5 µg	≤ 19	20-22	≥ 23	
Moxifloxacino	5 µg	≤ 20	21-23	≥ 24	
Lomefloxacino ou	10 µg	≤ 18	19-21	≥ 22	
Norfloxacino	10 µg	≤ 12	13-16	≥ 17	

(*continua*)

Quadro 7.4 Padrões interpretativos do diâmetro da zona (halo) de inibição para *Staphylococcus* spp. (*continuação*)

Agente antimicrobiano	Conteúdo (disco)	Diâmetro do halo (mm)			Comentários
		Resistente	Intermediário	Sensível	
Enoxacino	10 µg	≤ 14	15-17	≥ 18	**(15)** Aprovado pela FDA para *S. saprophyticus* e *S. epidermidis* (não para *S. aureus*).
Grepafloxacino	5 µg	≤ 14	15-17	≥ 18	
Esparfloxacino	5 µg	≤ 15	16-18	≥ 19	
Levofloxacino (intravenoso)	5 µg	≤ 15	16-18	≥ 19	
Nitrofurantoínas					
Nitrofurantoína	300 µg	≤ 14	15-16	≥ 17	
Lincosamidas					
Clindamicina	2 µg	≤ 14	15-20	≥ 21	**(16)** Isolados de *S. aureus* e *Staphylococcus* spp. macrolídeorresistentes podem ter resistência constitutiva ou induzida à clindamicina.
Inibidores da via do folato					
Sulfametoxazol-trimetoprima	1,25/23,75 µg	≤ 10	11-15	≥ 16	
Sulfonamidas	250 µg ou 300 µg	≤ 12	13-16	≥ 17	**(17)** O disco de sulfisoxazol pode ser usado como representante de algumas das preparações de sulfonamidas correntemente disponíveis.
Trimetoprima	5 µg	≤ 10	11-15	≥ 16	
Fenicóis					
Cloranfenicol	30 µg	≤ 12	13-17	≥ 18	**(18)** Não utilizado rotineiramente em isolados do sistema urinário.
Ansamicinas					
Rifampicina	5 µg	≤ 16	17-19	≥ 20	**(19)** A rifampicina não deverá ser usada sozinha para quimioterapia.
Estreptograminas					
Quinupristina-dalfopristina	15 µg	≤ 15	16-18	≥ 19	
Oxazolidinonas					
Linezolida	30 µg	–	–	≥ 21	

Condições do teste: *meio*, ágar Mueller-Hinton; *inóculo*, método de espalhamento em placa ou suspensão direta da colônia equivalente a 0,5 do padrão de MacFarland; *incubação*: 33 a 35°C (não exceder 35°C); ar ambiente; por 16 a 18 h, ou 24 h para oxacilina, meticilina, nafcilina e vancomicina. Fonte: Clinical and Laboratory Standards Institute (CLSI), ISO 20776-1:2006.

Quadro 7.5 Padrões interpretativos do diâmetro da zona (halo) de inibição para *Enterococcus* spp.

Agente antimicrobiano	Conteúdo (disco)	Diâmetro do halo (mm)			Comentários
		Resistente	Intermediário	Sensível	
Penicilinas					
Penicilina ou Ampicilina	10 unidades	≤ 14	–	≥ 15	**(1)** Ampicilina é a classe representativa para ampicilina e amoxicilina. Resultados para ampicilina podem predizer suscetibilidade para amoxicilina-ácido clavulânico, ampicilina-sulbactam, piperacilina e piperacilina-tazobactam entre os enterococos não produtores de betalactamases.
	10 µg	≤ 16	–	≥ 17	**(2)** A suscetibilidade à penicilina pode ser usada para predizer a suscetibilidade a ampicilina, ampicilina-sulbactam, amoxicilina-ácido clavulânico, piperacilina e piperacilina-tazobactam para os enterococos não produtores de betalactamases.

(*continua*)

Quadro 7.5 Padrões interpretativos do diâmetro da zona (halo) de inibição para *Enterococcus* spp. (*continuação*)

Agente antimicrobiano	Conteúdo (disco)	Diâmetro do halo (mm)			Comentários
		Resistente	Intermediário	Sensível	
					(3) Em virtude de a resistência a ampicilina ou penicilina promovida pela produção de betalactamase, entre os enterococos, não ser prontamente detectada usando rotineiramente o método de discos ou de diluição, um teste direto para betalactamases é recomendado para isolados de sangue e líquido cerebrospinal. Um teste positivo para betalactamase pode significar resistência à penicilina, bem como às amino-, carboxi- e ureidopenicilinas.
Glicopeptídeos					
Vancomicina	30 µg	≤ 14	15-16	≥ 17	**(4)** Quando testar vancomicina contra enterococos, as placas deverão ser mantidas por 24 h e examinadas usando-se uma fonte de luz sobre a placa; a presença de turvação, sombreamento ou qualquer crescimento dentro da zona de inibição indica resistência. Organismos com zonas intermediárias deverão ser testados pelo método CIM.
Teicoplanina	30 µg	≤ 10	11-13	≥ 14	
Lipopeptídeos					
Daptomicina	30 µg	–	–	≥ 11	
Macrolídeos					
Eritromicina	30 µg	≤ 14	15-18	≥ 19	**(5)** Não rotineiramente utilizados em isolados do sistema urinário.
Tetraciclinas					
Tetraciclina	30 µg	≤ 14	15-18	≥ 19	**(6)** Organismos suscetíveis à tetraciclina são também considerados suscetíveis a doxiciclina e minociclina. Entretanto, mesmo alguns organismos intermediários ou resistentes à tetraciclina podem ser suscetíveis a doxiciclina ou minociclina ou ambos.
Doxiciclina	30 µg	≤ 12	13-15	≥ 16	
Minociclina	30 µg	≤ 14	15-18	≥ 19	
Fluoroquinolonas					
Ciprofloxacino	5 µg	≤ 15	16-20	≥ 21	
Levofloxacino	5 µg	≤ 13	14-16	≥ 17	
Norfloxacino	10 µg	≤ 12	13-16	≥ 17	
Gatifloxacino	5 µg	≤ 14	15-17	≥ 18	**(7)** Esta inflexão aplica-se somente para isolados do sistema urinário.
Nitrofurantoínas					
Nitrofurantoína	300 µg	≤ 14	15-16	≥ 17	
Ansamicinas					
Rifampicina	5 µg	≤ 16	17-19	≥ 20	**(8)** Rifampicina não deverá ser usada sozinha para quimioterapia.
Fosfomicinas					
Fosfomicina	200 µg	≤ 12	13-15	≥ 16	**(9)** Para uso somente com *E. faecalis*. O disco de 200 mg de fosfomicina contém 50 mg de glicose-6-fosfato.
Fenicóis					
Cloranfenicol	30 µg	≤ 12	13-17	≥ 18	**(10)** Não utilizado rotineiramente em isolados do sistema urinário.
Estreptograminas					
Quinupristina-dalfopristina	15 µg	≤ 15	16-18	≥ 19	
Oxazolidinonas					
Linezolida	30 µg	≤ 20	21-22	≥ 23	

Condições do teste: *meio*, ágar Mueller-Hinton; *inóculo*, método de espalhamento em placa ou suspensão direta da colônia equivalente a 0,5 do padrão de MacFarland; *incubação*: 35°C (± 2°C); ar ambiente; por 16 a 18 h, ou 24 h para vancomicina. Fonte: Clinical and Laboratory Standards Institute (CLSI), ISO 20776-1:2006.

Bibliografia

ALEXANDER, Steve K. *Microbiology: A Photographic Atlas for the Laboratory*. 1. ed., Boston: Addison Wesley Longman Inc. 2001.

BIER, Otto. *Microbiologia e Imunologia*. 24. ed. São Paulo: Melhoramentos, 1985.

CLINICAL AND LABORATORY STANDARDS INSTITUTE (NCCLS). *Performance Standards for Antimicrobial Disk Susceptibility Tests*. 8 ed. USA. 2005.

KONEMAN, Elmer W. *Diagnostico Microbiologico. Texto y Atlas Color*. 1. ed. Buenos Aires: Editorial Médica Panamericana, 1983.

LEBOFFE, Michael J. *A Photographic Atlas for the Microbiology Laboratory*. 2. ed. Engelwood, CO: Morton Publishing Company, 1999.

MAC FADDIN, Jean F. *Biochemical Tests for Identification of Mecial Bacteria*. 3. ed. Philadelphia: Lippincott Williams & Wilkins Inc., 2000.

MADIGAN, Michel T. *Brock Biology of Microorganisms*. 10 ed. New York: Pearson Education Inc. 2004.

8 Biossegurança | Conceitos Básicos para as Ciências da Saúde

Alane Beatriz Vermelho

Introdução

Na prática da microbiologia, é importante conhecer conceitos básicos de biossegurança necessários ao trabalho diário em salas de aulas práticas e laboratórios microbiológicos. A biossegurança compreende um conjunto de medidas para tornar o ambiente de trabalho seguro para si mesmo, para os colegas de laboratório e para a comunidade em geral. Ele deve ser física, biológica e quimicamente seguro, de modo a evitar contaminações biológicas com agentes patogênicos, doenças ocupacionais e manipulação inadequada de agentes químicos. Existem também normas específicas para manipulação com animais e microrganismos geneticamente modificados.

Segundo Teixeira e Valle (1996), biossegurança é o conjunto de procedimentos, ações, técnicas, metodologias, equipamentos e dispositivos capazes de eliminar ou minimizar riscos inerentes às atividades de pesquisa, produção, ensino, desenvolvimento tecnológico e prestação de serviços, que podem comprometer a saúde do homem, dos animais e do meio ambiente. As normas de biossegurança no Brasil foram estabelecidas pela Comissão Técnica Nacional de Biossegurança (CTNBio) e regulamentadas pela Lei nº 8.974, de 5 de janeiro de 1995, devido à necessidade de se estabelecerem normas de segurança voltadas para os laboratórios em geral, em razão da exposição a agentes químicos e biológicos, além dos agentes físicos. Questões importantes relativas à prática e à pesquisa de organismos geneticamente modificados e células-tronco são regidas no Brasil pela Lei de Biossegurança (nº 11.105, de 24 de março de 2005).

De modo geral, o profissional e o ambiente de trabalho devem prever, organizar e facilitar o acesso a certas informações e procedimentos, como demostrado na Figura 8.1.

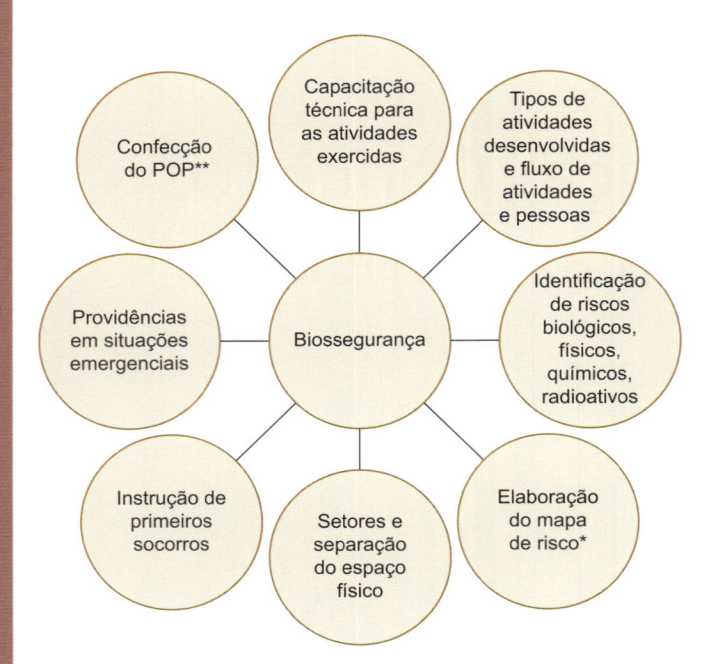

Figura 8.1 Ações e procedimentos envolvidos na biossegurança. *Mapa é a representação gráfica dos perigos e prejuízos para a saúde e a segurança no ambiente de trabalho. **POP é o manual de procedimentos operacionais padrão.

Riscos envolvidos com a biossegurança

Riscos físicos

Os agentes físicos são as diversas formas de energia a que podemos estar expostos: radiações, campos elétricos, equipamentos que geram calor e frio, ruídos, vibrações, equipamentos que operam sob pressão. Existem diversos tipos de riscos físicos em um laboratório, e eles podem ser identificados em um mapa de riscos pela cor verde.

▶ Ruídos

O limite de tolerância do ser humano a ruídos é de 115 decibéis (dB) durante 7 minutos, sendo que o recomendado é que a exposição não ultrapasse 70 dB. Equipamentos e máquinas que gerem ruídos por tempo indeterminado podem causar sérios problemas à saúde, por exemplo, fadiga nervosa, perda de memória, irritabilidade, dificuldade em coordenar ideias, hipertensão, modificação do ritmo cardíaco, modificação do calibre dos vasos

sanguíneos e do ritmo respiratório, perturbações gastrintestinais, diminuição da visão noturna, entre outros. Ademais, o ruído prejudica o aparelho auditivo, levando a perda temporária ou definitiva da audição. Para se evitarem esses danos, várias medidas podem ser tomadas: isolamento do equipamento que gera o ruído, uso de equipamento de proteção individual (EPI) com proteção auricular, acompanhamento médico controlado com exames audiométricos e revezamento de turnos de trabalho.

▶ Vibrações

Podem estar presentes em máquinas, equipamentos ou ferramentas que produzam vibração, e ser localizadas – quando atingem só uma parte do corpo (ferramentas manuais ou elétricas) – ou generalizadas – quando atingem o corpo inteiro, no caso de operadores de grandes máquinas como tratores. As consequências podem ser problemas articulares ou neurovasculares, lesões na coluna vertebral e dores lombares. Para se evitarem esses problemas, recomenda-se diminuir o tempo de exposição a tais fatores.

▶ Radiações

As radiações, ionizantes ou não, são formas de energia transmitidas por ondas eletromagnéticas. Medidas de proteção devem sempre ser tomadas, como uso de EPI, de aventais, luvas e óculos de proteção para radiação, entre outros. Recomendam-se ainda medidas educacionais e treinamentos dos trabalhadores envolvidos nas atividades relacionadas aos materiais radioativos e exames periódicos. São importantes também a blindagem do espaço físico de materiais que absorvem a radiação e a sinalização no acesso e nas áreas que realizem atividades. Os símbolos relacionados à radiação se encontram na Figura 8.2A e B.

Figura 8.2 Símbolos relacionados a risco físico. **A.** Substância radioativa ionizante. **B.** Substância radioativa não ionizante. **C.** Eletrocussão.

▪ Radiações ionizantes

Consistem em ondas eletromagnéticas com energia suficiente para fazer com que os elétrons se desprendam de átomos e moléculas, alterando sua estrutura em um processo denominado ionização. Exemplos são os raios X, usados em equipamentos radiológicos para fins médicos em diagnóstico e tratamento, e as radiações alfa (α), beta (β) e gama (γ). A radiação gama, usada para esterilizar equipamentos médicos e alimentos, é muito perigosa, pois tem alto poder de penetração, podendo causar queimaduras na pele e dentro do corpo. Dependendo da quantidade e da intensidade da dose, causam mutações genéticas e danos irreversíveis às células. É recomendável blindar o espaço físico dos materiais que absorvem a radiação e sinalizar o acesso às áreas que realizem atividades com a presença de radiação. Um bom treinamento dos trabalhadores envolvidos nas atividades relacionadas aos materiais radioativos e utilização de EPI são medidas necessárias.

▪ Radiações não ionizantes

A radiação UV é não ionizante, mas não por isso é menos perigosa que a radiação ionizante, já que, além de atuar em nível atômico, também o faz em nível molecular. A radiação UV interage com a molécula de DNA (ácido desoxirribonucleico), portadora da informação genética na célula. O DNA absorve principalmente os menores comprimentos de UVC e parte da UVB. Essa absorção pode provocar quebra de suas cadeias, implicando alterações. Essa radiação está presente nas lâmpadas germicidas (comprimento de onda entre 270 e 230 nm) das câmaras de fluxo laminar. Esse equipamento é bastante usado no trabalho dos microbiologistas para passagem e repiques de microrganismos. Outros tipos de radiação não ionizante são a radiação infravermelha, proveniente de operação em fornos e solda oxiacetilênica. O impacto dessas radiações pode causar problemas oculares como conjuntivites, cataratas e até mesmo queimaduras e lesões oculares e na pele.

▶ Temperaturas extremas

▪ Calor

O calor é bastante usado em laboratórios de ensino, pesquisa e serviço de saúde. O calor intenso pode estar presente em várias situações e equipamentos, e é bastante usado em operações de limpeza, desinfecção e esterilização de vários materiais e áreas, por exemplo, autoclaves, estufas e bico de Bunsen. Cuidados no uso devem ser explicados por métodos educacionais e treinamento para evitar queimaduras e risco de incêndio. Deve-se também adotar medidas preventivas e de controle, com áreas de ventilação, exaustão de vapores de água e uso de EPI, como luvas antitérmicas, para lidar com autoclaves e estufas.

▪ Frio e umidade

Atividades ou operações executadas em locais alagados ou encharcados, com umidade excessiva, podem causar danos à saúde e são consideradas insalubres; por exemplo, o trabalho em frigoríficos e em câmaras frias, entre outros. A faixa de conforto para o ser humano é a que corresponde à temperatura de 22 a 28° C e à umidade relativa do ar entre 45 e 50%.

▶ Eletricidade

O uso da eletricidade exige a aplicação de algumas precauções em virtude do risco que representa. Os acidentes com eletricidade em laboratórios e unidades de pesquisa e saúde ocorrem com certa frequência, por isso há normas de segurança que estabelecem que as pessoas devem ser informadas sobre os riscos a que se expõem, assim como conhecer seus efeitos e as medidas de segurança aplicáveis. Os acidentes podem ser desde choques elétricos até incêndios devido à sobrecarga de quadros de força – por exemplo, quando há muitos equipamentos ligados em filtros de linha e extensões, quando não há manutenção de equipamentos e aparelhos de ar condicionado que às vezes precisam ficar ligados em modo contínuo e quando as instalações são inadequadas. Para ligar equipamentos na rede elétrica, é necessário que haja aterramento, o que, segundo a Associação Brasileira de Normas Técnicas (ABNT), significa colocar instalações e equipamentos no mesmo potencial, de modo que a diferença de potencial entre a terra e o equipamento seja o menor possível. O fio terra é o conector com diferença de potencial igual a zero. O sistema de aterramento consiste em uma viga cravada na terra que é conectada a um fio, geralmente de cores verde e amarela, o qual percorre o laboratório e/ou equipamentos específicos, com o objetivo de diminuir a variação de tensão de uma rede elétrica, eliminar as fugas de energia e proteger os usuários de um possível choque elétrico.

Como medida preventiva, a voltagem da rede local de eletricidade deve estar evidenciada, assim como a de cada equipamento, em local de fácil visualização. O número de tomadas deve ser previsto de acordo com a capacidade total dos aparelhos do setor onde estão instalados, evitando-se a sobrecarga no uso das delas, o que pode provocar curtos-circuitos e dar origem a incêndio. Os equipamentos devem sempre ser instalados com uso de fio terra para descarga elétrica excessiva.

Todas as unidades laboratoriais e seus setores devem ter extintores adequados. No caso de equipamentos elétricos que possam causar incêndios classe C, os extintores devem ser de CO_2. Para incêndios classe B, líquidos inflamáveis, também pode ser usado o pó químico, mas nunca extintores que usem água ou espuma. O símbolo que indica risco de eletrocussão está indicado na Figura 8.2 C.

Riscos químicos

A manipulação de produtos químicos exige conhecimento das medidas de segurança, a fim de se evitarem danos físicos que incluem irritação na pele e nos olhos e queimaduras leves ou graves causadas por incêndio ou explosão. Problemas de saúde podem se dar pela exposição de curta ou longa duração a produtos químicos tóxicos, pelo contato com a pele, com os olhos e pela inalação de vapores, o que pode causar doenças respiratórias crônicas, doenças do sistema nervoso, nos rins, no fígado e alguns tipos de câncer. Por isso os produtos químicos devem ser armazenados em almoxarifados ou armários, com o cuidado de se analisarem as propriedades físicas e químicas e compatibilidades de cada um deles. Áreas separadas de estocagem devem ser providenciadas para produtos químicos incompatíveis, que são aqueles que podem reagir com outros, significando perigo (Quadro 8.1). Outros produtos exigem faixas de temperaturas específicas, já que têm uma temperatura mínima para ocorrer combustão, independentemente da fonte de calor. Os produtos químicos só podem ser armazenados tendo à mostra o símbolo ou pictograma que dizem qual risco representam. Substâncias oxidantes, ácidos e inflamáveis devem ser mantidos sempre no armário corta-fogo para cada categoria, sejam corrosivos ou inflamáveis.

A rotulagem dos produtos químicos traz as informações importantes, como o tipo de substâncias químicas que os produtos contêm, perigos associados a esse produto e o modo de utilização dele em segurança. Para atender a essa demanda, criou-se o Sistema Globalmente Harmonizado de Classificação e Rotulagem de Produtos Químicos, referido pela sigla GHS (do inglês *Globally Harmonized System of Classification and Labeling of Chemicals*), conforme estabelecido na Convenção 170 da Organização Internacional do Trabalho, assinada em 25 de junho de 1990, em Genebra, na Suíça, com o Brasil signatário da convenção. Trata-se de uma abordagem técnica desenvolvida para definir os perigos específicos de cada produto químico, que estabelece critérios harmonizados para classificar substâncias e compostos com relação aos perigos físicos, para a saúde e para o meio ambiente. Nele se incluem elementos para informar sobre os perigos, com os requisitos sobre a rotulagem, pictogramas e fichas de informações de segurança para produtos químicos (FISPQ). O Brasil, baseado nessa convenção, criou o Decreto Legislativo nº 67/1995 e promulgou sua plena vigência em 3 de julho de 1998, por meio do Decreto nº 2.627, que

Quadro 8.1 Incompatibilidade química entre as principais substâncias utilizadas pelos geradores de resíduos de serviços de saúde.

Substância	Incompatibilidade química*
Acetileno	Cloro, bromo, flúor, cobre, prata, mercúrio
Ácido acético	Ácido crômico, ácido perclórico, peróxidos
Acetona	Permanganatos, ácido nítrico, etilenoglicol, misturas de ácidos sulfúrico e nítrico concentrados, peróxido de hidrogênio
Ácido crômico	Ácido acético, naftaleno, cânfora, glicerol, terebintina, álcool, outros líquidos inflamáveis
Ácido hidrociânico	Ácido nítrico, álcalis
Ácido fluorídrico anidro, fluoreto de hidrogênio	Amônia (aquosa ou anidra)
Ácido nítrico concentrado	Ácido cianídrico, anilinas, óxidos de cromo VI, sulfeto de hidrogênio, líquidos e gases combustíveis, ácido acético, ácido crômico
Ácido oxálico	Prata e mercúrio
Ácido perclórico	Anidrido acético, alcoóis, bismuto e suas ligas, papel
Ácido sulfúrico	Madeira, cloratos, percloratos, pemanganatos e água
Alquil alumínio	Água
Amônia anidra	Mercúrio, cloro, hipoclorito de cálcio, iodo, bromo, ácido fluorídrico
Anidrido acético	Compostos contendo hidroxila, tais como etilenoglicol, ácido perclórico
Anilina	Ácido nítrico, peróxido de hidrogênio
Azida sódica	Chumbo, cobre e outros metais
Bromo e cloro	Benzeno, hidróxido de amônio, benzina de petróleo, hidrogênio, acetileno, etano, propano, butadienos, pós metálicos
Carvão ativado	Dicromatos, permanganatos, ácido nítrico, ácido sulfúrico, hipoclorito de sódio
Cloro	Amônia, acetileno, butadieno, butano, outros gases de petróleo, hidrogênio, carbeto de sódio, terebintina, benzeno, metais finamente divididos, benzinas e outras frações do petróleo
Cianetos	Ácidos e álcalis
Cloratos, percloratos, clorato de potássio	Sais de amônio, ácidos, metais em pó, matérias orgânicas, particuladas, substâncias combustíveis
Cobre metálico	Acetileno, peróxido de hidrogênio, azidas
Dióxido de cloro	Amônia, metano, fósforo, sulfeto de hidrogênio
Flúor	Manter isolado de outros produtos químicos
Fósforo	Enxofre, compostos oxigenados, cloratos, percloratos, nitratos, permanganatos
Halogênios (flúor, cloro, bromo e iodo)	Amoníaco, acetileno e hidrocarbonetos
Hidrazida	Peróxido de hidrogênio, ácido nítrico e outros oxidantes
Hidrocarbonetos (butano, propano, tolueno)	Ácido crômico, flúor, cloro, bromo, peróxidos
Iodo	Acetileno, hidróxido de amônio, hidrogênio
Líquidos inflamáveis	Ácido nítrico, nitrato de amônio, óxido de cromo VI, peróxidos, flúor, cloro, bromo, hidrogênio
Mercúrio	Acetileno, ácido fulmínico, amônia
Metais alcalinos	Dióxido de carbono, tetracloreto de carbono, outros hidrocarbonetos clorados
Nitrato de amônio	Ácidos, pós metálicos, líquidos inflamáveis, cloretos, enxofre, compostos orgânicos em pó
Nitrato de sódio	Nitrato de amônio e outros sais de amônio
Óxido de cálcio	Água
Óxido de cromo VI	Ácido acético, glicerina, benzina de petróleo, líquidos inflamáveis, naftaleno
Oxigênio	Óleos, graxas, hidrogênio, líquidos, sólidos e gases inflamáveis
Perclorato de potássio	Ácidos
Permanganato de potássio	Glicerina, etilenoglicol, ácido sulfúrico
Peróxido de hidrogênio	Cobre, cromo, ferro, alcoóis, acetonas, substâncias combustíveis
Peróxido de sódio	Metanol, etilenoglicol, acetatos de metila e etila, furfural
Prata e sais de prata	Acetileno, ácido tartárico, ácido oxálico, compostos de amônio
Sódio	Dióxido de carbono, tetracloreto de carbono, outros hidrocarbonetos clorados
Sulfeto de hidrogênio	Ácido nítrico fumegante, gases oxidantes

RDC 222, 2018. *Adaptado de Hirata; Mancini Filho, 2002.

determina a segurança na utilização de produtos. Em 2011, o Ministério do Trabalho e Emprego inseriu a obrigatoriedade da adoção do GHS, porém não estipulou as regras para essas alterações nem datas-limite para seu cumprimento. O Ministério da Indústria, Comércio Exterior e Serviços (MDIC) criou um grupo de trabalho, elegendo a ABTN para estabelecer todo o escopo em Normas Brasileiras de Regulamentação. Nesse contexto foi elaborada a NBR 14.725, subdividida em quatro partes (terminologia, classificação de perigo, rotulagem e ficha de informações de segurança):

- ABNT NBR 14725-1: produtos químicos – informações sobre segurança, saúde e meio ambiente. Parte 1: terminologia, versão corrigida em 2010.

- ABNT NBR 14725-2: produtos químicos – informações sobre segurança, saúde e meio ambiente. Parte 2: sistema de classificação de perigo, 2009.

- ABNT NBR 14725-3: produtos químicos – informações sobre segurança, saúde e meio ambiente. Parte 3: rotulagem, 2012.

- ABNT NBR 14725-4: produtos químicos – informações sobre segurança, saúde e meio ambiente. Parte 4: ficha de informações de segurança de produtos químicos (FISPQ), 2010.

Deste modo, de acordo com a norma ABNT NBR 14725-2, os produtos químicos e as misturas podem ser classificados em uma das cinco categorias de toxicidade aguda por via oral, dérmica ou por inalação. A classificação de perigo de substâncias e misturas é baseada em valores de corte/limites de concentração dos valores de toxicidade aguda oral, dérmica e inalatória, DL50 e CL50, que são obtidos por meio de ensaios com mamíferos, de acordo com os métodos descritos na norma. Esses limites classificam as substâncias e as misturas em categorias de perigo. A norma ABNT NBR 14725-3 especifica em detalhes como deve ser a rotulagem dos produtos químicos: no rótulo deve constar a composição química da substância e o pictograma (Quadro 8.2), bem como a palavra de advertência "perigo"– para categorias mais graves de perigo – ou "atenção" – para menos graves. Também devem constar no rótulo as frases de perigo, que são textos padronizados, junto com seus respectivos códigos. Exemplos de frases de perigo e códigos:

- H225 – Líquido e vapores altamente inflamáveis
- H311 – Tóxico em contato com a pele
- H336 – Pode provocar sonolência ou vertigem
- H400 – Muito tóxico para os organismos aquáticos.

Outra informação necessária nos rótulos são as frases de precaução. Devem constar no máximo seis delas, para descrever a natureza e gravidade dos perigos. As frases de precaução devem ser selecionadas de acordo com as categorias de perigo, propriedades especiais do produto e as utilizações pretendidas, e compreendem informações sobre: (1) geral; (2) prevenção; (3) resposta à emergência; (4) armazenamento; (5) disposição.

Exemplos de frases de precaução são:

- P311 – Contate um Centro de Informação Toxicológica/médico
- P361 – Retire imediatamente toda a roupa contaminada
- P376 – Contenha o vazamento se puder ser feito com segurança.

Informações adicionais podem ser inseridas sobre perigos. A Figura 8.3 ilustra essas especificações.

► Classificação de risco de agentes químicos

O sistema GHS e a norma ABNT NBR 14725-2 estabelecem critérios para o sistema de classificação de perigos de produtos químicos, sejam substâncias ou misturas, de modo a fornecerem ao usuário informações relativas à segurança, à saúde humana e ao meio ambiente. Os perigos das substâncias e misturas à saúde são determinados por meio da avaliação das suas propriedades toxicológicas, em conformidade com os critérios descritos nesta norma e metodologias descritas no Manual

Quadro 8.2 Pictogramas e símbolos de classificação de risco de produtos químicos.

Classificação	Símbolo antigo	Símbolo atual*	Tipo de risco
Tóxico ou altamente tóxico			Risco à saúde
Corrosivo			Risco à saúde
Explosivo			Risco à saúde
Nocivo à natureza			Risco ao meio ambiente
Material inflamável e extremamente inflamável			Risco físico
Irritante			Risco à saúde
Nocivo, mutagênicos, carcinogênico, tóxico a órgãos			Risco à saúde
Comburente, oxidante, peróxidos orgânicos			Risco físico
Gás sob pressão			Risco físico

*ABNT NBR 14725-3/ 2012. O GHS, sistema das Nações Unidas destinado a identificar produtos químicos perigosos e a informar os utilizadores sobre tais perigos, foi adotado por muitos países em todo o mundo e serve de base para a regulamentação internacional e nacional em matéria de transporte de mercadorias perigosas. Já o Regulamento Classificação, Rotulagem e Embalagem (CRE, nº 1.272/2008 do Parlamento Europeu) entrou em vigor em 20 de janeiro de 2009 e substituiu progressivamente a classificação e a rotulagem. O Regulamento CRE harmoniza a anterior legislação da União Europeia com o GHS e tem também ligações com o Regulamento REACH.

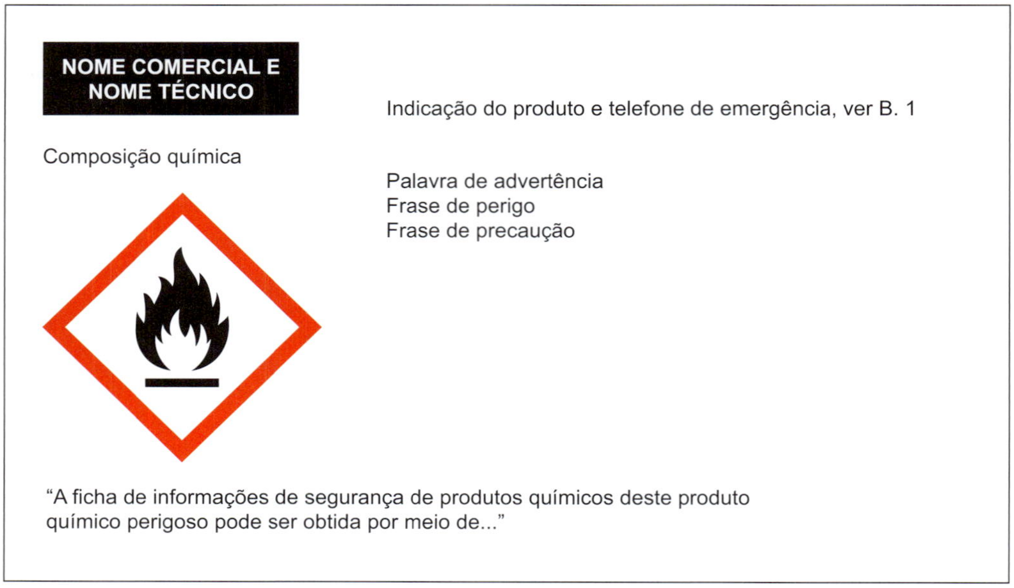

Figura 8.3 Representação de rótulo de uma embalagem para líquido inflamável, categoria 2, norma ABNT NBR 14725-3.

de Ensaios e Critérios da Organização das Nações Unidas (ONU). Além desses critérios, os perigos das substâncias e misturas podem ser demonstrados por meio de estudos epidemiológicos de casos cientificamente válidos ou de experiências apoiadas em elementos estatísticos; efeitos toxicológicos nos seres humanos que diferem dos indicados pela aplicação dos métodos experimentais, laboratoriais, referenciados na norma, mas que devem ser classificados conforme os sintomas observados no homem. Por último, os perigos de efeitos sinérgicos, de potenciação ou aditivos que devem ser considerados na classificação da mistura quando uma avaliação convencional levar a uma subestimação dos perigos de natureza toxicológica. A seguir, alguns exemplos das três principais categorias de produtos perigosos, segundo o GHS, 2017.

▪ Perigos físicos

Inflamáveis

Gases, líquidos e sólidos com pontos de inflamação baixos, substâncias sólidas com facilidade de inflamar, de continuar queimando por si sós, que liberam substâncias facilmente inflamáveis por ação da umidade. Segundo o sistema GHS, gás inflamável é aquele com faixa de inflamabilidade

com ar a 20°C e pressão padrão de 101,3 kPa (p. ex., metano, acetileno, amoníaco, hidrogênio, propano). Líquido inflamável é aquele com ponto de inflamação não superior a 93°C (p. ex., gasolina, álcool e óleo diesel), e sólido inflamável é todo sólido que é facilmente combustível ou que pode causar ou contribuir para o fogo através da fricção (p. ex., compostos N-nitrosos [–N–N=O]).

Embora sejam muito usados, deve-se ter em estoque pouca quantidade deles. Há de se conhecer seus pontos de ebulição, pontos de fulgor (temperatura na qual o material se inflama se houver fonte de ignição próxima, embora a chama não se mantenha) e sempre conhecer qual tipo de extintor é adequado para apagar um possível incêndio. O ideal é que se evitem embalagens de vidro, estocando-os em recipientes de aço inoxidável. Deve-se ter cuidado com as instalações elétricas próximas e com qualquer fonte de calor e chama.

Oxidantes | Peróxidos orgânicos

São agentes que desprendem oxigênio e favorecem a combustão e, assim, podem inflamar substâncias combustíveis ou acelerar a propagação de incêndio. Como exemplo de alguns oxidantes podemos citar os peróxidos, nitratos, bromatos, cromatos, cloratos, dicromatos, percloratos e permanganatos. Deve ser observada a questão de compatibilidade, e agentes oxidantes não devem ser armazenados na mesma área que produtos químicos inflamáveis, substâncias orgânicas, agentes desidratantes ou agentes redutores. A área para estocar os agentes oxidantes deve possuir resistência ao fogo, ser blindada e bem ventilada. Os peróxidos orgânicos são agentes de alto poder oxidante, podendo ser irritantes para olhos, pele, mucosas e garganta. Assim como os oxidantes, são termicamente instáveis e podem sofrer decomposição exotérmica e autoacelerável, gerando risco de explosão. Esses produtos são também sensíveis a choque e atrito. Como exemplo de peróxido orgânico, destacam-se peróxido de butila e peróxido de benzoíla.

Corrosivos

Esses produtos químicos causam a destruição de tecidos vivos e/ou materiais inertes. A estocagem dos líquidos corrosivos deve ser feita em área fresca, seca e ventilada. Devem ser mantidos em temperatura maior que a de seu ponto de fusão. Os chuveiros lava-olhos e de emergência devem estar presentes em caso de acidentes. Exemplos: ácido clorídrico, ácido acético e amoníaco.

Explosivos | Autorreativos

São agentes químicos que, pela ação de choque, percussão ou fricção, produzem centelhas ou calor suficiente para iniciar um processo destrutivo através de liberação de energia. Algumas substâncias explosivas encontradas em laboratórios são: peróxido de benzoíla, dissulfeto de carbono, éter di-iso-propílico, éter etílico, ácido pícrico, ácido perclórico, potássio metálico, TNT (trinitrotolueno), ácido pícrico, nitrocelulose, pólvora negra, pólvora branca.

Gases sob pressão

Embalagens sob pressão que podem explodir em contato com o calor. Entre os exemplos, se incluem o hélio e a mistura comercial argônio (79%) e dióxido de carbono (25%).

■ Perigos para a saúde
Mutagênicos | Carcinogênicos | Tóxicos a órgãos

Mutagenicidade em células germinativas refere-se a mutações genéticas hereditárias, estruturais e numéricas e aberrações cromossômicas em células germinativas que ocorrem após exposição a uma substância ou mistura. Essa classe de perigo está principalmente relacionada a produtos químicos que podem causar mutações nas células germinativas e ser transmitidas para a progênie.

Carcinogenicidade refere-se a indução de câncer ou um aumento na incidência de câncer que ocorre após exposição a uma substância ou mistura. Substâncias e misturas que induziram tumores benignos e malignos em estudos experimentais bem realizados em animais são consideradas presumíveis ou suspeitas de serem carcinogênicos humanos, a menos que haja fortes evidências de que o mecanismo de formação do tumor não seja relevante para os seres humanos. A classificação de uma substância ou mistura como tendo um risco carcinogênico baseia-se em suas propriedades e não fornece informações sobre o nível do risco de cancro humano que a utilização da substância ou mistura pode representar.

A toxicidade para órgãos-alvo específicos – *exposição única*, refere-se a efeitos tóxicos específicos e não letais aos órgãos-alvo que ocorram após uma única exposição a uma substância ou mistura. A classificação identifica a substância ou mistura como sendo um tóxico para órgãos-alvo específicos e, como tal, pode apresentar um potencial para efeitos adversos à saúde em pessoas que estão expostas a ela. A classificação depende da disponibilidade de evidências confiáveis de que uma única exposição à substância ou mistura tenha produzido um efeito tóxico consistente e identificável em seres humanos, ou da observação, em animais, de alterações toxicologicamente significativas que afetem a função ou a morfologia de um tecido ou órgão. Há de se constatar se produziram sérias mudanças na bioquímica ou hematologia do organismo e se estas são relevantes para a saúde humana. Os dados obtidos com humanos serão a principal fonte de evidência para essa classe de perigo. A toxicidade pode ser também para órgãos-alvo específicos – *exposição repetida* e, nesse caso, refere-se a efeitos tóxicos específicos em órgãos-alvo ocorridos após exposição repetida a uma substância ou mistura. Todos os efeitos significativos para a saúde que podem prejudicar a função, tanto de modo reversível quanto irreversível, imediato e/ou tardio, estão incluídos. A avaliação deve levar em consideração não somente mudanças significativas em um único órgão ou sistema mas também mudanças generalizadas de natureza menos grave envolvendo vários órgãos. A toxicidade específica do órgão pode ocorrer por qualquer via relevante para os seres humanos, ou seja, principalmente dérmica ou inalação. Um exemplo são as terebintinas.

De toxicidade aguda

São produtos cuja inalação, ingestão ou absorção através da pele provoca danos à saúde, na maior parte das vezes, muito graves, ou até mesmo leva à morte. Exemplos: biocidas e metanol.

Nocivos | Irritantes

São agentes químicos que, por inalação, absorção ou ingestão, produzem efeitos de menor gravidade. Essa classificação indica também substâncias que podem desenvolver ação irritante sobre a pele, os olhos e o trato respiratório, por exemplo, produtos de limpeza.

■ Perigos para o ambiente

Aqui se incluem, entre outras, as substâncias tóxicas aos organismos aquáticos (peixes, algas, crustáceos), como pesticidas, biocidas, gasolina. Alguns conceitos são importantes na análise dessa toxicidade:

- Toxicidade aguda em meio aquático: propriedade intrínseca de uma substância ser prejudicial a uma exposição aquática dessa substância a curto prazo
- Disponibilidade: se a substância está solúvel ou agregada a uma molécula, como é o caso de muitos metais

- Biodisponibilidade (ou disponibilidade biológica): à medida que uma substância é absorvida no organismo, é distribuída para uma área dentro do organismo. Depende das propriedades físico-químicas da substância, da anatomia e da fisiologia do organismo, da farmacocinética e da via de exposição.
- Bioacumulação: absorção, transformação e eliminação de uma substância em um organismo devido a todas as vias de exposição (ar, água, sedimento/solo e alimentos)
- Bioconcentração: absorção, transformação e eliminação de uma substância em um organismo devido à exposição à água
- Toxicidade crônica em meio aquático: propriedade intrínseca de uma substância para causar efeitos adversos em organismos durante exposições aquáticas que são determinadas em relação ao ciclo de vida do organismo
- Misturas complexas, ou substâncias com múltiplos componentes, ou substâncias complexas: misturas de substâncias individuais com diferentes solubilidades e propriedades físico-químicas
- Degradação: decomposição de moléculas orgânicas em moléculas menores e eventualmente dióxido de carbono, água e sais.

Nessa categoria se incluem também substâncias que danificam a camada de ozônio, medida definida pelo potencial de destruição do ozono (ODP, do inglês *ozone depletion potential*), que é uma quantidade integrativa, distinta para cada fonte de halocarbono que representa a extensão da depleção de ozônio na estratosfera. No âmbito internacional, os países signatários do Protocolo de Montreal, que entrou em vigor em 1º de janeiro de 1989, se comprometeram a substituir as substâncias que demonstrarem ser responsáveis pela destruição do ozônio.

▶ Diagrama de Hommel

É uma simbologia empregada pela Associação Nacional de Proteção contra Incêndios (NFPA, das iniciais do inglês National Fire Protection Association), dos EUA, conhecida pelo código NFPA 704 e feita com quadrados que representam tipos

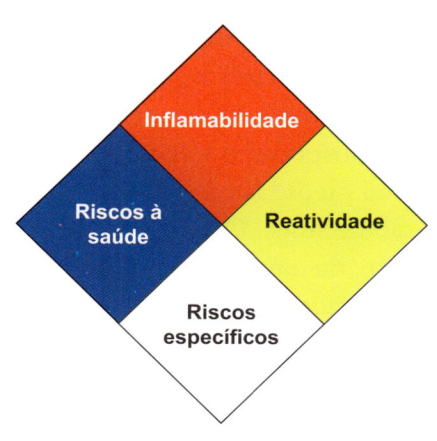

Figura 8.4 Diagrama de Hommel.

▪ Inflamabilidade

- 4: Gases inflamáveis, líquidos muito voláteis (ponto de fulgor abaixo de 23°C)
- 3: Substâncias que entram em ignição à temperatura ambiente (ponto de fulgor abaixo de 38°C)
- 2: Substâncias que entram em ignição quando aquecidas moderadamente (ponto de fulgor abaixo de 93°C)
- 1: Substâncias que precisam ser aquecidas para entrar em ignição (ponto de fulgor acima de 93°C)
- 0: Substâncias que não queimam.

▪ Riscos à saúde

- 4: Substância letal
- 3: Substância severamente perigosa
- 2: Substância moderadamente perigosa
- 1: Substância levemente perigosa
- 0: Substância não perigosa ou de risco mínimo.

▪ Riscos específicos

- OXY: Oxidante forte
- ACID P: Ácido forte
- ALK: Alcalino (base)
- COR: Corrosivo
- W: Não misture com água.

▪ Reatividade

- 4: Pode explodir
- 3: Pode explodir com choque mecânico ou calor
- 2: Reação química violenta
- 1: Instável se aquecido
- 0: Estável.

de risco em graus que variam de 0 a 4 (Figura 8.4). Cada quadrado é especificado por uma cor (branca, azul, amarela e vermelha), as quais representam os riscos específicos (sem cor), os risco à saúde (cor azul), a reatividade (cor amarela) e a inflamabilidade (cor vermelha) dos agentes químicos, sendo por isso importante para organizar o ambiente em relação a todos os riscos. Quando utilizado na rotulagem de produtos, o diagrama é de grande utilidade, permitindo que se tenha ideia sobre o risco representado pela substância. Para o preenchimento do diagrama pode-se utilizar diversas bases de consulta que contenham as FISPQ, em que a classificação de cada produto químico possa ser encontrada. A Figura 8.5 mostra o diagrama de Hommel para o ácido perclórico e o etanol.

Riscos biológicos

A manipulação ou a exposição a agentes biológicos (Figura 8.6) pode causar infecções ou consequências mais graves, incluindo a morte. A microbiologia trabalha com microrganismos que têm diferentes graus de riscos, e a segurança para trabalhar com agentes patogênicos depende de vários

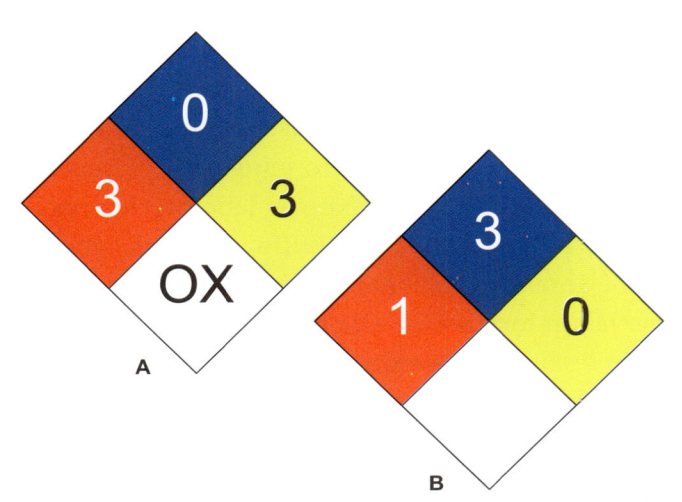

Figura 8.5 Diagrama de Hommel para o ácido perclórico (**A**) e o etanol (**B**).

Risco biológico

Figura 8.6 Símbolo relacionado a risco biológico.

fatores, como instalações e equipamentos adequados, EPI e conhecimento em boas práticas de laboratório (ver Capítulo 9, *Boas Práticas em Microbiologia*). Segundo a Organização Mundial da Saúde (OMS), os perigos oriundos de microrganismos infecciosos são causados por grupos de riscos (classificados em 1, 2, 3 e 4). Vários critérios são usados nessa classificação, como o grau de patogenicidade para o homem e o modo de transmissão, que pode ter valor na disseminação do agente. A estabilidade e a dose do agente infectante são também importantes, assim como a existência ou não de medidas profiláticas (medidas sanitárias, vacinação, existência de antissoros) e terapêuticas (medicamentos que combatam a doença, como antibióticos).

Classificação dos microrganismos por grupo de risco

> **Grupo de risco 1.** Riscos individual e coletivo baixos. São microrganismos cuja manipulação tem risco individual e coletivo baixos. Por exemplo, microrganismos probióticos, como *Bacillus* sp. e *Lactobacillus* sp., ou seja, aqueles utilizados em indústrias de alimentos e bebidas em geral e que não podem causar doença no ser humano ou em animais.

> **Grupo de risco 2.** Risco individual moderado e risco coletivo baixo. São microrganismos que podem causar doenças humanas ou animais, mas para as quais existem tratamentos e medidas de prevenção. O risco de disseminação é baixo. Como exemplos, temos o vírus da hepatite B, amebas, *Salmonella enteritidis*, *Bacillus cereus*, *Neisseria meningitidis* e *Toxoplasma gondii*, *Candida albicans*, *Giardia*, *Trypanosoma cruzi*.

> **Grupo de risco 3.** Risco individual alto e comunitário limitado. São microrganismos patogênicos que costumam provocar doenças graves, propagadas de um hospedeiro infectado ao outro. Para esses casos, há medidas profiláticas e de tratamento bem-estabelecidas. Como exemplos, os vírus HIV, HTLV e da encefalite equina, as bactérias *Mycobacterium tuberculosis*, *Brucella suis*, *Coxiella burnetii*, *Bacillus anthracis*, *Clostridium botulinum*, *Coccidioides immitis*, *Histoplasma capsulatum*.

> **Grupo de risco 4.** Riscos individual e comunitário elevados. São microrganismos que causam doença humana ou animal grave. O risco de transmissão de uma pessoa para outra, direta ou indiretamente, é alto, e medidas efetivas de tratamento ou prevenção não estão disponíveis. A transmissão se dá por via respiratória ou desconhecida. Exemplos: febres hemorrágicas, febre de Lassa, machupo, ebola, arenavírus e certos arbovírus.

Níveis de biossegurança

De acordo com o grupo desses microrganismos, os níveis de biossegurança são estabelecidos em 4 tipos, desde o de mais simples contenção até o de nível de contenção mais alto. A proteção da equipe e do ambiente de trabalho é feita por meio da conduta e do treinamento com uso de equipamentos de proteção individual e/ou coletiva, podendo ser necessárias instalações físicas adequadas. A Figura 8.7 resume os principais níveis.

Nível de biossegurança 1 (NB-1)

É o nível de contenção primária que se aplica aos laboratórios de ensino básico e pesquisa, onde são manipulados os microrganismos pertencentes à classe de risco 1. Nesses laboratórios não é necessária nenhuma estrutura especial, apenas planejamento funcional e adoção de boas práticas laboratoriais (ver Capítulo 9, *Boas Práticas em Microbiologia*), presença de pia, janelas fechadas e bancadas resistentes a produtos químicos e desinfetantes. Roupas, objetos pessoais e alimentos devem estar fora da área do laboratório. Os alunos e a equipe do laboratório (Figura 8.8) devem ter

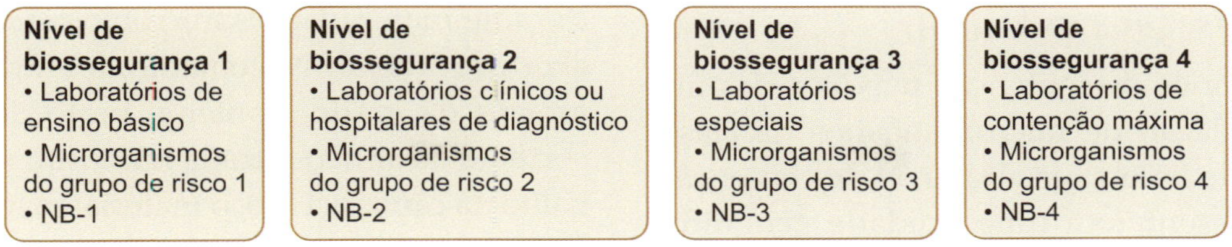

Nível de biossegurança 1	Nível de biossegurança 2	Nível de biossegurança 3	Nível de biossegurança 4
• Laboratórios de ensino básico • Microrganismos do grupo de risco 1 • NB-1	• Laboratórios clínicos ou hospitalares de diagnóstico • Microrganismos do grupo de risco 2 • NB-2	• Laboratórios especiais • Microrganismos do grupo de risco 3 • NB-3	• Laboratórios de contenção máxima • Microrganismos do grupo de risco 4 • NB-4

Figura 8.7 Principais níveis de biossegurança.

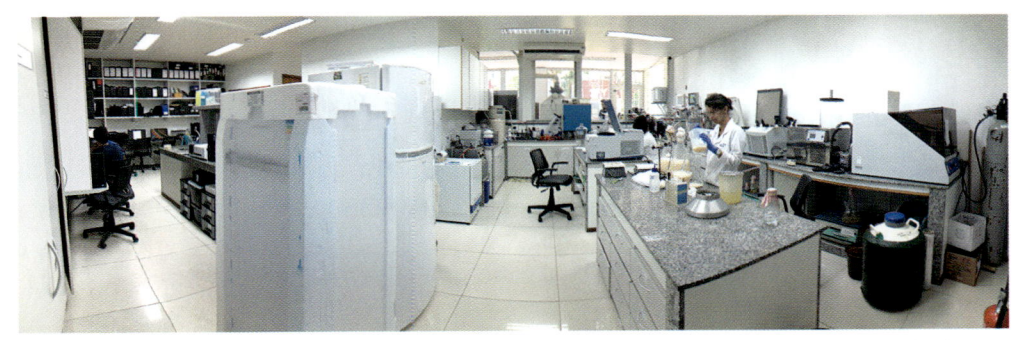

Figura 8.8 Laboratório BIOINOVAR: bioprodutos, bioenergia e biocatálise, Instituto de Microbiologia Paulo de Góes, UFRJ.

treinamento básico em técnicas laboratoriais sob a supervisão de um pesquisador com conhecimento e experiência em microbiologia. É necessária a descontaminação diária de bancadas, descarte adequado de lixo e controle de insetos e roedores. Ao lidar com os microrganismos, é essencial usar equipamento básico de proteção individual, como óculos de proteção, luva, jaleco e sapatos. Embora não seja obrigatório, é desejável que o local de manipulação dos microrganismos seja a câmara de segurança biológica classe I, com filtros HEPA (do inglês *high-efficiency particulate air*). Essa câmara deve passar por manutenção anual de forma a garantir sua eficácia. Além de ser uma barreira de proteção, ela impede a contaminação cruzada entre os microrganismos manipulados no laboratório.

■ Nível de biossegurança 2 (NB-2)

Refere-se a laboratório com contenção secundária, onde são manipulados microrganismos da classe de risco 2. Aplica-se aos laboratórios clínicos ou hospitalares de níveis primários de diagnóstico, sendo necessário, além da adoção das boas práticas, o uso de barreiras físicas primárias (câmara de segurança biológica e EPI) e secundárias (desenho e organização do laboratório). Além das medidas e recomendações descritas para o nível de biossegurança 1, é necessário que se tenha autoclaves e lava-olhos. A autoclave, além de esterilizar objetos usados em microbiologia, faz a descontaminação de todos os materiais usados e dos resíduos gerados previamente à sua reutilização. São utilizadas câmaras de segurança biológica classe II.

■ Nível de biossegurança 3 (NB-3)

É destinado ao trabalho com microrganismos da classe de risco 3 ou para manipulação de grandes volumes e altas concentrações de microrganismos da classe de risco 2. Para esse nível de contenção são requeridos, além dos itens referidos no nível 2, desenho e construção laboratoriais especiais. Deve ser mantido controle rígido quanto a operação, inspeção e manutenção das instalações e equipamentos, e o corpo técnico deve receber treinamento específico sobre procedimentos de segurança para a manipulação desses microrganismos. Para esse nível é obrigatório o uso de roupas de proteção apropriadas, bem como de máscaras, gorros, luvas e sapatilhas e óculos de proteção ou protetores faciais. Devem ser utilizadas câmaras de segurança biológica classe II, B2 ou III.

▪ Nível de biossegurança 4 (NB-4)

São laboratórios de contenção máxima, destinados à manipulação de microrganismos da classe de risco 4, onde há o mais alto nível de contenção. Além de representarem uma unidade geográfica e funcionalmente independente de outras áreas, esses laboratórios requerem, além dos requisitos físicos e operacionais dos níveis de contenção 1, 2 e 3, barreiras de contenção (instalações, desenho, equipamentos de proteção) e procedimentos especiais de segurança. Para este nível se usa câmara de segurança biológica classe III.

▶ Tipos de câmaras de segurança biológica

Conhecidas também por capelas ou cabines de segurança biológica, as câmaras podem ser de vários tipos, descritos e classificados a seguir.

▪ Classe I

A câmara tem uma abertura frontal, por onde o ar entra para circular por seu interior e depois ser eliminado por um condutor que fica na parte de trás da câmara, passando antes por um sistema de filtração especial: HEPA. Esses filtros têm alta eficiência na retenção de particulados do ar e são capazes de reter até 99,97% das partículas com até 0,3 micrômetro (μm) de diâmetro. Nessa câmara, o ar com aerossóis contendo partículas microscópicas com os agentes infecciosos (vírus, bactérias, fungos) gerados durante manipulações microbiológicas se move no interior da câmara e passa por um sistema de filtração que remove todas as partículas e contaminantes do ar. O ar limpo descontaminado é então liberado. O sistema das câmaras de segurança faz circular o ar no interior da câmara, evitando, dessa forma, que esses aerossóis e que os agentes infectantes permaneçam na câmara. Promove a recirculação de 70% do ar e a renovação de 30%, liberando o ar filtrado para dentro do laboratório.

▪ Classe II

Como as câmaras de segurança de classe I, as de classe II têm um fluxo de ar interno que se desloca no equipamento, evitando que o aerossol gerado durante manipulações microbiológicas escape pela abertura frontal. No entanto, a entrada do ar flui através da grade dianteira, perto do operador. A corrente de ar não filtrada não entra na zona de trabalho da câmara; logo, o material manipulado não é contaminado pelo ar externo. Uma característica exclusiva das câmaras de classe II é o fluxo de ar filtrado unidirecionalmente, que passa pelo interior dela. Isso permite que o ar seja renovado continuamente e ainda protege as amostras manipuladas de contaminação. Podem ser A1, A2, B1 ou B2:

- Câmara de segurança biológica de classe II, A1. O ar recircula em 70%, com renovação de 30%. O ar filtrado é liberado para dentro do laboratório

- Câmara de segurança biológica de classe II, A2. Esta câmara é composta por dois filtros HEPA e promove a recirculação de 70% do ar e a renovação de 30% dele. O ar filtrado é exaurido e direcionado para fora do laboratório através de um sistema de ducto

- Câmara de segurança biológica de classe II, B1. Nela, 70% do ar é exaurido e 30% volta a circular na área de trabalho da câmara. O ar entra na câmara e passa pelo filtro HEPA abaixo da área de trabalho, e 30% do ar recircula enquanto 70% sai através do filtro exaustor

- Câmara de segurança biológica de classe II, B2. Na câmara de tipo B2, todo o fluxo de ar é exaurido após a filtração HEPA para o ambiente externo, sem recirculação da zona de trabalho. O ar entra pelo topo da câmara, atravessa o pré-filtro e o filtro HEPA sobre a área de trabalho. O ar filtrado atravessa somente uma vez a área de trabalho. O esgotamento do ar é realizado pelo filtro HEPA e o ar é conduzido por um ducto para o exterior. O tipo B2 é adequado para manipulações de produtos químicos tóxicos, além das manipulações microbiológicas, já que não ocorre uma nova circulação de ar.

▪ Classe III

Esse tipo é o que oferece a maior proteção para o operador e o tipo indicado para uso de agentes biológicos do grupo de risco 4. É uma câmara totalmente fechada, de contenção máxima, que fornece nível absoluto de segurança. O ar expelido da câmara passa por um sistema de filtração com 2 filtros HEPA e atua com pressão negativa de modo a nenhum ar sair da câmara, a não ser pelo sistema de filtragem. A manipulação na câmara de classe III se dá por meio de luvas grossas de borracha presas a mangas na parte frontal da câmara, que é vedada.

Uma observação importante é que a maioria das câmaras possui lâmpadas de luz ultravioleta (UV) que servem para esterilização antes e após o uso. Essas lâmpadas devem ficar acesas de 15 a 30 minutos antes e depois dos procedimentos. Deve-se evitar ficar perto da câmara quando a luz UV estiver acesa, porque esta pode queimar a pele e a córnea (por isso também não se deve olhar diretamente para a luz UV nem usar a câmara com ela acesa).

Esquema de riscos de biossegurança

Os riscos relacionados com a biossegurança estão sumarizados na Figura 8.9.

Mapa de riscos

Para implementar um programa de biossegurança em uma instituição são necessárias várias medidas. Uma delas é identificar os riscos físicos, químicos, biológicos, mecânicos e ergonômicos e sinalizá-los de forma adequada em um mapa de riscos. O mapa é uma representação gráfica em planta baixa do local, que traz os riscos do ambiente de trabalho indicados com círculos de diferentes cores (Figura 8.10). A norma regulamentadora NR-5 da legislação trabalhista torna obrigatório que as empresas tenham o mapa de riscos, sendo uma das atribuições da Comissão Interna de Prevenção de Acidentes (CIPA), conforme disposto no primeiro item do parágrafo 5.16: [a CIPA terá por atribuição] "identificar os riscos do processo de trabalho, e elaborar o mapa de riscos, com a participação do maior número de trabalhadores, com assessoria do SESMT, onde houver". A norma NR-5 considera como riscos ambientais os agentes físicos, químicos e biológicos, além de riscos ergonômicos e de acidentes que porventura possa haver nos locais de trabalho e que venham a causar danos à saúde dos trabalhadores.

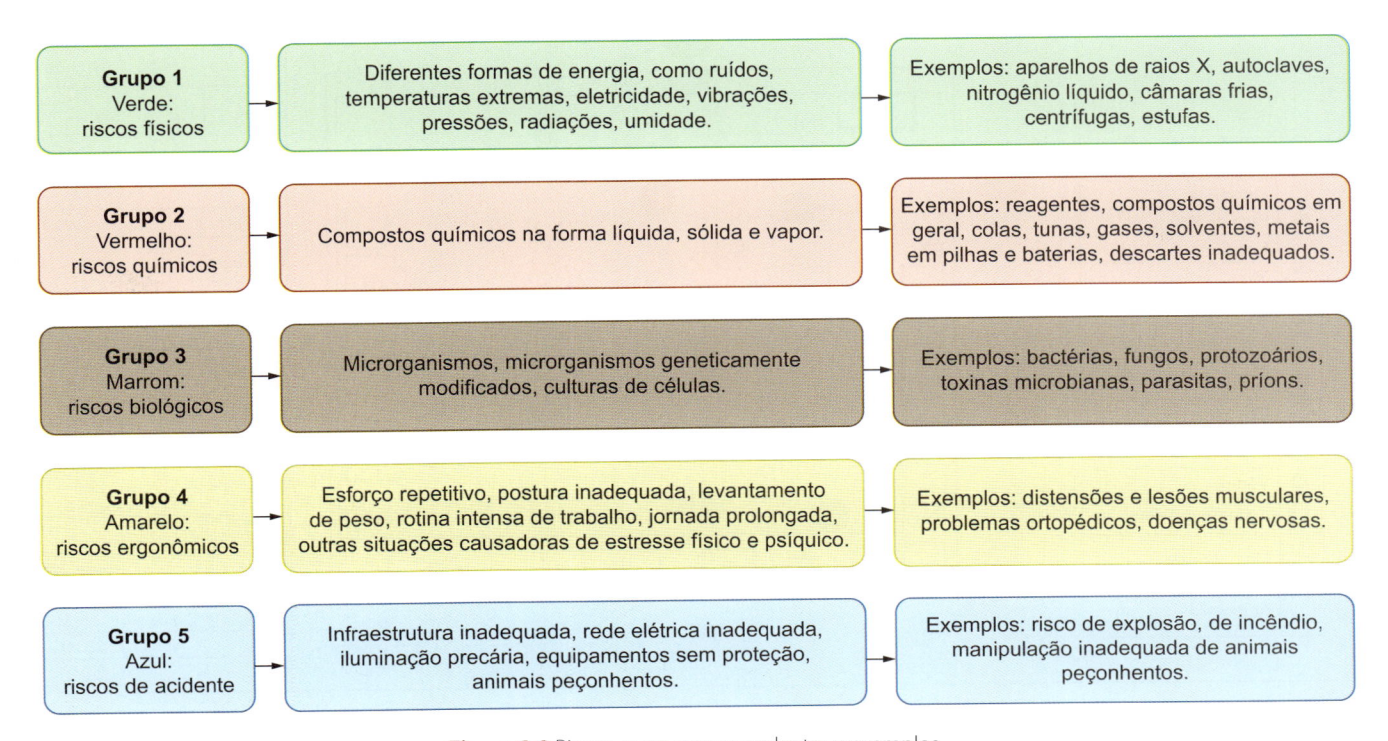

Figura 8.9 Riscos, cores correspondentes e exemplos.

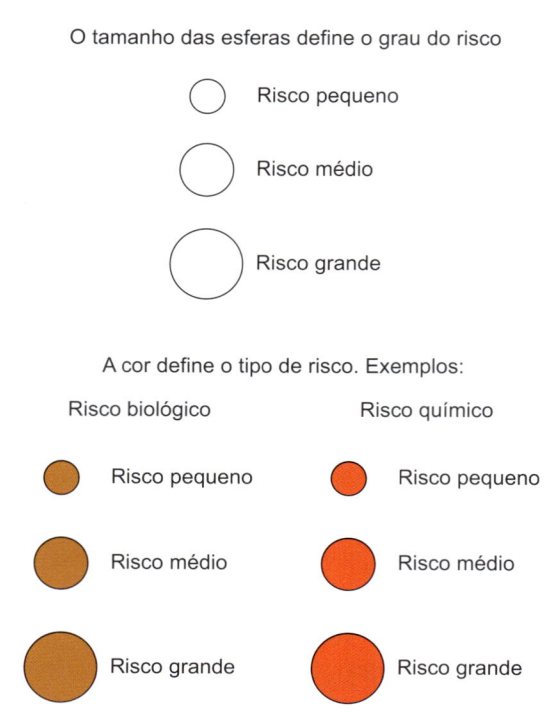

O tamanho das esferas define o grau do risco

◯ Risco pequeno

◯ Risco médio

◯ Risco grande

A cor define o tipo de risco. Exemplos:

Risco biológico

● Risco pequeno
● Risco médio
● Risco grande

Risco químico

● Risco pequeno
● Risco médio
● Risco grande

Figura 8.10 Exemplo de representações de um mapa de riscos.

O mapa de riscos tem como objetivo reunir as informações necessárias para estabelecer o diagnóstico da situação de segurança e saúde no trabalho da empresa ou instituição, e possibilitar, durante a sua elaboração, a troca e a divulgação de informações entre as pessoas que usam e trabalham no local, além de estimular sua participação nas atividades de prevenção. A Figura 8.11 representa o mapa de riscos do laboratório de preparo de material de microbiologia do Instituto de Microbiologia Paulo de Góes, da Universidade Federal do Rio de Janeiro (UFRJ).

Equipamentos de proteção individual e coletiva

Para proteção no trabalho e manuseio com substâncias e situações em ambientes perigosos, que oferecem risco físico, químico, biológico,

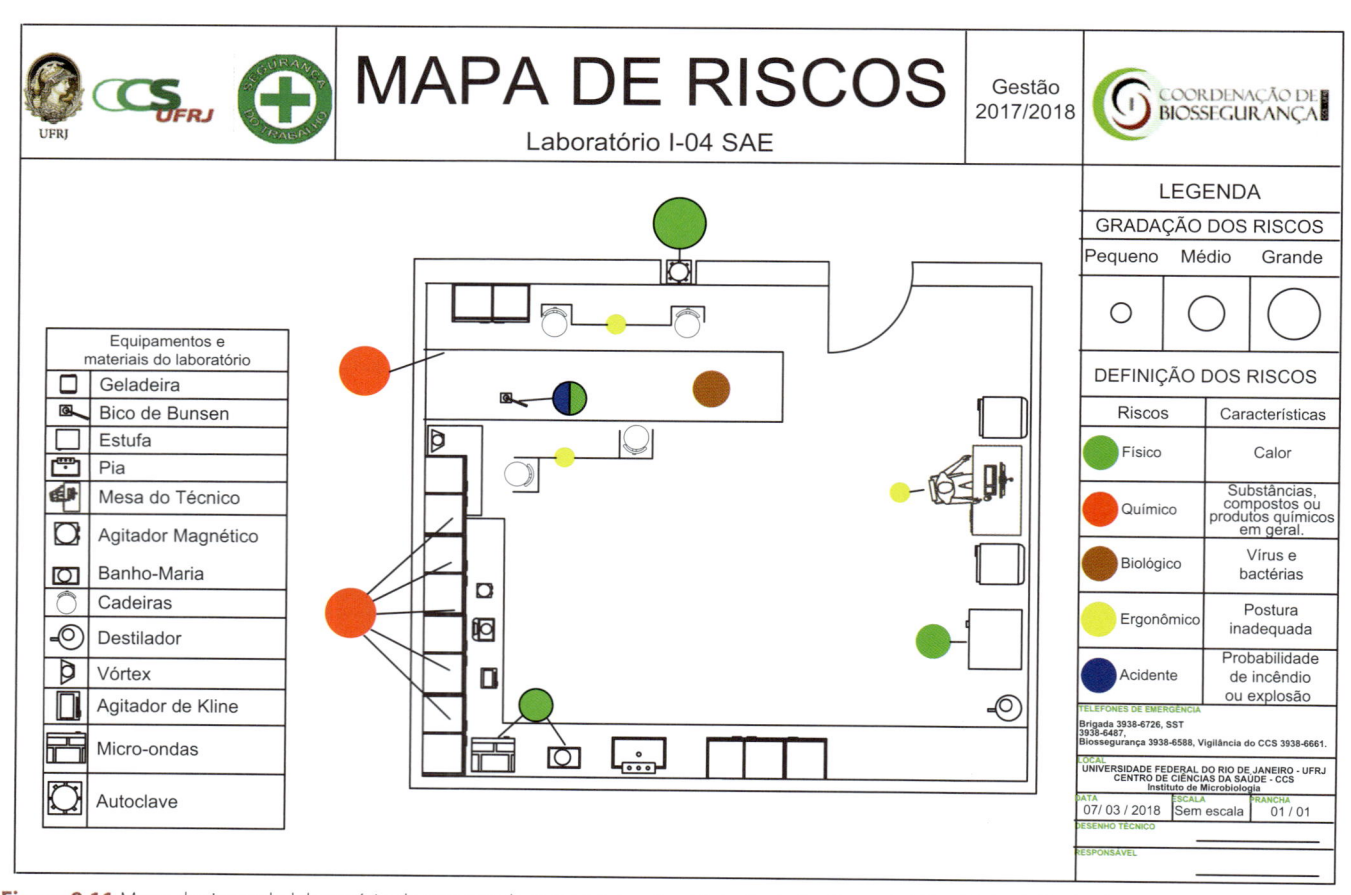

Figura 8.11 Mapa de riscos do laboratório de preparo de material de microbiologia do Instituto de Microbiologia Paulo de Góes da UFRJ. Elaborado pela equipe da coordenação biossegurança do Centro de Ciências da Saúde (CCS) da UFRJ.

ergonômico ou risco de acidentes e doenças ocupacionais, os trabalhadores devem utilizar equipamentos de proteção individual (EPI) ou de proteção coletiva (EPC). O uso do EPI é regido pela norma regulamentadora da legislação trabalhista NR-1, que determina que é função do empregador cumprir e fazer cumprir todas as normas regulamentadoras. Além dos equipamentos, é essencial o treinamento nas normas de segurança. A NR-1 estabelece as disposições gerais relativas à segurança e à medicina do trabalho para todos os trabalhadores e empresas regidos pela Consolidação das Leis de Trabalho (CLT) e dispõe os principais pontos para que seja possível assegurar a proteção dos trabalhadores nas empresas privadas e públicas. Por isso, o treinamento é essencial para a conscientização e a promoção da saúde e segurança do trabalho. A seguir, estão descritos alguns exemplos de EPI e EPC.

Equipamentos de proteção individual

Os equipamentos de proteção individual (EPI) garantem a saúde e a proteção do trabalhador durante o exercício de uma determinada atividade, evitando consequências negativas em casos de acidentes de trabalho.

▶ **Jaleco.** Trata-se de um EPI básico de uso obrigatório para os que trabalham em ambiente de laboratório de microbiologia, de análises clínicas, manejo de animais, lavagem de material, esterilização e manipulação de produtos químicos. Para fins de proteção, deve ser de algodão, com mangas compridas cobrindo os braços, e deve cobrir o dorso, as costas e a parte superior das pernas. Adicionalmente, além do jaleco, é necessário usar calças compridas de material resistente.

▶ **Calçados de segurança.** São sapatos fechados, de couro ou material similar, para proteção dos pés dos usuários contra objetos cortantes, contundentes, abrasivos, produtos químicos, agentes térmicos (frio e calor), compressões, escorregões, para uso em locais úmidos, para proteção contra a oleosidade, ataque de animais peçonhentos e proteção para o trabalho com microrganismos patogênicos.

▶ **Luvas de proteção.** A proteção das mãos, feita por meio de luvas, é muito importante. Há no mercado diversos tipos delas, feitas de diferentes materiais, de acordo com os objetivos e funções: trabalho com microrganismos patogênicos, proteção para produtos químicos e calor, material cortante e outros.

▪ *Luvas de nitrila.* São luvas descartáveis feitas de borracha nitrílica, sintética; apesar de serem menos elásticas que as de látex, oferecem uma excelente resistência ao desgaste e aos produtos corrosivos, sendo mais resistentes a rasgos quando tracionadas. São extremamente resilientes e também empregadas para manuseios de óleos, graxas e outros derivados de petróleo. Devido à sua alta resistência, são usadas em atendimentos pré-hospitalares por médicos e enfermeiros. Profissionais da saúde alérgicos ao látex costumam usá-las (Figura 8.12).

▪ *Luvas de neoprene.* São feitas de neoprene, que também é uma borracha sintética. Têm ótima resistência a altas e baixas temperaturas, são impermeáveis e, quando molhadas, secam rapidamente. Têm leveza, são maleáveis, antiderrapantes e facilitam o manuseio de diversos materiais. A luva de neoprene é utilizada especialmente para contato com químicas. Devido à alta resistência química do neoprene, é usada também em indústrias automotivas, de limpeza e alimentícia.

▪ *Luvas de PVC.* Muito utilizadas, são feitas de policloreto de vinila (PVC). Têm muita resistência a diversos produtos químicos e apresentam também

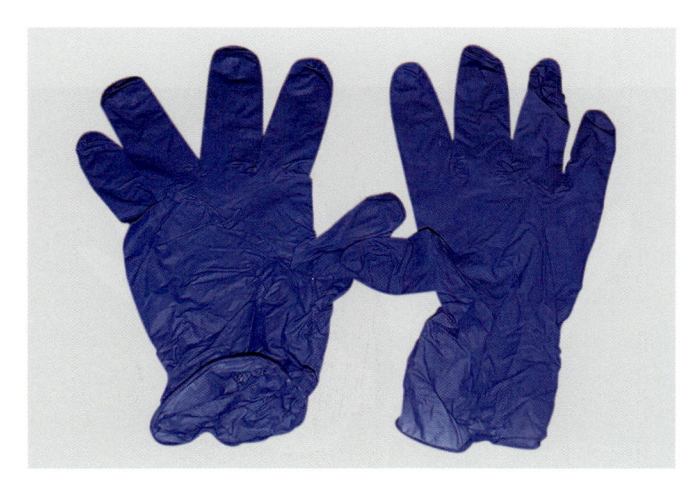

Figura 8.12 Luvas de nitrila.

boa resistência a cortes e abrasão, por isso são usadas em diversos setores como na indústria farmacêutica, tintas e vernizes, adesivos, cosméticos e petroquímicos. São ideais para lavagem de peças em corrosivos, manuseio de ácidos, óleos e graxas (gorduras).

■ *Luva de látex.* São luvas que usam a borracha natural, o látex, material de preferência para a fabricação de luvas usadas nas atividades dos serviços de saúde. Oferecem excelente barreira de proteção, principalmente por sua habilidade de auto-oclusão de pequenos orifícios. No mercado atual existem luvas de látex descartáveis com ou sem pó (talco). Também podem ser encontradas esterilizadas ou não. Para lavagem de material, podem ser usadas luvas de látex grossas (Figura 8.13).

■ *Luvas de vinil.* Produzidas com vinil, um polímero sintético, são econômicas e mais fortes que luvas do látex. Podem ser utilizadas em microbiologia por serem eficazes contra a propagação de bactérias, vírus e outros microrganismos. Descartáveis são usadas também na indústria de alimentos, tanto na preparação como na manipulação em geral, por darem mais sensibilidade à mão enluvada, e na indústria de limpeza, onde seu uso é muito difundido. Raramente o vinil causa alergia, o que é uma vantagem considerando que as luvas de látex podem causar desde urticária até anafilaxia, que é uma reação grave e sistêmica (Figura 8.14).

■ *Luvas de proteção ao calor.* Podem ser feitas de diversos materiais e também existem diversos tipos, de acordo com o objetivo. São usadas em cozinhas

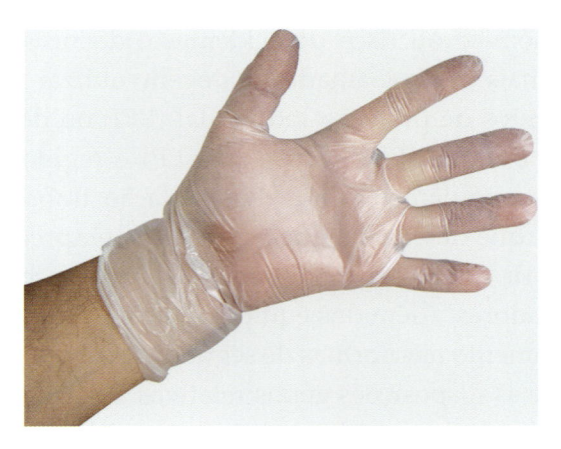

Figura 8.14 Luvas de vinil.

industriais, laboratórios e hospitais, no manuseio de autoclaves e estufas, na proteção do calor geral por atrito, bem como no manuseio de corda de rapel. Podem ser de algodão, couro, malha de aramida tipo grafatex e outros tecidos, alguns patenteados (Figura 8.15).

► **Máscaras de proteção.** Máscaras são equipamentos de proteção respiratória que visam à proteção do usuário contra a inalação de contaminantes, sejam sólidos, gases ou vapores. Elas podem ser de vários tipos. A proteção respiratória é uma das medidas universais de segurança; o objetivo é formar uma barreira de proteção, a fim de reduzir a exposição da pele e das membranas mucosas contra agentes de risco de qualquer natureza.

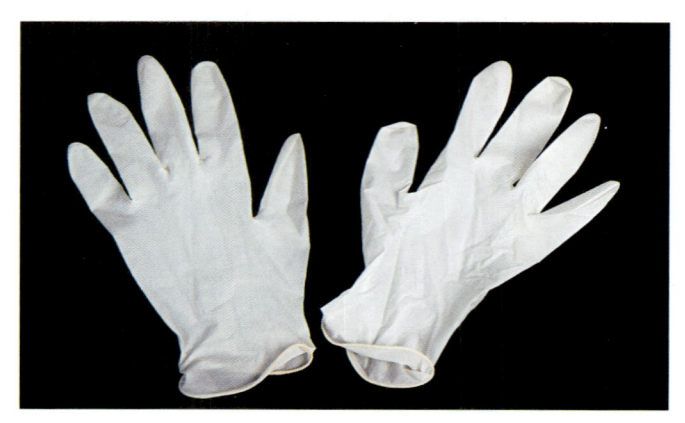

Figura 8.13 Luvas de látex.

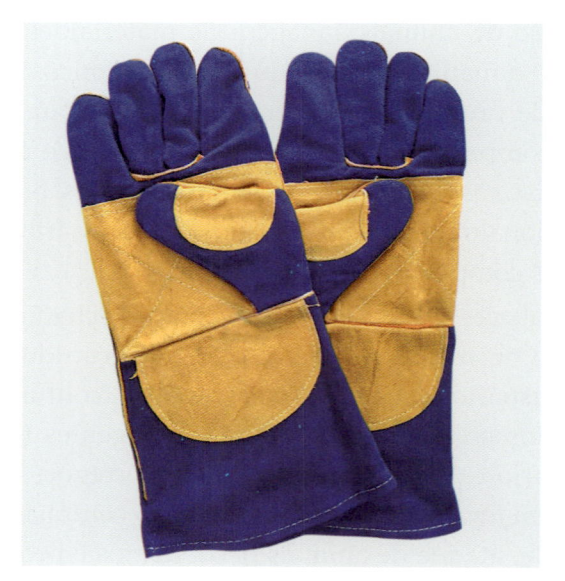

Figura 8.15 Luvas de algodão tipo lona.

As máscaras descartáveis de tecido não tecido (TNT) não usam filtros. Elas são produzidas com fibras desorientadas, aglomeradas e fixadas, que não passam pelos processos têxteis comuns. São uma barreira de uso individual, que cobrem nariz e boca, indicadas para proteger o usuário da inalação de gotículas transmitidas a curta distância e pela projeção de sangue ou outros fluidos corpóreos que possam atingir as vias respiratórias. Também minimizam a contaminação do ambiente com secreções respiratórias geradas pelo trabalhador e, desse modo, protegem o produto manipulado por ele em áreas industriais, gastronômicas, alimentícias, estéticas, de saúde, entre outras. Além disso, são muito utilizadas em práticas simples microbiológicas e procedimentos similares (Figura 8.16). É importante lembrar que essas máscaras não são consideradas equipamentos de proteção respiratória, por isso não estão sujeitas ao certificado de aprovação (CA) do Ministério do Trabalho (NR-6). Afinal, por não terem capacidade de filtração e por vedarem o rosto de maneira precária, elas não protegem adequadamente o usuário de patologias transmitidas por aerossóis, poeiras, névoas e fumos, incluindo metálicos e radionuclídeos.

Por sua vez, as máscaras que usam filtros mecânicos, filtros químicos ou ambos podem ser consideradas equipamentos de proteção respiratória. Para melhor compreensão delas, é importante definir alguns conceitos:

- Névoas e neblinas são constituídas por particulados líquidos na forma de gotículas em suspensão na atmosfera. As névoas são geradas por processo mecânico, como ruptura física de um líquido durante processos de pulverização, nebulização ou borbulhamento, e as neblinas são produto da condensação na atmosfera de pequenas partículas líquidas provenientes de um líquido previamente volatilizado por processo térmico

- Fumos ocorrem quando um metal ou plástico é fundido (aquecido), vaporizado e se resfria rapidamente, criando partículas muito finas que ficam suspensas no ar. Assim como as poeiras, os fumos são particulados originados a partir de materiais sólidos, metálicos ou plásticos, aquecidos até sua fusão. Por meio desse processamento térmico, os sólidos fundidos são volatilizados e condensados na atmosfera devido a diferenças bruscas de temperatura. Nesse processo são geradas partículas menores que 1 μm de diâmetro médio mássico aerodinâmico

- Gases são substâncias que, à temperatura ambiente, estão no estado gasoso e são geralmente invisíveis. Definem-se como gases as substâncias químicas que se apresentam no estado gasoso quando em condições normais de temperatura e pressão (CNTP), isto é, sob temperatura e pressão ambientes. São exemplos: oxigênio, nitrogênio, monóxido e dióxido de carbono, óxido de etileno, argônio, hidrogênio, amônia, cloro, dióxido de enxofre, sulfeto de hidrogênio, metano, propano, butano, óxido nitroso e ozônio

- Vapores são substâncias que evaporam de um líquido ou sólido, da mesma maneira que a água é transformada em vapor d'água. Geralmente são caracterizados pelos odores (um vapor não pode ser visto, mas seu cheiro pode ser sentido). São exemplos de vapores: álcool etílico, metanol, acetona, ácido acético, acetato de etila, vapor de mercúrio, gasolina, diesel, benzeno, tolueno, xileno, formaldeído (formol), glutaraldeído, halotano, éteres, cicloexano, clorofórmio, tetracloreto de carbono, di-isocianato de tolueno (TDI), nafta (destilados de petróleo)

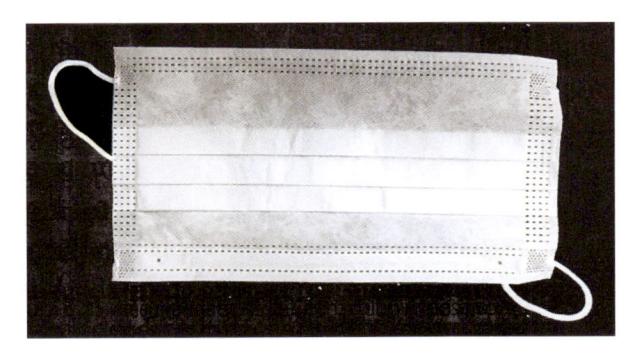

Figura 8.16 Máscara descartável de TNT.

As máscaras podem ser semifaciais ou faciais inteiras. As do primeiro tipo cobrem boca e nariz e as do segundo cobrem boca, nariz e olhos. Nas semifaciais, o material utilizado geralmente é uma combinação de duas ou mais camadas de manta de polipropileno. Essas camadas filtrantes posteriormente recebem uma carga eletrostática para melhorar a eficiência da filtragem. As máscaras faciais inteiras têm um visor que pode ser acrílico, policarbonato ou vidro triplex. Podem apresentar uma peça interna denominada *mascarilha*, que impede o embaçamento do visor, e uma membrana acústica que permite falar e ser ouvido. Os filtros desse tipo de máscara são do tipo rosqueados mecânicos, químicos ou combinados.

■ *Máscaras com filtros mecânicos.* Os filtros mecânicos são destinados à retenção física de partículas de aerodispersoides em suspensão no ar. São feitos de microfibras sintéticas, que em alguns casos, dependendo do fabricante, são tratadas eletrostaticamente, e rosqueados ou encaixados diretamente nas peças faciais.

De acordo com recomendações do Programa de Proteção Respiratória (PPR) da Fundacentro, instituição do Ministério do Trabalho, os filtros mecânicos classificam-se em P1, P2 ou P3. As letras S ou SL podem agregar-se de acordo com sua capacidade de proteção contra partículas sólidas ou sólidas e líquidas, respectivamente. Também se classificam em PFF1, PFF2 ou PFF3. PFF significa peça facial filtrante, pois o próprio respirador é um meio filtrante. O ar entra através do material filtrante e passa diretamente para o nariz ou boca do usuário. Os filtros P1, P2 ou P3 são utilizados em máscaras com manutenção, e os PFF1, PFF2 e PFF3 em máscaras sem manutenção (descartáveis). Os filtros da classe P1 são indicados somente para partículas sólidas. Os de classe P2 e P3 são subdivididos de acordo com sua capacidade de remover partículas sólidas e líquidas (SL, aprovados nos ensaios com aerossol de cloreto de sódio e de óleo de parafina) ou somente sólidas (S, aprovados no ensaio com aerossol de cloreto de sódio). Essas máscaras têm restrições em relação à concentração do oxigênio no ar, que deve ser inferior a 18% vol., ou seja, a concentração das partículas aerodispersoides não deve superar aquela para a qual o filtro foi indicado:

- PFF1/P1: poeiras e/ou névoas (aerossóis mecanicamente gerados)
- PFF2/P2: fumos (aerossóis termicamente gerados) e/ou agentes biológicos (Figura 8.17)
- PFF3/P3: particulados altamente tóxicos (LT < 0,05 mg/m³) e/ou de toxicidade desconhecida e radionuclídeos.

■ *Máscaras com filtros químicos.* Para que ocorra retenção de gases ou vapores contidos no ar em um filtro químico, é necessário que esse filtro seja produzido com um meio de retenção apropriado. O carvão é o meio de remoção dos gases e vapores que se utiliza na fabricação dos filtros químicos devido a sua propriedade absorvente (Figura 8.18).

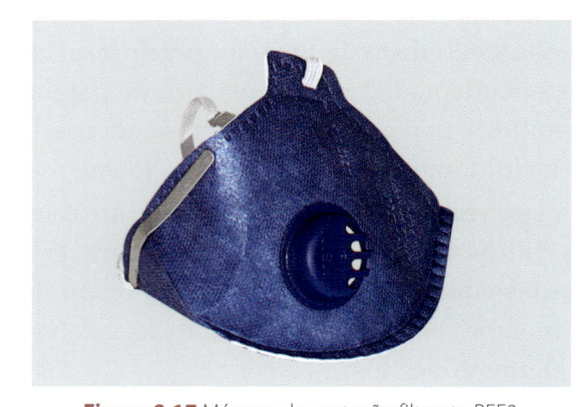

Figura 8.17 Máscara de proteção filtrante PFF2.

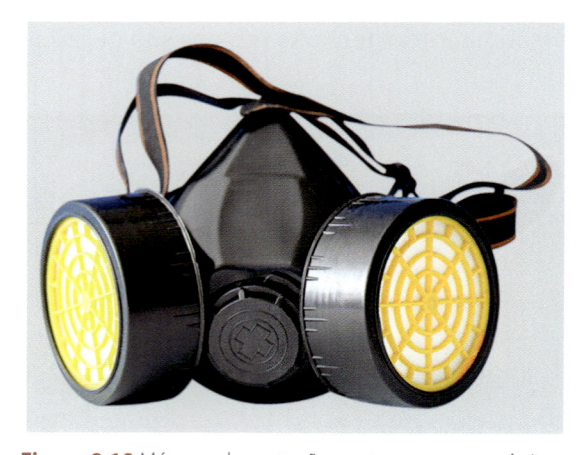

Figura 8.18 Máscara de proteção contra vapores orgânicos.

Máscaras com filtros combinados. Nessas máscaras são usados filtros químicos e mecânicos. Ao penetrar, primeiro o ar entra em contato com o filtro mecânico e depois com o filtro químico. A máscara pode agregar um filtro mecânico das classes P2 e P3, rosqueado ou encaixado diretamente nas peças faciais, semifaciais ou inteiras.

▶ **Toucas.** As toucas são uma barreira de proteção contra microrganismos do cabelo e do couro cabeludo, por isso seu tamanho deve ser adequado para a cobertura total do cabelo. As toucas cirúrgicas são um dos acessórios indispensáveis no bloco operatório. É comum em microbiologia o uso de toucas descartáveis (Figura 8.19).

▶ **Capacetes e gorros.** Os gorros proporcionam uma barreira efetiva para o profissional, sua equipe e paciente. Protegem contra gotículas de saliva, aerossóis e sangue contaminados.

▶ **Protetores oculares.** Os protetores oculares protegem a mucosa ocular de contaminações e em acidentes ocupacionais. Os mais indicados possuem vedação periférica e melhor adaptação ao rosto, proteção que os óculos comuns não oferecem (Figura 8.20).

▶ **Protetores auditivos.** Têm como principal objetivo proteger o usuário de ruídos que podem danificar o sistema auditivo. Os protetores auditivos estão disponíveis em ampla variedade, oferecendo diferentes níveis de proteção (Figura 8.21).

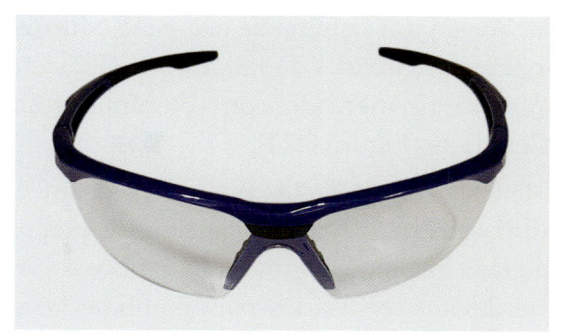

Figura 8.20 Máscara de proteção para os olhos.

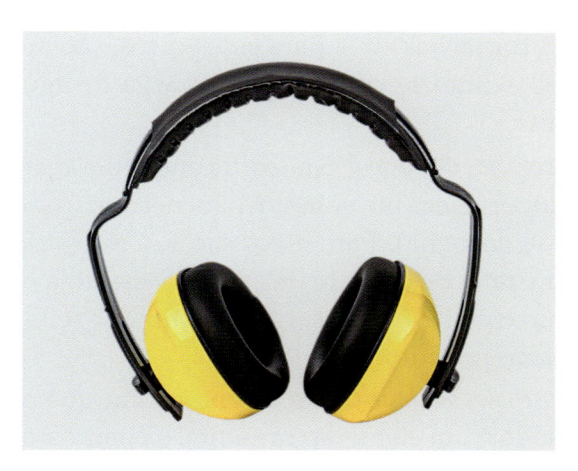

Figura 8.21 Protetor auditivo contra ruídos.

Equipamentos de proteção coletiva

Os equipamentos de proteção coletiva (EPC) têm a função de proteger o ambiente e a saúde dos usuários e de preservar a integridade dos ambientes e dos laboratoristas, além disso, podem ser acionados em caso de emergências e acidentes.

▶ **Câmaras de segurança biológicas.** De uso obrigatório para manejo com microrganismos, seus tipos estão descritos no tópico Tipos de câmaras de segurança biológica, deste capítulo.

▶ **Capelas de exaustão química.** É um EPC que deve estar presente todos os laboratórios que manipulem produtos químicos, tóxicos, vapores agressivos, partículas ou líquidos em quantidades e concentrações perigosas, prejudiciais à saúde. É obrigatório que toda a manipulação que possa ocasionar uma reação perigosa seja feita dentro de uma

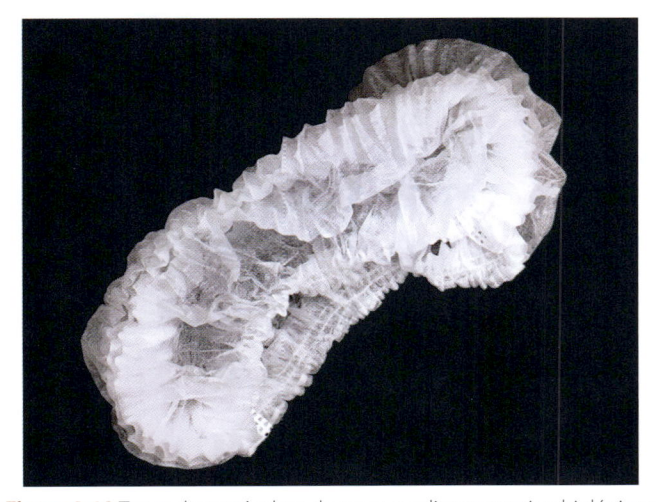

Figura 8.19 Touca descartável usada em procedimentos microbiológicos.

capela. Possui um sistema de exaustão e filtros que eliminam gases tóxicos do laboratório. Existem vários modelos no mercado, com diferentes graus de complexidade (Figura 8.22).

▶ **Extintores de incêndio.** Os extintores de incêndio são utilizados para combater incêndios pequenos, em sua fase inicial. Os tipos de incêndios e extintores que devem ser usados para combatê-los estão descritos adiante.

■ *Incêndios de classe A.* São os incêndios que, além de queimarem, deixam resíduos (tais como madeiras, papel, borrachas etc.). Para esses casos, são indicados os extintores com carga e recarga de água ou espuma.

■ *Incêndios de classe B.* São os incêndios que ardem em superfícies, no entanto não deixam resíduos (álcool, gasolina). Para esses casos, a carga do extintor é feita de dióxido de carbono, espuma ou pó químico (pó BC), e a recarga de extintor é feita com o mesmo produto.

■ *Incêndios de classe C.* São incêndios em que a eletricidade é um elemento presente, o composto químico do extintor de incêndio não pode ser condutor de energia. Para esses casos, o extintor tem uma carga de pó e gás carbônico.

■ *Incêndios de classe D.* Esse tipo de incêndio exige extintores com agentes especialmente produzidos para combatê-los, pois é um incêndio que ocorre em matérias pirofosfóricas (titânio, zinco, lítio, magnésio, sódio, fósforo branco). Pode ser utilizado o extintor de pó químico, que age por abafamento e quebra da reação em cadeia.

▶ **Chuveiro de emergência.** Trata-se de um EPC presente em laboratórios e corredores institucionais. É um equipamento obrigatório para a segurança dos que trabalham com produtos inflamáveis ou nocivos para a saúde, para técnicos, pesquisadores e outros profissionais da área. Seu uso é fiscalizado pelos órgãos reguladores e, em caso de número insuficiente de chuveiros de emergência nos laboratórios instalados no prédio, a empresa pode ser multada (Figura 8.23).

▶ **Lava-olhos.** Esse EPC é formado por dois pequenos chuveiros de média pressão, acoplados a uma bacia de aço inox, que permitem o direcionamento correto do jato de água na face e nos olhos (Figura 8.24). Existe também o lava-olhos portátil, que é prático e eficiente.

▶ **Vaso de areia.** Também chamado de balde de areia, é utilizado sobre derramamento de álcalis, para neutralizá-lo.

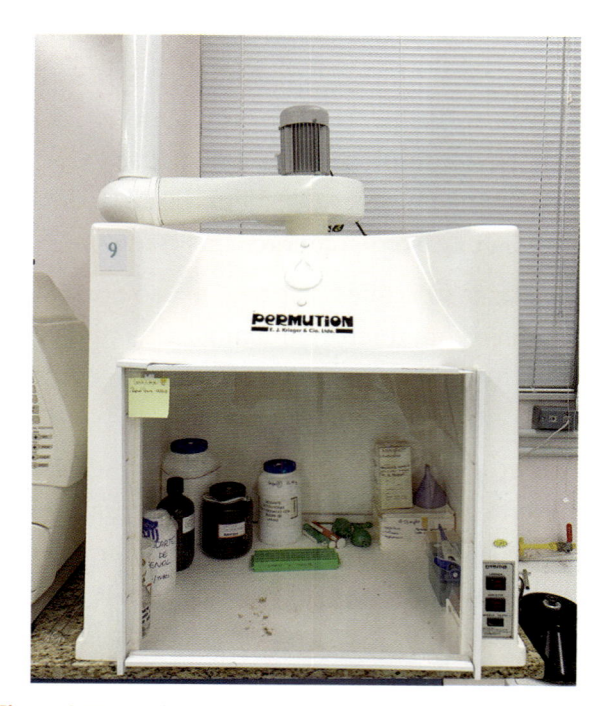

Figura 8.22 Capela de exaustão. (Foto: Dr. Antônio Ferreira Pereira.)

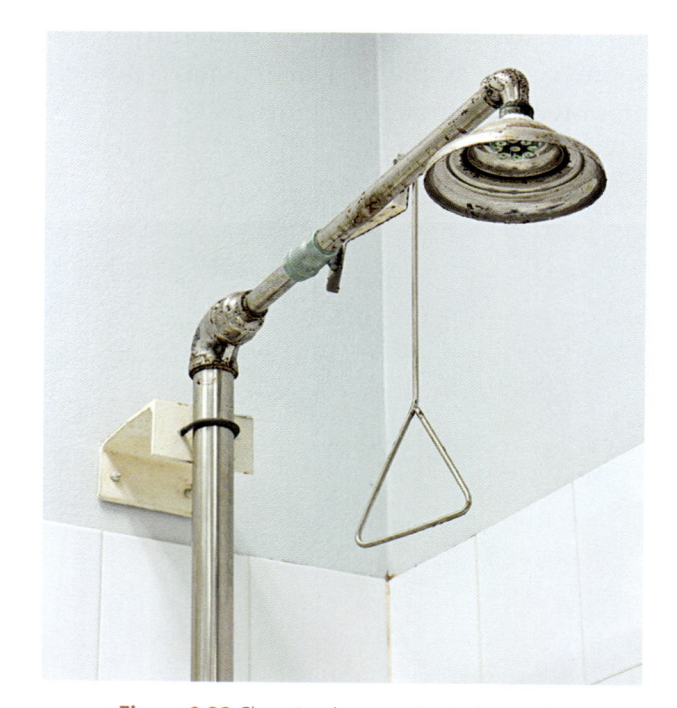

Figura 8.23 Chuveiro de emergência de parede.

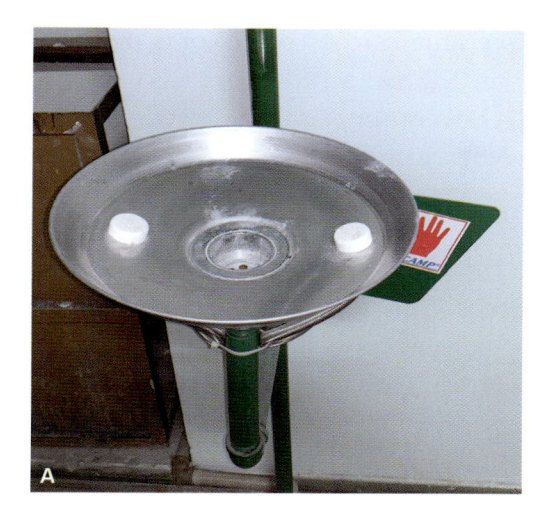

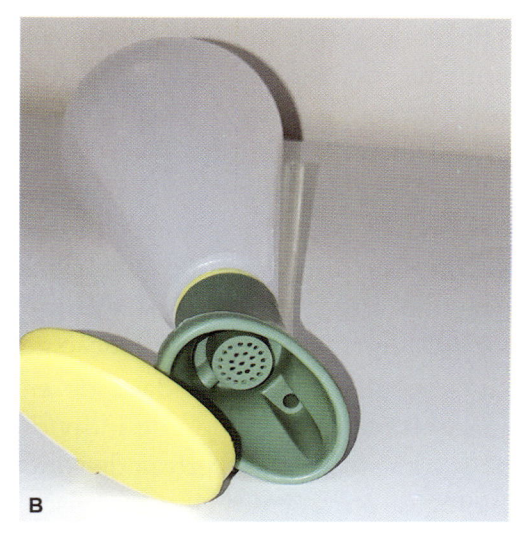

Figura 8.24 A. Lava-olhos do Instituto de Microbiologia Paulo de Góes, UFRJ. **B.** Lava-olhos portátil. (Fotos: Dr. Antônio Ferreira Pereira.)

Microrganismos geneticamente modificados

Um organismo geneticamente modificado (OGM) é todo organismo (microrganismo, animal ou vegetal) cujo genoma (DNA ou RNA) tenha sido modificado por qualquer técnica de engenharia genética – no caso de microrganismos geneticamente modificados, a sigla é MGM. Não são incluídas nessa definição técnicas de fusão celular, mutantes naturais ou induzidos por agentes naturais, clonagem de organismos e outros processos similares. No Brasil, a Lei de Biossegurança (Lei nº 11.105, de 24 de março de 2005) estabelece normas de segurança e mecanismos de fiscalização de atividades que envolvam organismos geneticamente modificados (OGM), cria o Conselho Nacional de Biossegurança (CNBS) e reestrutura a Comissão Técnica Nacional de Biossegurança (CTNBio). A CTNBio tem como finalidade prestar apoio técnico consultivo e assessoramento ao governo federal na formulação, na atualização e na implementação da Política Nacional de Biossegurança relativa a OGM, bem como no estabelecimento de normas técnicas de segurança e pareceres técnicos referentes à proteção da saúde humana, dos organismos vivos e do meio ambiente, para atividades que envolvam construção, experimentação, cultivo, manipulação, transporte, comercialização, consumo, armazenamento, liberação e descarte de OGM e derivados.

A Lei de Biossegurança estabelece normas de segurança e mecanismos de fiscalização sobre a construção, o cultivo, a produção, a manipulação, o transporte, a transferência, a importação, a exportação, o armazenamento, a pesquisa, a comercialização, o consumo, a liberação no meio ambiente e o descarte de todos os OGM e seus derivados. Assim, no Brasil, restringem-se a manipulação e a utilização seguras de todo organismo vivo modificado por engenharia genética. O Art. 45 do Decreto nº 5.591 diz que "a instituição de direito público ou privado que pretender realizar pesquisa em laboratório, regime de contenção ou campo, como parte do processo de obtenção de OGM ou de avaliação da biossegurança de OGM, o que engloba, no âmbito experimental, a construção, o cultivo, a manipulação, o transporte, a transferência, a importação, a exportação, o armazenamento, a liberação no meio ambiente e o descarte de OGM, deverá requerer, junto à CTNBio, a emissão de um Certificado de Qualidade em Biossegurança (CQB)". O CQB é exigido para a realização de qualquer atividade de pesquisa e desenvolvimento de OGM.

A classificação dos riscos nos trabalhos com MGM é semelhante à descrita em riscos biológicos em quatro níveis, desde os de classes de risco 1, que são OGM com baixo risco individual e baixo risco para coletividade, até os de classe de risco 4, com alto risco individual e alto risco para a coletividade. A classe de risco 1 inclui todo MGM que contenha sequências de DNA/RNA de organismo doador e receptor que não causem agravos à saúde humana e animal e efeitos adversos aos vegetais e ao meio ambiente. São MGM não patogênicos, que oferecem a mesma segurança que o organismo receptor ou parental no biorreator ou fermentador, mas com sobrevivência ou multiplicação limitadas, sem efeitos negativos para o meio ambiente. Os quatro níveis de biossegurança (NB-1 a NB-4), são crescentes, do menor para o maior grau de contenção e complexidade do nível de proteção, como os descritos para risco biológico de microrganismos em geral. A infraestrutura de laboratórios de pesquisa em MGM deve ter sistemas de manipulação e eliminação com os fluxos laminares e as autoclaves revisados a cada 6 meses. A comprovação dessa revisão técnica pode ser atestada por um selo datado da empresa que efetuou a revisão, presente no equipamento. Caso haja inspeção da CTNBio, o não atendimento dessa exigência resulta em suspensão da autorização de manipulação de OGM pelo laboratório em questão.

Descarte de resíduos

Resíduos de serviço de saúde (RSS)

Uma parte muito importante da segurança do laboratório são os *procedimentos* de descarte para resíduos biológicos, químicos, material cortante e perfurantes. Atualmente, a Resolução da Diretoria Colegiada (RDC) nº 222, de 28 de março de 2018, da Agência Nacional de Vigilância Sanitária (Anvisa), regulamenta as boas práticas de gerenciamento dos resíduos de serviços de saúde (GRSS). Antes da criação da Anvisa, esse gerenciamento era regulamentado somente por resolução do Conselho Nacional do Meio Ambiente (CONAMA). A primeira resolução da Anvisa sobre GRSS foi a RDC nº 306, em 2004. Com o advento de novas tecnologias, entrou em vigor a Lei nº 12.305/2010, que instituiu a Política Nacional de Resíduos Sólidos

(PNRS), e atualizações posteriores deram origem à RDC nº 222. De acordo com essa resolução, os resíduos devem ser classificados em grupos, a fim de que o descarte seja feito de maneira adequada.

▶ Resíduos do grupo A

Resíduos com a possível presença de agentes biológicos, que, por suas características, podem apresentar risco de infecção (Figura 8.25).

▪ Subgrupo A1

- Culturas e estoques de microrganismos; resíduos de fabricação de produtos biológicos, exceto os medicamentos hemoderivados (produtos oriundos do sangue total ou do plasma, obtidos por meio de processamento físico-químico ou biotecnológico); descarte de vacinas de microrganismos vivos, atenuados ou inativados; meios de cultura e instrumentais utilizados para transferência, inoculação ou mistura de culturas; resíduos de laboratórios de manipulação genética

- Resíduos resultantes da atividade de ensino e pesquisa ou atenção à saúde de indivíduos ou animais, com suspeita ou certeza de contaminação biológica por agentes classe de risco 4, microrganismos com relevância epidemiológica e risco de disseminação ou causador de doença emergente que se torne epidemiologicamente importante ou cujo mecanismo de transmissão seja desconhecido

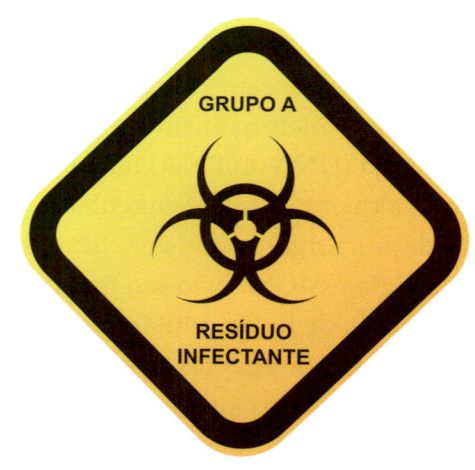

Figura 8.25 Símbolo que representa o grupo A.

- Bolsas transfusionais contendo sangue ou hemocomponentes rejeitadas por contaminação ou por má conservação, ou com prazo de validade vencido, e aquelas oriundas de coleta incompleta
- Sobras de amostras de laboratório contendo sangue ou líquidos corpóreos, recipientes e materiais resultantes do processo de assistência à saúde, contendo sangue ou líquidos corpóreos na forma livre.

Subgrupo A2

- Carcaças (produto de retalhação de animal), peças anatômicas, vísceras e outros resíduos provenientes de animais submetidos a processos de experimentação com inoculação de microrganismos, bem como suas forrações, e os cadáveres de animais suspeitos de serem portadores de microrganismos de relevância epidemiológica e com risco de disseminação, que foram submetidos ou não a estudo anatomopatológico ou confirmação diagnóstica.

Subgrupo A3

- Peças anatômicas (membros) do ser humano; produto de fecundação sem sinais vitais, com peso menor que 500 gramas ou estatura menor que 25 centímetros, ou idade gestacional menor que 20 semanas, que não tenham valor científico ou legal e não tenha havido requisição pelo paciente ou seus familiares.

Subgrupo A4

- *Kits* de linhas arteriais, endovenosas e dialisadores, quando descartados
- Filtros de ar e gases aspirados de área contaminada; membrana filtrante de equipamento médico-hospitalar e de pesquisa, entre outros similares
- Sobras de amostras de laboratório e seus recipientes contendo fezes, urina e secreções, provenientes de pacientes que não contenham nem sejam suspeitos de conter agentes classe de risco 4, nem apresentem relevância epidemiológica e risco de disseminação, ou microrganismo causador de doença emergente que se torne epidemiologicamente importante ou cujo mecanismo de transmissão seja desconhecido ou com suspeita de contaminação com príons
- Resíduos de tecido adiposo proveniente de lipoaspiração, lipoescultura ou outro procedimento de cirurgia plástica que gere este tipo de resíduo
- Recipientes e materiais resultantes do processo de assistência à saúde, que não contenha sangue ou líquidos corpóreos na forma livre
- Peças anatômicas (órgãos e tecidos), incluindo placentas, e outros resíduos provenientes de procedimentos cirúrgicos ou de estudos anatomopatológicos ou de confirmação diagnóstica
- Cadáveres, carcaças, peças anatômicas, vísceras e outros resíduos provenientes de animais não submetidos a processos de experimentação com inoculação de microrganismos
- Bolsas transfusionais vazias ou com volume residual pós-transfusão.

Subgrupo A5

- Órgãos, tecidos e fluidos orgânicos de alta infectividade para príons, de casos suspeitos ou confirmados, bem como quaisquer materiais resultantes da atenção à saúde de indivíduos ou animais, suspeitos ou confirmados, e que tiveram contato com órgãos, tecidos e fluidos de alta infectividade para príons (tecidos de alta infectividade para príons são aqueles assim definidos em documentos oficiais pelos órgãos sanitários competentes).

▶ Resíduos do grupo B

Resíduos contendo produtos químicos que podem apresentar risco à saúde pública ou ao meio ambiente, dependendo de suas características de inflamabilidade, corrosividade, reatividade e toxicidade, teratogenicidade, mutagenicidade e quantidade (Figura 8.26):

- Produtos farmacêuticos
- Resíduos de saneantes, desinfetantes, desinfestantes; resíduos contendo metais pesados; reagentes para laboratório, inclusive os recipientes contaminados por estes

Figura 8.26 Símbolo que representa o grupo B.

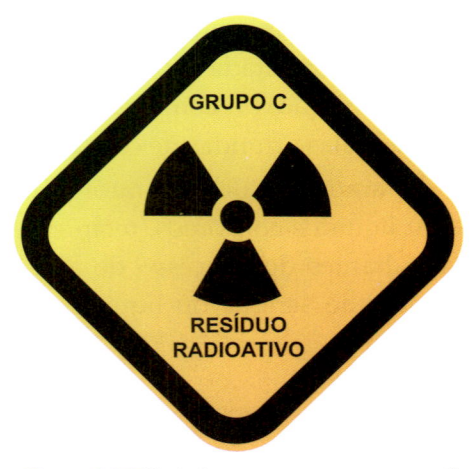

Figura 8.27 Símbolo que representa o grupo C.

- Efluentes de processadores de imagem (reveladores e fixadores)
- Efluentes dos equipamentos automatizados utilizados em análises clínicas
- Demais produtos considerados perigosos: tóxicos, corrosivos, inflamáveis e reativos.

▶ Resíduos do grupo C

Rejeitos radioativos. Qualquer material que contenha radionuclídeo em quantidade superior aos níveis de dispensa especificados em norma da Comissão Nacional de Energia Nuclear (CNEN) e para os quais a reutilização seja imprópria ou não prevista (Figura 8.27):

- Rejeitos radioativos, provenientes de laboratório de pesquisa e ensino na área da saúde, laboratório de análise clínica, serviço de medicina nuclear e radioterapia, segundo resolução da CNEN e plano de proteção radiológica aprovado para a instalação radioativa.

▶ Resíduos do grupo D

Resíduos que não apresentam risco biológico, químico ou radiológico à saúde ou ao meio ambiente, podendo ser equiparados aos resíduos domiciliares:

- Papel de uso sanitário e fraldas, absorventes higiênicos, peças descartáveis de vestuário, gorros e máscaras descartáveis, resto alimentar de paciente, material utilizado em antissepsia e hemostasia de venóclises, luvas de procedimentos que não entraram em contato com sangue ou líquidos corpóreos, equipo de soro, abaixadores de língua e outros similares não classificados como A1
- Sobras de alimentos e do preparo de alimentos
- Resto alimentar de refeitório
- Resíduos provenientes das áreas administrativas
- Resíduos de varrição, flores, podas e jardins
- Resíduos de gesso provenientes de assistência à saúde
- Forrações de animais de biotérios sem risco biológico associado
- Resíduos recicláveis sem contaminação biológica, química e radiológica associada
- Pelos de animais.

▶ Resíduos do grupo E

Resíduos perfurocortantes ou escarificantes, tais como: lâminas de barbear, agulhas, escalpes, ampolas de vidro, brocas, limas endodônticas, fios ortodônticos cortados, próteses bucais metálicas inutilizadas, pontas diamantadas, lâminas de bisturi, lancetas, tubos capilares, micropipetas, lâminas e lamínulas, espátulas e todos os utensílios de vidro quebrados no laboratório (pipetas, tubos de coleta sanguínea e placas de Petri) e outros similares (Figura 8.28).

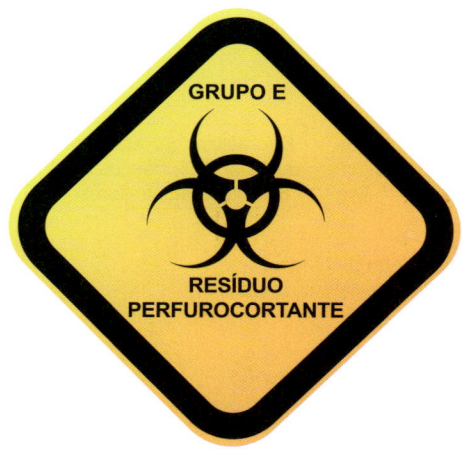

Figura 8.28 Símbolo que representa o grupo E.

Descarte

O descarte de resíduos é um dos pontos mais importantes para a segurança individual, do ambiente de trabalho e também para a área ambiental.

As instituições devem elaborar seu plano de gerenciamento de resíduos de acordo com a RDC nº 222 e adotar obrigatoriamente os procedimentos necessários. O conhecimento necessário deve ser passado para a comunidade por meio de cursos e treinamentos. As unidades, por sua vez, devem se adequar a esse planejamento cumprindo à risca as orientações recebidas. Toda instituição deve ter uma coordenação de biossegurança para coordenar e fiscalizar esses procedimentos e atividades de extrema importância para manutenção da saúde e segurança de uma instituição e seus funcionários, a fim de evitar contaminações ambientais, algumas irreversíveis. As Figuras 8.29 e 8.30 representam o trabalho da Coordenação de Biossegurança do Centro de Ciências da Saúde da Universidade Federal do Rio de Janeiro, no planejamento e no gerenciamento de descarte de seus principais resíduos, com base na referida Resolução.

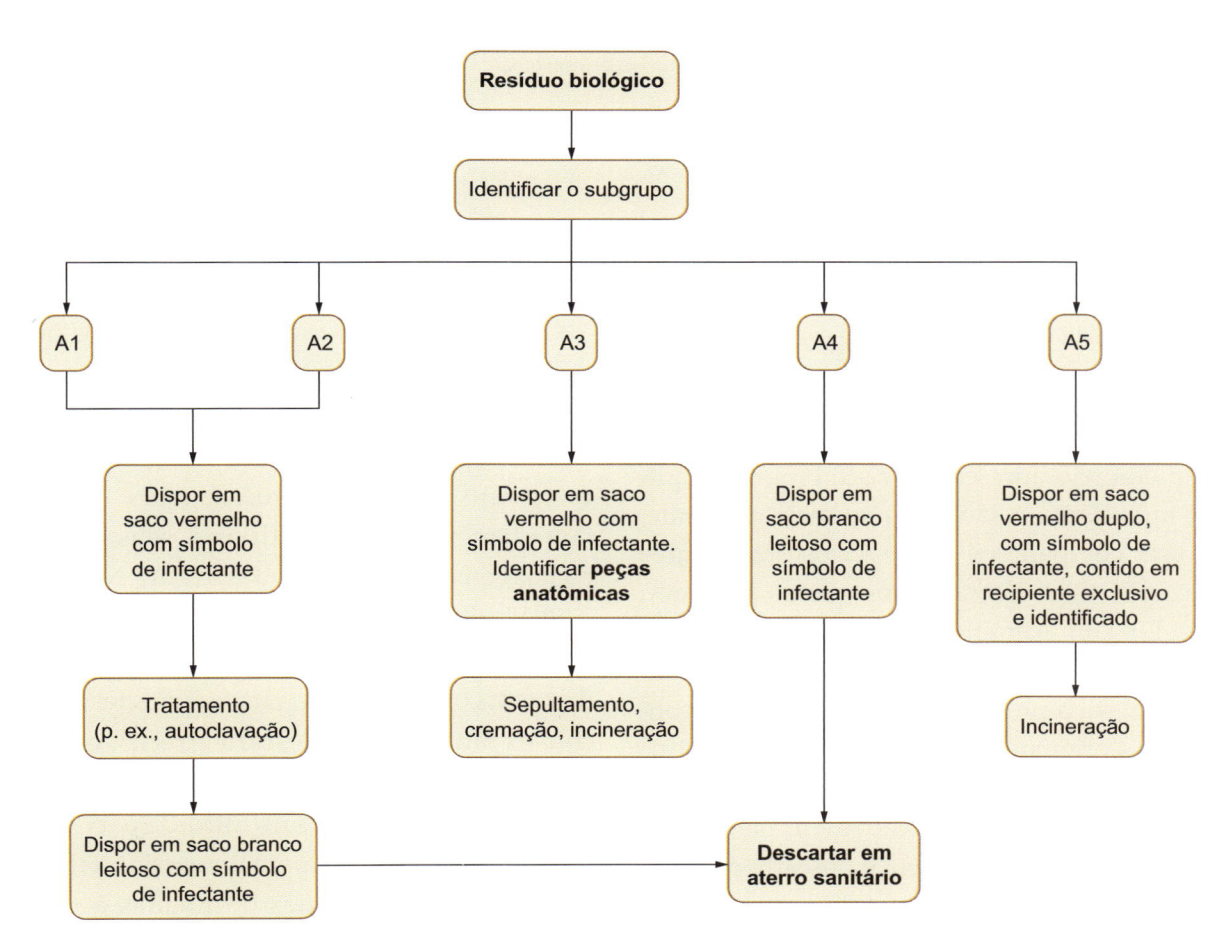

Figura 8.29 Fluxograma de descarte de resíduos biológicos elaborado pela coordenação de Biossegurança do Centro de Ciências da Saúde, UFRJ, coordenado pela Dra. Bianca Ortiz da Silva.

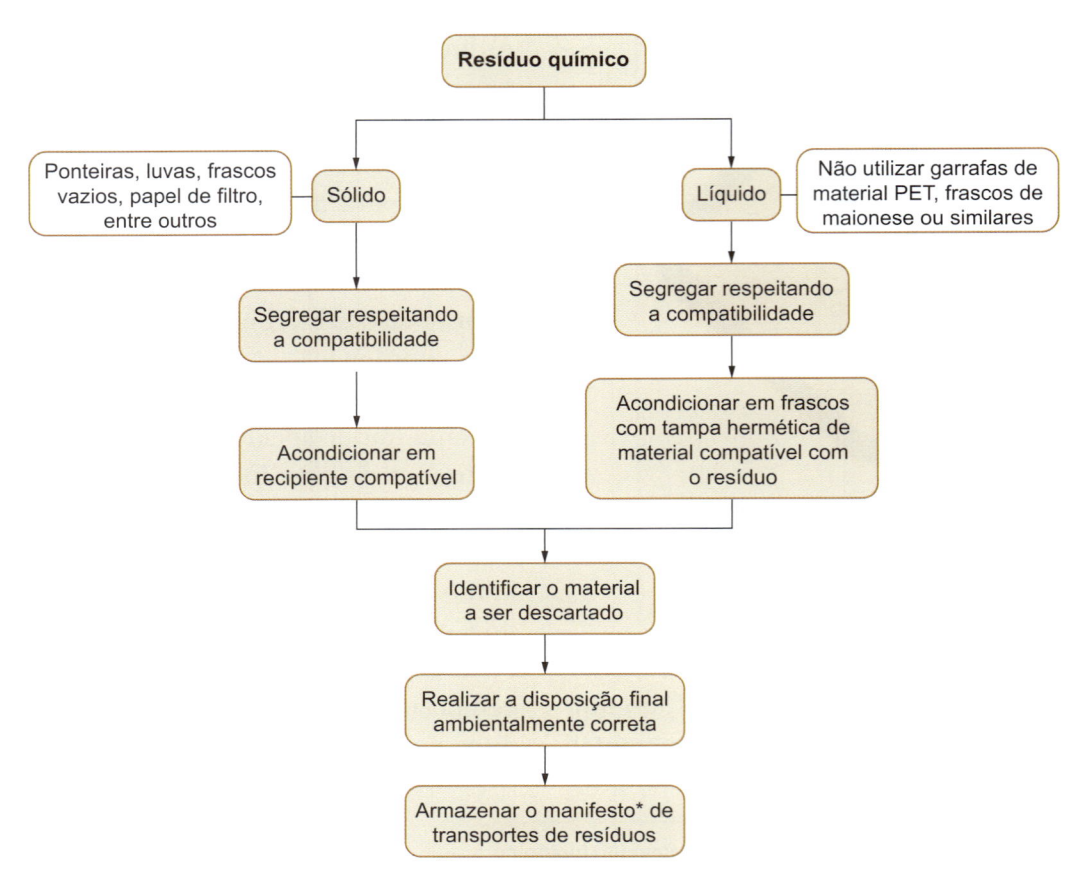

Figura 8.30 Fluxograma de descarte de resíduos químicos elaborado pela coordenação de Biossegurança do Centro de Ciências da Saúde, UFRJ, coordenado pela Dra. Bianca Ortiz da Silva. *Formulário obrigatório para o transporte de resíduos desde a fonte geradora até a destinação final.

A biossegurança é uma obrigação de todos, e todos os profissionais e estudantes da área da saúde devem priorizá-la e zelar por ela.

▶ Descarte de resíduos comuns

São aqueles não apresentam risco biológico, químico ou radiológico à saúde ou ao meio ambiente, podendo ser equiparados aos resíduos domiciliares (segundo a RDC nº 222/2018, os que se encaixam no grupo D). Um exemplo comum são os resíduos orgânicos e os resíduos sanitários. Eles devem ser colocados em saco preto com identificação do laboratório que os originou, de acordo com a NBR 9191, da ABNT. Os procedimentos dependem da instituição, mas normalmente são colocados em coletores ou contêineres para posterior coleta e descarte adequado. Normalmente na área externa são acondicionados em caçambas da empresa responsável por sua retirada.

▶ Descarte de resíduos recicláveis

Os resíduos recicláveis são separados e recolhidos pela coleta seletiva para passarem pelo processo de reciclagem, tais como papéis, plásticos, vidros, metais e orgânicos. A Figura 8.31 ilustra um ponto de coleta de reciclagem e descreve detalhadamente esses resíduos e seus símbolos de reciclagem (baseado na Instrução Normativa nº 1/2015, do CCS, UFRJ). As pilhas e baterias, bem como as lâmpadas comuns, podem ser descartadas em coletores especiais, separadas de acordo com os protocolos de descarte e reciclagem de cada instituição. No caso de lâmpadas com mercúrio, os coletores deverão possuir filtro de carvão ativado para reter o mercúrio, para o caso de a lâmpada ser danificada. As lâmpadas destinadas à reciclagem são posteriormente coletadas por empresas especializadas neste tipo de serviço.

Papel: restos de papel de todos os tipos, caixas, papelão e similares, rascunhos escritos, envelopes, fotocópias, folhetos. Não são recicláveis: adesivos, etiquetas, fita-crepe, papel-carbono, fotografias, papel toalha, papel higiênico, papéis e guardanapos engordurados, papéis metalizados, parafinados, plastificados.

 Metal: latas de alumínio, latas de aço, tampas em geral, ferragens, canos, esquadrias e molduras de quadros. Não são recicláveis: clipes, grampos, esponjas de aço, latas de tintas.

 Plástico: potes de alimentos, tampas de plástico, frascos, utilidades domésticas, embalagens de refrigerante, garrafas de água mineral, recipientes para produtos de higiene e limpeza, PVC, tubos e conexões, sacos plásticos em geral, peças de brinquedos, engradados de bebidas, baldes. Não são recicláveis: cabos de panela, tomadas, embalagens metalizadas, isopor, adesivos, espuma.

 Vidro: tampas, potes, frascos, garrafas de bebidas, copos, embalagens. Não são recicláveis: vidros que contenham ou contiveram resíduos químicos, espelhos, cristais, ampolas de medicamentos, cerâmicas e louças, lâmpadas, vidros temperados planos.

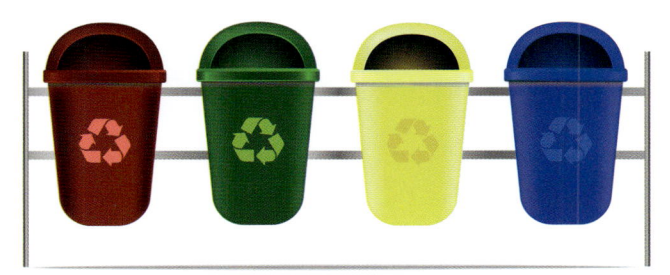

Figura 8.31 Resíduos recicláveis e ponto de coleta seletiva.

Bibliografia

ASSOCIAÇÃO BRASILEIRA DE NORMAS TÉCNICAS (ABNT). NBR 14725-1: Produtos químicos – Informações sobre segurança, saúde e meio ambiente. Parte 1: Terminologia. Informação e documentação: terminologia. Rio de Janeiro. 1. ed. 2009, versão corrigida 2010.

ASSOCIAÇÃO BRASILEIRA DE NORMAS TÉCNICAS (ABNT). NBR 14725-2: Produtos químicos – Informações sobre segurança, saúde e meio ambiente. Parte 2: Sistema de classificação de perigo. Informação e documentação: artigo em publicação periódica técnica e/científica, Rio de Janeiro 2009.

ASSOCIAÇÃO BRASILEIRA DE NORMAS TÉCNICAS (ABNT). NBR 14725-3: Produtos químicos – Informações sobre segurança, saúde e meio ambiente. Parte 3: Rotulagem Informação e documentação: numeração progressiva de um documento escrito. Rio de Janeiro 2012.

ASSOCIAÇÃO BRASILEIRA DE NORMAS TÉCNICAS (ABNT). NBR 14725-4: Produtos químicos – Informações sobre segurança, saúde e meio ambiente. Parte 4: Ficha de informações de segurança de produtos químicos (FISPQ). Informação e documentação: numeração progressiva de um documento escrito. Rio de Janeiro 2009.

ASSOCIAÇÃO BRASILEIRA DE NORMAS TÉCNICAS (ABNT). NBR 9191:2008 – Sacos plásticos para acondicionamento de lixo – Requisitos e métodos de ensaio.

BAHIA. Secretaria da Saúde. Superintendência de Vigilância e Proteção da Saúde. Diretoria de Vigilância e Controle Sanitário. Brasil. Universidade Federal da Bahia. Instituto de Ciências da Saúde. Manual de Biossegurança. Salvador. 2001.

BRASIL. Ministério da Ciência, Tecnologia e Informação. Comissão Técnica Nacional de Biossegurança. Disponível em: <http://ctnbio.mcti.gov.br/inicio>. Acesso em: abr. 2019.

BRASIL. Ministério da Saúde. Agência Nacional de Vigilância Sanitária. *Manual de gerenciamento de resíduos de saúde*. Brasília: Ministério da Saúde, 2006. 182 p. (Série A. Normas e Manuais Técnicos.) ISBN 85-334-1176-6.

BRASIL. Ministério da Saúde. Diretrizes gerais para o trabalho em contenção com agentes biológicos. 2010. 3. ed. Disponível em <https://www.riscobiologico.org/lista/DiretrizesGeraisContencaoAgentesBiologicos_2010.pdf>. Acesso em: abr. 2019.

BRASIL. Ministério da Saúde. Agência Nacional de Vigilância Sanitária. Manual de gerenciamento de resíduos de serviços de saúde/Ministério da Saúde, Agência Nacional de Vigilância Sanitária. – Brasília: Ministério da Saúde, 2006.

BRASIL. Ministério da Saúde. Agência Nacional de Vigilância Sanitária. Resolução da Diretoria Colegiada nº 222. Regulamenta as Boas Práticas de Gerenciamento dos Resíduos de Serviços de Saúde e dá outras providências. 28 mar. 2018.

BRASIL. Ministério da Saúde. RICHMOND; Jonathan Y.; MCKINNEY, Robert W. (Ed.). SANTOS, Ana Rosa; MILLINGTON, Maria Adelaide; ALTHOFF, Mário Cesar (Orgs.). *Biossegurança em laboratórios biomédicos e de microbiologia.* Brasília: Fundação Nacional de Saúde, 2000.

CHAVES; M. J. F. *Manual de biossegurança e boas práticas laboratoriais. Laboratório de Genética e Cardiologia Molecular do Instituto do Coração.* 2016. Disponível em: <http://www.biot.fm.usp.br/pdf/Manual_de_biosseguranca_e_Boas_Praticas_Laboratoriais_LAB_DE_GENETICA_CARD_MOLECULAR_INCOR.pdf>. Acesso em: jan. 2019.

HIRATA, M. H.; MANCINI FILHO, J. *Manual de biossegurança.* São Paulo: Manole, 2002.

MASSACANI, C.; MENDES, R. S. Dúvidas frequentes. Disque segurança 3M. 2011. Disponível em <http://multimedia.3m.com/mws/media/784789O/security-booklet.pdf>. Acesso em: abr. 2019.

MUNHOZ, J. A. Máscaras e filtros. Disponível em: <http://www.segurancaetrabalho.com.br/download/mascaras-filtros.pdf>. 2011. Acesso em: abr. 2019.

TEIXEIRA, P.; VALLE, S. *Biossegurança*: uma abordagem multidisciplinar. Rio de Janeiro: Fiocruz, 1996.

UNIVERSIDADE FEDERAL DO RIO DE JANEIRO. Centro de Ciências da Saúde. *Apostila de biossegurança.* Elaborada pela Coordenação de Biossegurança do CCS/UFRJ, coordenada pela Profa. Bianca Ortiz da Silva, da Universidade Federal do Rio de Janeiro. Disponível em: <http://www.ccsdecania.ufrj.br/docs/biosseguranca/emUso/diversos_biosseguranca_2018-01-2_apostilaDeBiosseguran%C3%A7a.pdf>. Acesso em: abr. 2019.

UNIVERSIDADE FEDERAL DO RIO DE JANEIRO. Centro de Ciências e da Saúde da UFRJ (CCS-UFRJ). Instrução Normativa nº 1/2015. Regulamentação do descarte de resíduos comuns, recicláveis, pilhas e baterias e lâmpadas no Centro de Ciências da Saúde da UFRJ – CCS-UFRJ. Disponível em <http://www.ippn.ufrj.br/download/seg_quim/instnorm_012015.pdf>. Acesso em: jan. 2019.

UNIVERSIDADE FEDERAL DO RIO DE JANEIRO. Centro de Ciências da Saúde da UFRJ (CCS-UFRJ). Instrução Normativa nº

3/2015. Descarte de resíduos infectantes e perfurocortantes. Disponível em <http://www.ccsdecania.ufrj.br/docs/instrucoes-normativas/emUso/diversos_instrucoes-normativas_20190205_normativa032015CcsDescarteDeResiduosInfectantesEPerfurocortantes.pdf>. Acesso em: fev. 2019.

UNIVERSIDADE FEDERAL DO RIO DE JANEIRO. Centro de Ciências da Saúde da UFRJ (CCS-UFRJ). Instrução Normativa nº 4/2015 – Regulamentação do descarte de vidros oriundos das diversas atividades acadêmicas e serviços do Centro de Ciências da Saúde. Disponível em: <http://www.ccsdecania.ufrj.br/docs/instrucoes-normativas/emUso/diversos_instrucoes-normativas_20190205_normativa042015CcsDescarteDeVidros.pdf>. Acesso em: fev. 2019.

UNIVERSIDADE FEDERAL DO RIO DE JANEIRO. Centro de Ciências da Saúde da UFRJ (CCS-UFRJ). Instrução Normativa nº 5/2015. Descarte de resíduos químicos. Disponível em: <http://www.ccsdecania.ufrj.br/docs/instrucoes-normativas/emUso/diversos_instrucoes-normativas_20190205_normativa05CcsDescarteDeResiduosQuimicos.pdf>. Acesso em: 10 fev. 2019.

9 Boas Práticas em Microbiologia

Antônio Ferreira Pereira

Introdução

Uma das grandes preocupações de quem trabalha com microbiologia ou pratica atividades que envolvam técnicas microbiológicas está no fato de que é necessário preservar o material estéril durante a manipulação da amostra, ou seja, é imprescindível garantir assepsia total do trabalho, em relação tanto ao material quanto às condutas do manipulador. De certa maneira, esse assunto foi muito bem abordado e discutido nos primeiros capítulos deste livro, portanto a intenção agora é explicar, discutir e responder a algumas dúvidas e perguntas frequentes e, assim, auxiliar o leitor na tarefa de evitar uma contaminação externa que possa prejudicar todo o trabalho com o material de estudo, seja dentro de um laboratório de pesquisa ou de diagnóstico clínico.

Contextualização

O grande e célebre microbiologista Louis Pasteur (1822-1895) postulou, e provou experimentalmente, que não existe geração espontânea. Desta forma, é importante sempre lembrarmos que: material esterilizado, seja sólido ou líquido e em sistemas hermeticamente fechados, não sofre contaminação espontânea de dentro para fora ou ainda de fora para dentro do recipiente. Ou seja, contaminação de material estéril por fungos, bactérias ou até mesmo por vírus só ocorre por inoculação ou manipulação indevida do operador. Sendo assim, temos de ter em mente que trabalhar com total rigor no que diz respeito à manipulação de forma asséptica é imprescindível para alcançar sucesso experimental ou êxito no diagnóstico.

A partir dessa premissa, colocamos em prática alguns dos conhecimentos vitais para quem trabalha com microbiologia e reunimos questões que sempre surgem com relação a alguns problemas na rotina microbiológica. De qualquer forma, uma orientação geral para todos seria a de *ter bom senso* e, mais ainda, perguntar, sempre que tiver dúvidas, às pessoas com mais experiência e conhecimento dentro do laboratório.

Boas práticas com perguntas e respostas

Embora haja vários livros, textos e manuais ou guias de prática sobre microbiologia, com excelentes informações e conteúdo, muitas vezes nos deparamos com questões de ordem prática mas não encontramos orientações satisfatórias para auxiliar na tomada de decisões. Sendo assim, serão citadas situações rotineiras no dia a dia de um laboratório de microbiologia e, de forma simples, oferecidas soluções no esquema de perguntas e respostas. A ideia não é de forma alguma postular dogmas ou condutas que contrariem ou sigam em sentido contrário aos preceitos e fundamentos microbiológicos, mas sim que ajudarão na decisão de um caminho prático e rápido, com auxílio do aparato e de condições reais do operador e do laboratório/material disponível do momento.

Fluxo laminar *versus* bico de Bunsen | O que é melhor e mais seguro?

Essa pergunta seria de fácil resposta, até certo ponto, se não envolvesse um fator econômico e que em muitos casos leva o operador, ou responsável pelo laboratório, a tomar a decisão em relação a tal questão. Ambos os equipamentos são úteis e eficazes no trabalho de forma asséptica, alterando-se apenas a forma como cada um deles fornece a segurança de se trabalhar na manutenção da assepsia.

O fluxo laminar utiliza a recirculação do ar ambiente, possibilitando o trabalho com material estéril e a segurança no manuseio de materiais biológicos que não podem sofrer contaminação, visto que a corrente de ar, para baixo e no sentido vertical (fluxo laminar vertical – Figura 9.1A) ou apenas no sentido horizontal (fluxo laminar horizontal – Figura 9.1B), passa através de um filtro absoluto HEPA (sigla do inglês *high-efficiency particulate air*), removendo quase que 100% das partículas em suspensão, de tamanho de 0,3 mícron de diâmetro.

No bico de Bunsen, como já discutido no Capítulo 2, *Materiais e Técnicas Básicas da Microbiologia*, utiliza-se o calor da chama dentro de uma zona de

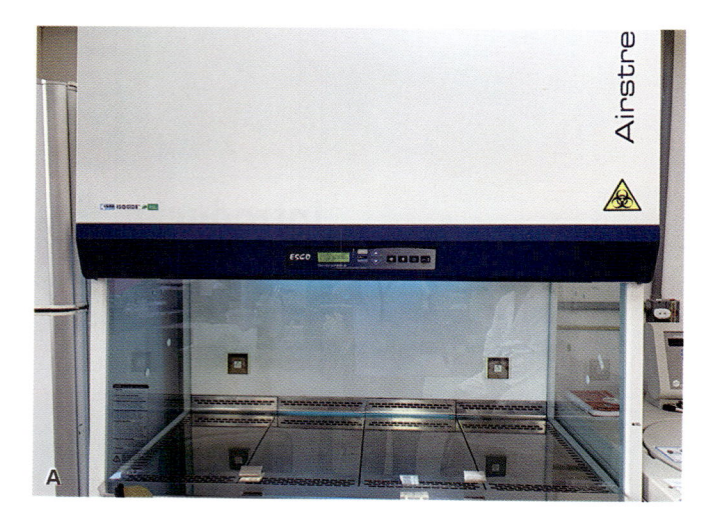

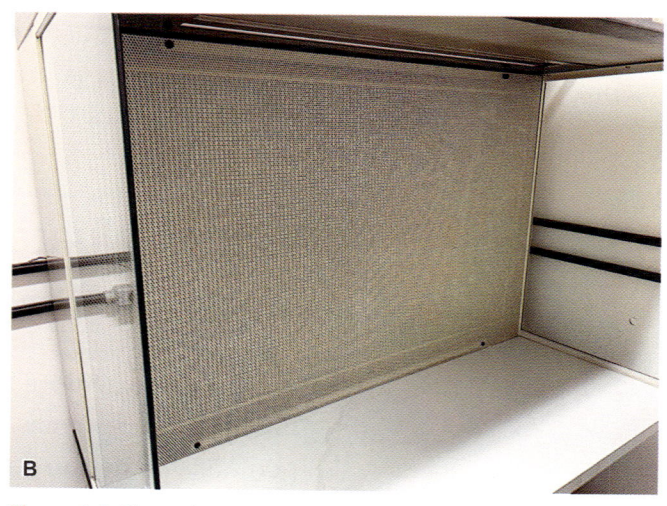

Figura 9.1 Fluxos laminares. Os fluxos laminares podem ter a disposição do filtro HEPA na posição vertical (**A**), onde fica localizado na porção superior do equipamento, ou na posição horizontal (**B**) onde a posição do filtro fica de frente para o operador, como pode ser observado na foto. Notar a lâmpada ultravioleta (UV) acesa no fluxo laminar vertical (**A**).

segurança, em um raio de aproximadamente 30 cm, o que, de certa forma, restringe muito a área de trabalho quando comparada aos fluxos laminares.

A seguir, estão descritas as vantagens e as desvantagens no uso de ambos os métodos e equipamentos para se trabalhar de forma asséptica.

▶ Bico de Bunsen

▶ **Vantagens.** O custo de aquisição, instalação e manutenção é baixo; tem rápido acesso para uso, visto que basta acender a chama para utilizá-lo, sem a necessidade de longo tempo de espera para o início dos trabalhos.

▶ **Desvantagens.** Pelo fato de utilizar gás liquefeito de petróleo (GLP) e em função da lei que proíbe a utilização de botijões de gás dentro de laboratórios clínicos ou de pesquisa, deve-se ter uma instalação apropriada com uso de tubos específicos e condutores de gás, ou ainda se pode optar pelo bico de Bunsen elétrico; a área de segurança fica restrita para manipulação da amostra; amostras que porventura possuam algum material inflamável ou de fácil combustão devem ser evitadas, pois há risco sério de incêndio ou acidentes com queimaduras graves; deve-se ter muito cuidado com a emissão de partículas após as amostras atingirem altas temperaturas com o uso de alça ou agulhas de platina e, por isso, recomenda-se o uso de máscaras e óculos protetores.

▶ Fluxo laminar

▶ **Vantagens.** Fornece uma grande área de trabalho, o que proporciona maior tranquilidade na manipulação do material biológico de forma asséptica; não utiliza chama de gás e, portanto, não há necessidade de instalação deste; proporciona maior proteção para o operador em função do vidro frontal e o fluxo de ar contínuo que retém partículas em suspensão.

▶ **Desvantagens.** Alto custo do equipamento, o que inviabiliza a aquisição para laboratórios de pequeno porte; equipamento de grandes dimensões, tornando necessária a ocupação de grande espaço

físico; pela necessidade de preparo inicial do equipamento, como a espera da ação da luz UV por tempo que varia de 20 a 30 min, seu uso não pode ser imediato; caso falte energia elétrica, a utilização do equipamento e a realização do trabalho serão inviabilizadas. Lembre-se: deve-se ter sempre o cuidado de não manipular ou trabalhar no fluxo enquanto a lâmpada UV estiver ligada, pois há risco de queimadura pela exposição da pele sem proteção.

Bico de Bunsen dentro do fluxo laminar | Posso fazer uso dessa combinação?

Definitivamente a resposta é *não*! Como dito anteriormente, o fluxo laminar possui um filtro HEPA que é constituído basicamente de papel de microfibra de vidro plissado e montado em molduras vedadas com poliuretano rígido, ou seja, temos um perigo claro de incêndio, mesmo que digam que a chama do bico de Bunsen não seja tão alta a ponto de causar esse tipo de dano. Além disso, a fuligem que pode surgir da chama também contribui para uma saturação mais rápida do filtro, o que é capaz de diminuir consideravelmente a eficácia na retenção de partículas e, por consequência, causar redução ou perda da condição asséptica de trabalho.

Muito se questiona o fato de operadores, principalmente os que utilizam bactérias e/ou fungos como material biológico, necessitarem do uso de alça ou agulha de platina, o que faria com que precisassem usar o bico de Bunsen dentro de fluxos laminares. Para essa questão, a resposta seria simples: use-o sempre fora do fluxo, ou então, para sua segurança, utilize agulhas e/ou alças descartáveis para, assim, poder usar o fluxo laminar sem o bico de Bunsen no seu interior.

Posso usar luvas descartáveis no fluxo laminar e bico de Bunsen?

Dentro do fluxo laminar e, claro, dependendo do risco biológico da amostra que se está trabalhando, não só é permitido como também aconselhável o uso de luvas para evitar acidentes e contaminação. O mesmo não pode ser dito ou aconselhado quando se utiliza o bico de Bunsen: não se deve usar luvas de borrachas perto da chama. Temos sempre de lembrar que a maneira correta de se trabalhar no bico de Bunsen é colocando as mãos atrás da chama e respeitando sempre a margem de segurança, que seria um raio virtual de aproximadamente 30 cm ao redor dela, para evitar contaminação do material e do operador. O uso de luvas de látex é muito perigoso, pois qualquer contato com a chama pode causar queimaduras graves no operador, já que rapidamente a luva pode entrar em combustão e aderir à pele, causando sérios danos, com consequências drásticas e irreparáveis.

Esse tipo de atenção também deve ser dado a indivíduos que usam cabelos ou barbas longos, os quais devem permanecer presos ou contidos em toucas/máscaras, para que também se evitem acidentes com a chama.

Mais uma vez, a escolha da utilização de ambos os métodos de forma conjunta deve ser *evitada*. Deve-se sempre optar pelo que for mais adequado a seu trabalho, lembrando que, se há o fluxo laminar, não é necessário utilizar o bico de Bunsen.

Posso reutilizar material esterilizado deixando-o dentro do fluxo laminar ou perto do bico de Bunsen?

Por precaução, a resposta é *não*. Considerando que nem sempre há um único usuário do equipamento e, consequentemente, do material que foi esterilizado, não se pode afirmar ou garantir que todos os usuários trabalhem de forma correta. Dessa forma, também não se pode afirmar ou confiar que o material que já foi aberto e utilizado ainda se encontre estéril, o que pode levar a perdas consideráveis de tempo e, pior, de amostras que poderão ser inutilizadas definitivamente.

É claro que, se apenas *um* operador fizer uso do material e de forma 100% correta e segura, essa reutilização pode ser feita, mas é apenas nesse caso; do contrário, deve-se evitar a reutilização de material estéril, seja para uso no fluxo ou no bico de Bunsen.

Posso deixar meu material exposto à lâmpada ultravioleta para que seja esterilizado?

A resposta é *não*. A radiação emitida pela lâmpada ultravioleta (UV) não pode ser considerada como um método de esterilização completo, já que não tem poder de penetração tão grande e, por isso, não é capaz de atravessar líquidos, tecidos ou materiais como vidro, acrílico etc. Ou seja, esse tipo de radiação age apenas na superfície onde incidem os raios ultravioleta, o que diminui a concentração de microrganismos e reduz a contaminação microbiológica. É preciso lembrar que todo o material a ser utilizado no experimento ou teste, como frascos com meio de cultura, ponteiras, placas, pipetas etc., deve ser colocado dentro do fluxo antes de ser acionada a lâmpada UV, para que sofra ação do raio UV e, assim, evite contaminação durante a manipulação. Caso se esqueça de algum material, recomenda-se um novo ciclo de exposição ao UV ou, então, que seja limpa a superfície com algum desinfetante como álcool 70%, se possível.

Índice Alfabético

Pré-impressão, impressão e acabamento

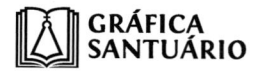

GRÁFICA
SANTUÁRIO

grafica@editorasantuario.com.br
www.graficasantuario.com.br

Aparecida-SP

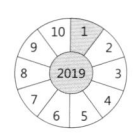